U0388382

# 实用橡皮障隔离技术

# PRACTICAL RUBBER DAM ISOLATION TECHNOLOGY

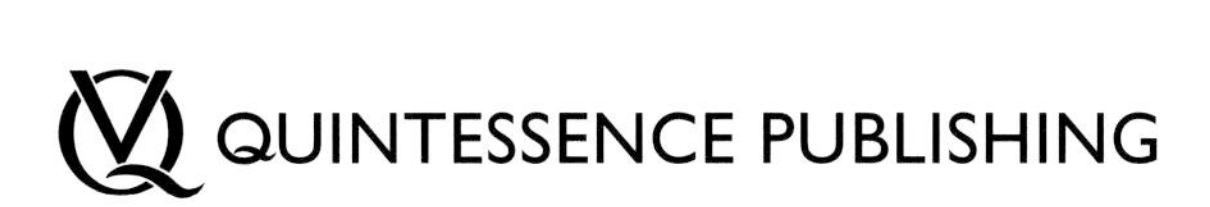


Berlin | Chicago | Tokyo
Barcelona | London | Milan | Mexico City | Moscow | Paris | Prague | Seoul | Warsaw
*Beijing | Istanbul | Sao Paulo | Zagreb*

# 实用橡皮障隔离技术

# PRACTICAL RUBBER DAM ISOLATION TECHNOLOGY

卢弈文 陈 晗 主 编
卢思东 副主编

北方联合出版传媒（集团）股份有限公司
辽宁科学技术出版社
沈 阳

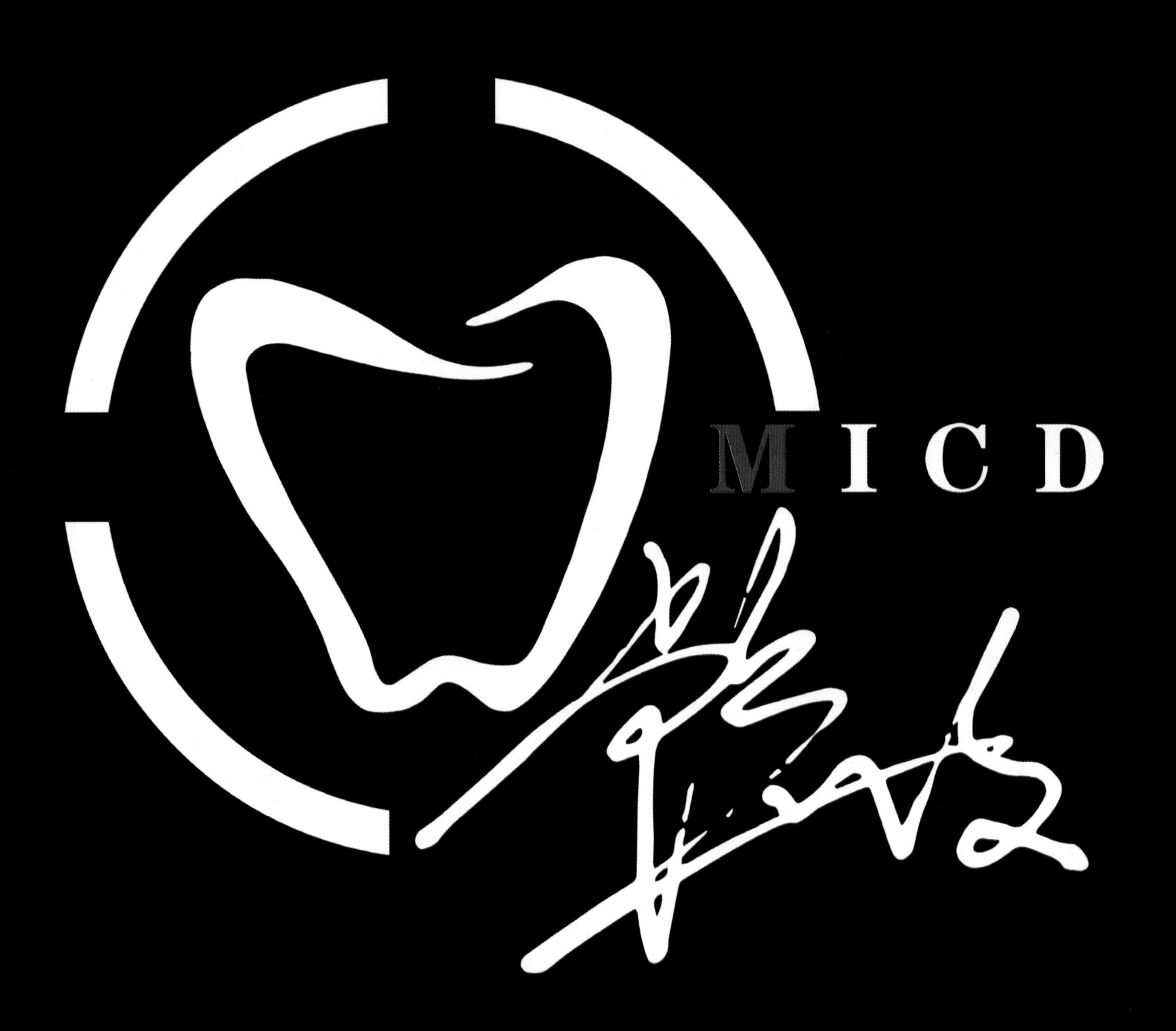
MICD

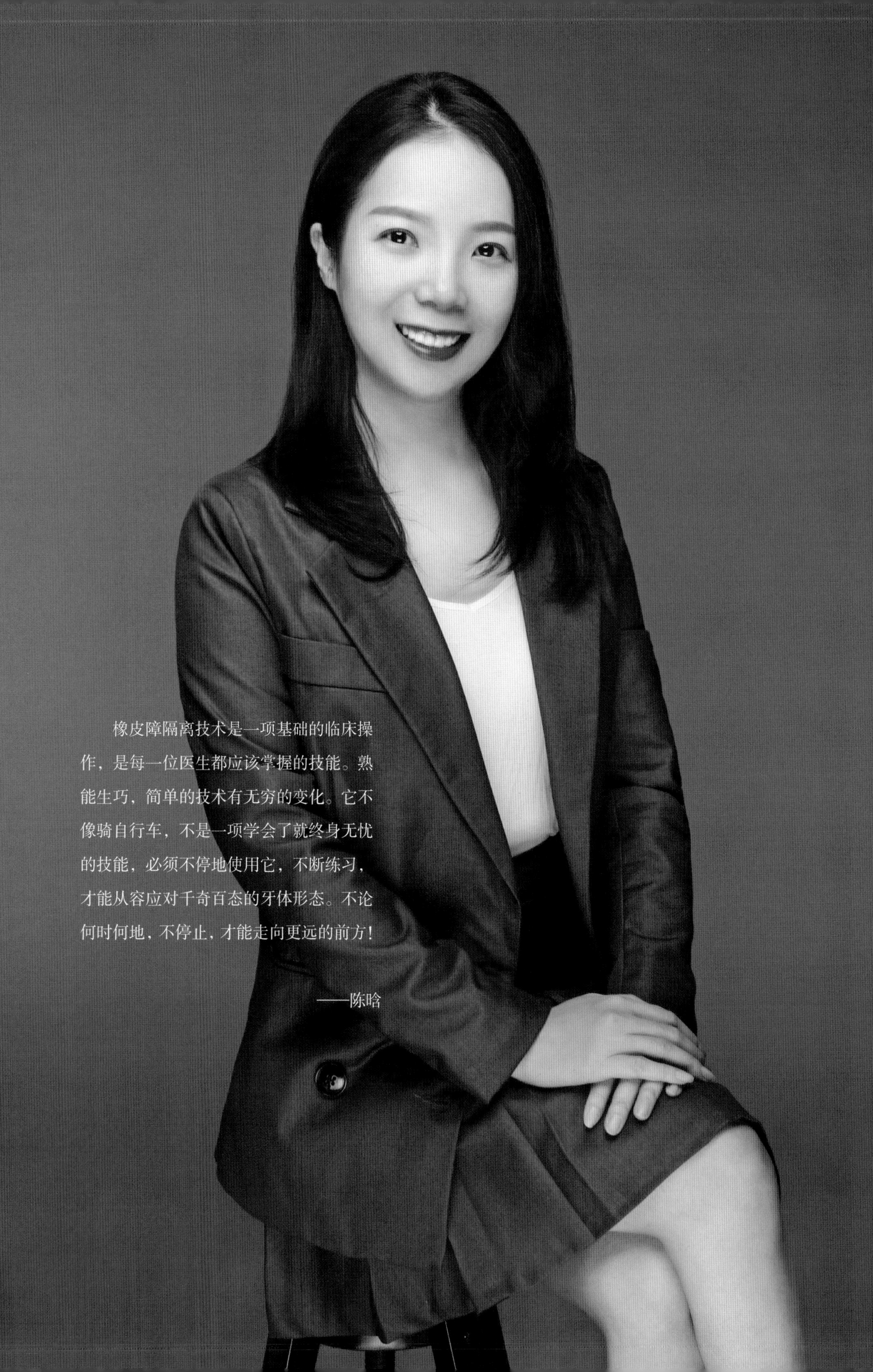

橡皮障隔离技术是一项基础的临床操作，是每一位医生都应该掌握的技能。熟能生巧，简单的技术有无穷的变化。它不像骑自行车，不是一项学会了就终身无忧的技能，必须不停地使用它，不断练习，才能从容应对千奇百态的牙体形态。不论何时何地，不停止，才能走向更远的前方！

——陈晗

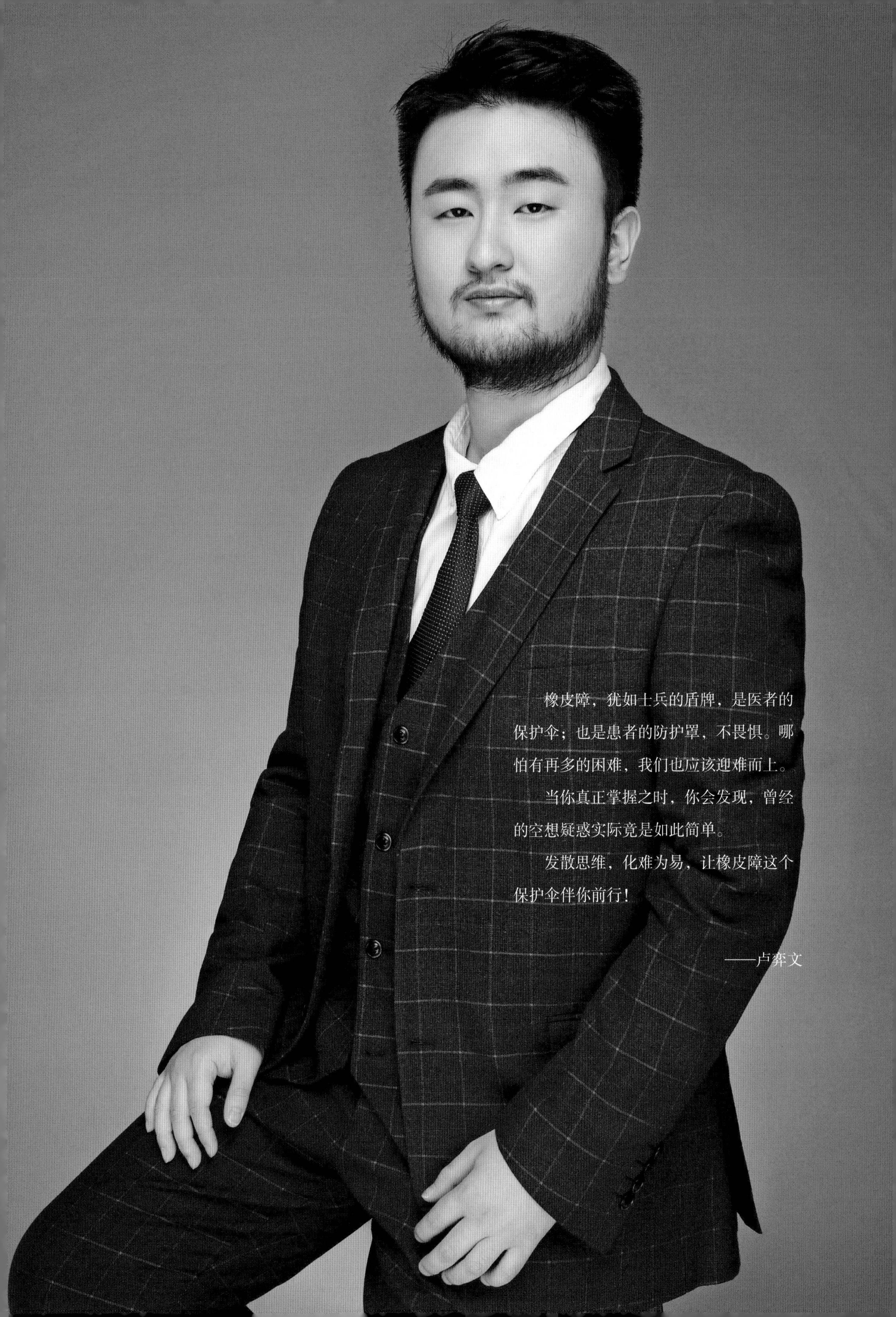
橡皮障，犹如士兵的盾牌，是医者的保护伞；也是患者的防护罩，不畏惧。哪怕有再多的困难，我们也应该迎难而上。
当你真正掌握之时，你会发现，曾经的空想疑惑实际竟是如此简单。
发散思维，化难为易，让橡皮障这个保护伞伴你前行！
——卢弈文

# 序言

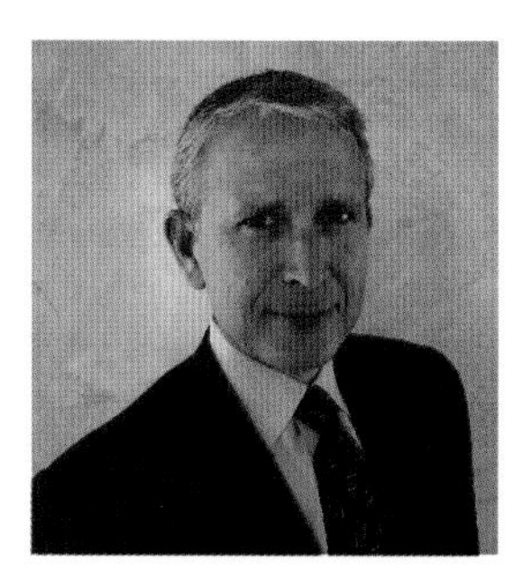

I want to express my sincere thanks to Dr. Lu Yiwen for his contribution to the oral industry. I admire his spirit in research as well as his enthusiasm for medical technology.

*Practical rubber dam isolation technology* provides a foundation of practical skills and material with clear thinking and easy to follow diagrams–the best I have ever seen. "Rubber Dam Technique" is a necessary skill for doctors all over the world, though the rubber barrier technology is scarce in many countries. In fact, in many countries, there is no channel to buy rubber dam products, which is a pity for the global oral health industry.

This book provides many novel rubber barrier tools as well as their special application methods. It is hoped by me that the publication of *Practical rubber dam isolation technology* can benefit dentists everywhere to popularize the rubber barrier technology around the world. Further, I hope it encourages designers producing rubber barrier tools to learn from the many design ideas on the market today, and in working with manufacturers, continually move towards exceptional design of rubber barriers.

I am looking forward to the official publication of this book. I also hope that the English version will enter my country, to serve as a valuable reference source and the benchmark in this field. It is believed by me that the publication of this book will be inevitably favored by dentists all over the world!

# FOREWORD

序言译文：

感谢卢弈文医生对口腔行业所做出的贡献，卢弈文医生对医疗器械的钻研精神以及对医疗技术的学习热情是我所钦佩的。

这本《实用橡皮障隔离技术》是我见过的思路最清晰、图示最易理解的实用技能教学书籍。橡皮障技术对于全世界的医生而言都是必修技能，然而在世界上很多国家橡皮障技术的普及是十分匮乏的。有些国家甚至没有橡皮障工具的购买渠道，这是目前世界口腔医疗的遗憾。

我从这本书里看到了很多新奇的橡皮障工具以及它们特殊的使用方法，希望本书的出版能让全世界更多的口腔医生从中受益，将橡皮障技术在世界范围内普及。此外，我希望本书也能让全世界生产橡皮障工具的设计师从中相互学习市场上各大品牌的设计思路，取长补短，不断朝着橡皮障的特殊设计迈进。

非常期待本书的正式出版，也希望本书的英文版能来到我的国家，成为这一领域有价值的参考资料和基准。我相信本书的出版一定会受到全世界口腔医生的青睐！

# 前言

亲爱的读者朋友们：

很感谢您能看到这段话，这说明您手上已经有我的《实用橡皮障隔离技术》一书了，其实我很早就想动笔写一本关于临床基础实用技术的书籍，但是一直苦于没有找到特别擅长的主题来写。在早期，我举办一些以“瓷贴面、瓷嵌体”为主题的实操培训班，瓷贴面、瓷嵌体作为粘接性修复的两大标志性修复方式必然离不开有效的粘接。若要保证粘接能达到一个比较好的效果，就不可避免地要对基牙进行隔湿。若想进行有效的隔湿，用好橡皮障隔离技术是关键。所以，在我的早期“瓷贴面、瓷嵌体”课件中设立了一个章节来讲述“橡皮障隔离技术”。

随着我对瓷贴面、瓷嵌体特殊病例的不断收集和累积，丰富了教学内容，我在瓷贴面、瓷嵌体培训中就没有足够的时间来讲解橡皮障隔离技术，于是我单独做出了一份名为“实用橡皮障隔离技术”的课件。因为这个课件，我们所熟知的橡皮障大家康特（COLTENE）找到了我，与我一同举办了几场以橡皮障为主题的线下培训。在培训期间，我发现还有很多的医生没有或者不会使用橡皮障。他们也因此降低了治疗的标准，降低了对治疗结果的要求。例如：不使用橡皮障的医生，在根管治疗时不敢使用较高浓度的次氯酸钠；不使用橡皮障的医生，粘接瓷贴面、瓷嵌体的脱落率及继发龋的发生率增高；不使用橡皮障的医生，出现种植配件误吞的比例增加等等。这让我真正意识到普及橡皮障隔离技术的重要性。

2019 年，我国的口腔执业、助理医师操作考试中正式加入橡皮障隔离操作，我的老师受邀参加了橡皮障实训部分的考核评定内容的编写。由于我的老师曾邀请我返校给应届毕业生做橡皮障隔离技术的岗前培训，她向我征求了一些关于操作考试注意事项以及评定准则相关内容的意见。正是这场机缘巧合，促使了我下定决心写下这本能真正帮助临床医生安全、高效治疗的书籍。

橡皮障隔离技术是一项适用于绝大多数专科治疗的技术，从我们最早熟知的根管治疗中橡皮障隔离技术的应用，到现在我们常进行的树脂充填、全瓷冠粘接，甚至是种植以及正畸治疗中都有橡皮障涉猎的领域。

# PREFACE

在我看来，许多医生存在着以下几个困扰：

· 由于带教老师没有使用橡皮障的习惯，导致未能认识到橡皮障的好处。

· 虽然知道在很多治疗中需要使用橡皮障，但是没有经过培训，不敢在临床使用。

· 参加过橡皮障的培训，但是由于橡皮障器械价格昂贵，不愿购买使用。

· 橡皮障器械种类繁多，不知道应该购买哪些必要的工具。

· 已经拥有橡皮障工具，但是自认为不会使用而不敢使用。

· 已经有了橡皮障工具，但是由于各种原因，不被允许使用。

· 曾经使用过橡皮障，由于不熟练，花费了大量的时间也给患者造成了痛苦，进而产生排斥。

· 初次使用橡皮障时，由于选择病例难度过大导致失败，而不愿再次尝试。

· 购买了质量不佳的橡皮障工具和橡皮障布，导致使用橡皮障困难。

……

以上这些是我认为现在医生所存在的一些困扰，我会在本书中一一给大家解答。同时我也在这本书里把我在临床工作中积累的橡皮障使用方法以及技巧毫无保留地给医生朋友进行讲解展示，并且把我认为好用的橡皮障工具推荐给医生朋友。这本书也遵循我的培训习惯，以图文并茂的方式对每一个操作进行细致的讲解，能让医生朋友以极其轻松的阅读方式掌握橡皮障隔离技术。希望医生朋友看完这本书后，所有的疑惑都能得到合理的解释，也希望这本书能真正帮助到大家，让我们的患者也从中受益！

卢弈文

2019 年 12 月 29 日

# 致谢

## ACKNOWLEDGEMENTS

感谢以下为本书做出贡献的人员：

Mark Steven Vigna

吕来

戴成意

郝芳芳

王彦炆

于利洁

吴斌

陈刚

曾本松

管丽媛

曾伟峰

施佳伟医生、张晓甜医生、孟雪琴护士长以及我团队的所有成员，是他们在我写书期间分担我的大部分工作并给了我无条件的支持。

感谢以下为本书做出贡献的厂家：

豪孚迪

康特

牙医公园

奥凯伟迪

牙道

……

# 目录

## CONTENTS

# 目录

# CONTENTS

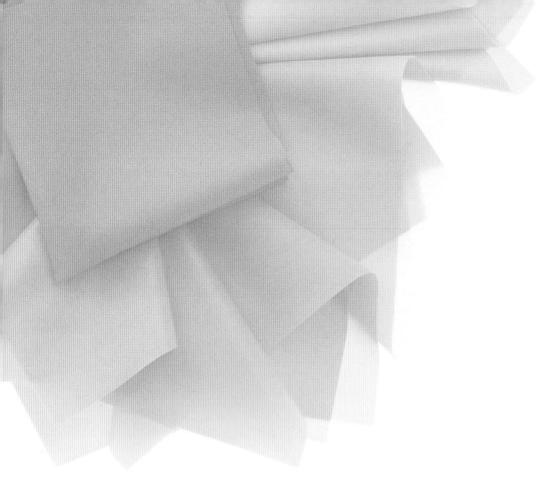

# PRACTICAL RUBBER DAM
## ISOLATION TECHNOLOGY

# 第1章　为什么要使用橡皮障

## WHY USE RUBBER DAM IN DENTISTRY



橡皮障隔离技术作为一项贯穿大部分口腔治疗的基础操作技能，是每一位医生都应该要熟练掌握的技术。作为执业、助理医师技能操作考试项目，也时刻提醒着我们橡皮障技术是一项如同口腔内麻醉术、拔牙术等一样基础且必须要掌握的技能。

橡皮障的使用可以使我们的口腔治疗更专业、更安全、更无菌、更舒适、更高效，还可以提高口腔门诊的整体治疗水平和档次。

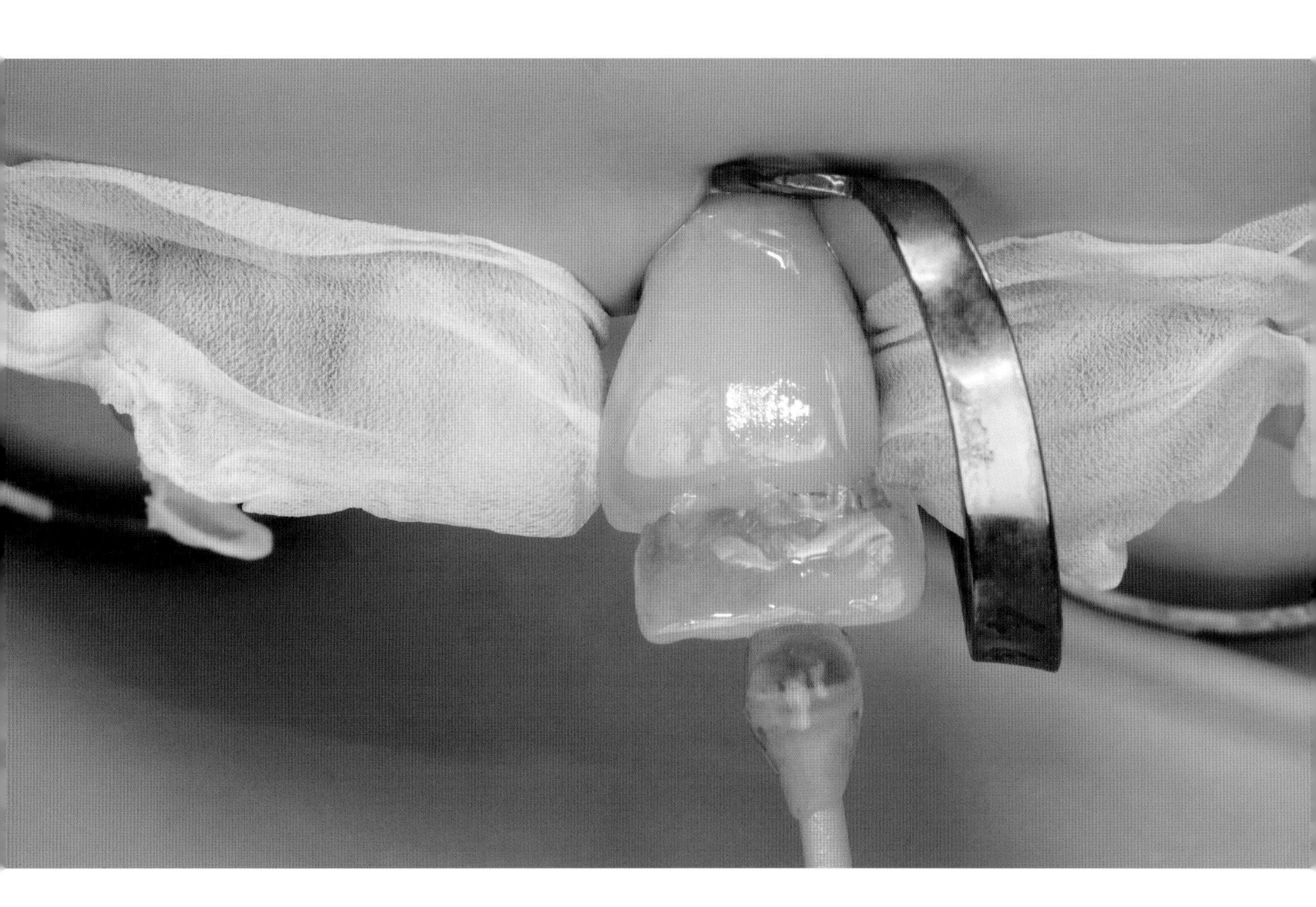

# 第2章　橡皮障的作用



## ROLES OF THE RUBBER DAM

橡皮障作为一种隔离工具，在临床工作中起到：隔湿、阻挡软组织、防止感染、防止误传、防止误吸、隔离异味、保证视野清晰以及提高工作效率等作用（图2-1）。

（1）隔湿

在树脂类的粘接性修复中，良好的隔湿尤为重要。常见的临床操作有：树脂充填、树脂粘接塑造纤维桩核以及利用树脂水门汀的修复体粘接等。

（2）阻挡软组织

橡皮障顺利安置后，橡皮障布的隔离中心被固定在牙颈部的橡皮障夹的下方，四周被固定在橡皮障支架（橡皮障支架后文统称“支架”）的边缘，支架的框架将橡皮障布均匀撑开，此时由于橡皮障布本身具有一定的张力，会对舌体以及颊侧软组织起到一定的固定作用且不会造成过度不适，可以有效避免在治疗操作中舌体的干扰，降低了舌体损伤的风险，同时也可以撑开颊侧软组织给术者提供更大的操作空间。

（3）防止感染

根据现代牙科学的理念，避免根管治疗或延缓根管治疗是当今牙体牙髓治疗的核心理念。面对较深的龋坏去龋后可能出现预备窝洞非常靠近牙髓的情况，去龋过程中也有出现意外穿髓的可能性，此时我们往往需要进行间接或直接盖髓术对牙髓组织进行保护，来延缓或避免根管治疗。这就要求我们在去尽龋坏后，间接或直接盖髓前，应尽量避免有污染物侵入牙本质小管或牙髓内，此刻橡皮障的使用就极其重要。唾液中有大量的细菌等污染物，安放了橡皮障后患者无法闭口或漱口，同时唾液也较难直接流入预备窝洞内，可以非常有效地隔离牙体，降低被感染的风险。

（4）防止误传

橡皮障隔离技术的使用，可以减少甚至杜绝由于种种原因无法进行完善消毒的治疗器械与污染物接触。例如根管长度测量仪的夹针器、根管马达与唾液或口腔黏膜的接触。也得力于橡皮障隔离技术的应用，操作台面等容易被术者触碰的部位也可以保持相对的清洁。

（5）防止误吸

种植螺丝刀，根管扩大针，修复体等意外吞食事件屡见不鲜。橡皮障的使用能有效地将此类物件与咽喉隔离，避免此类事件的发生。

（6）隔离异味

橡皮障隔离后能有效阻挡口腔异味，减少口腔异味对术者的治疗造成干扰。

（7）保证视野清晰

口腔治疗往往需要高度集中注意力。不必要的舌体移动，唾液喷射都会影响术者的操作。橡皮障隔离后能遮挡住不必要的口腔环境，纯净的橡皮障布背景能让术者的注意力高度集中在被隔离的治疗牙上而不易被干扰。

（8）提高工作效率

橡皮障隔离后往往不再需要牵拉口角、舌体，不需要反复更换隔湿棉球，解放术者及协助操作者的手去完成其他的工作。同时橡皮障隔离后患者无须起身漱口，减少此过程浪费的时间，显著提高工作效率。

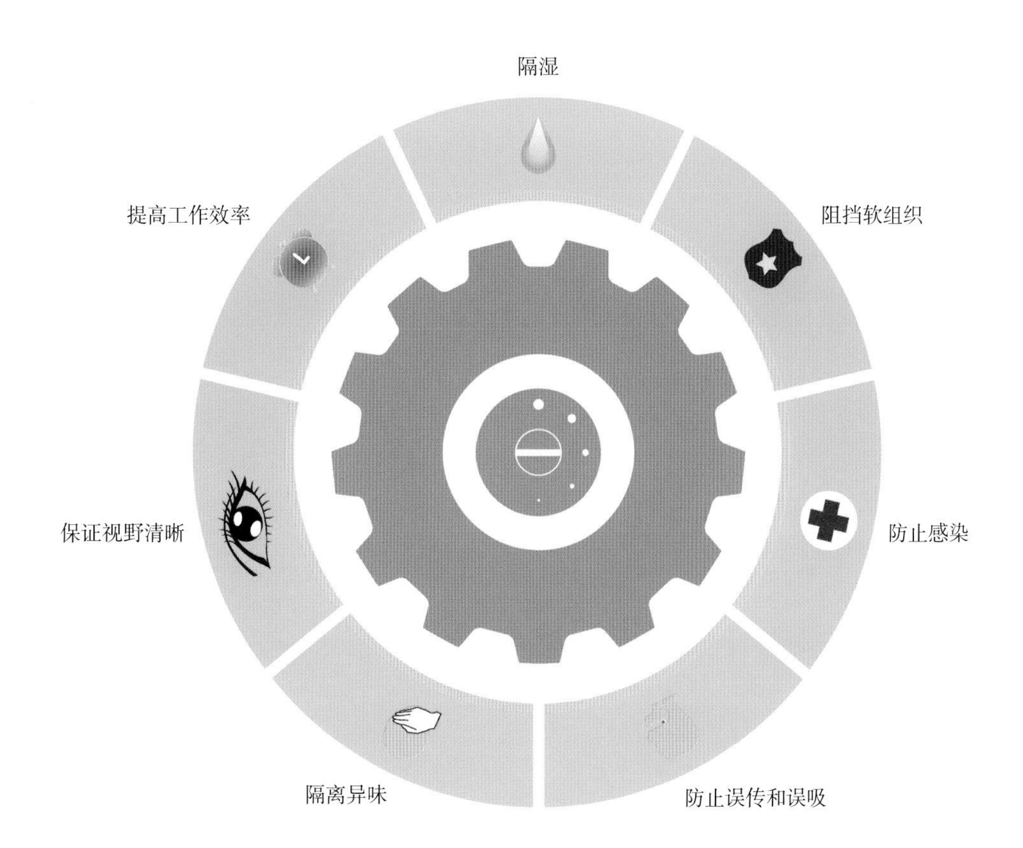


图2-1

# 第3章 橡皮障的基础组成部分

## APPLICATION OF THE RUBBER DAM

橡皮障工具由橡皮障布、橡皮障支架、橡皮障布打孔器、橡皮障夹，以及橡皮障夹安置钳等工具组成（图3-1）。

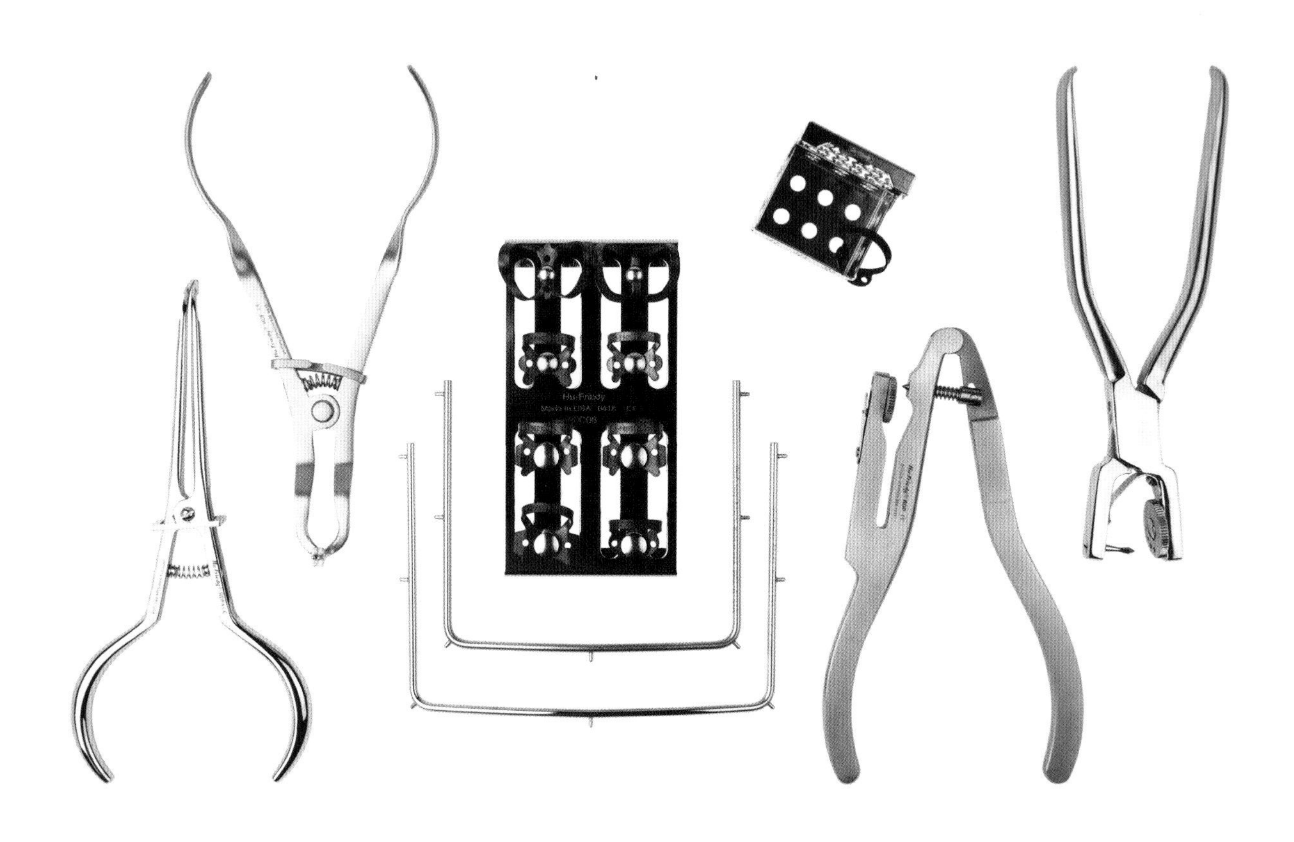


图3-1

## 3.1 橡皮障布

橡皮障布按材质可分为乳胶和非乳胶。乳胶材质的橡皮障布具有较高的复位能力，能在牙齿边缘获得更好的封闭效果，一般分为有粉型和无粉型。非乳胶材质的橡皮障布适用于乳胶过敏患者，一般不建议将两种材质橡皮障布接触存放。不论是乳胶材质还是非乳胶材质的橡皮障布均可能有不同的厚度，通常分为薄型（≈0.15mm）、中型（≈0.2mm）、厚型（≈0.25mm）以及加厚型（≈0.3mm）。

橡皮障布还会分不同颜色和香味，大部分厂家以颜色差异来区分不同厚度的橡皮障布（图3–1–1）。

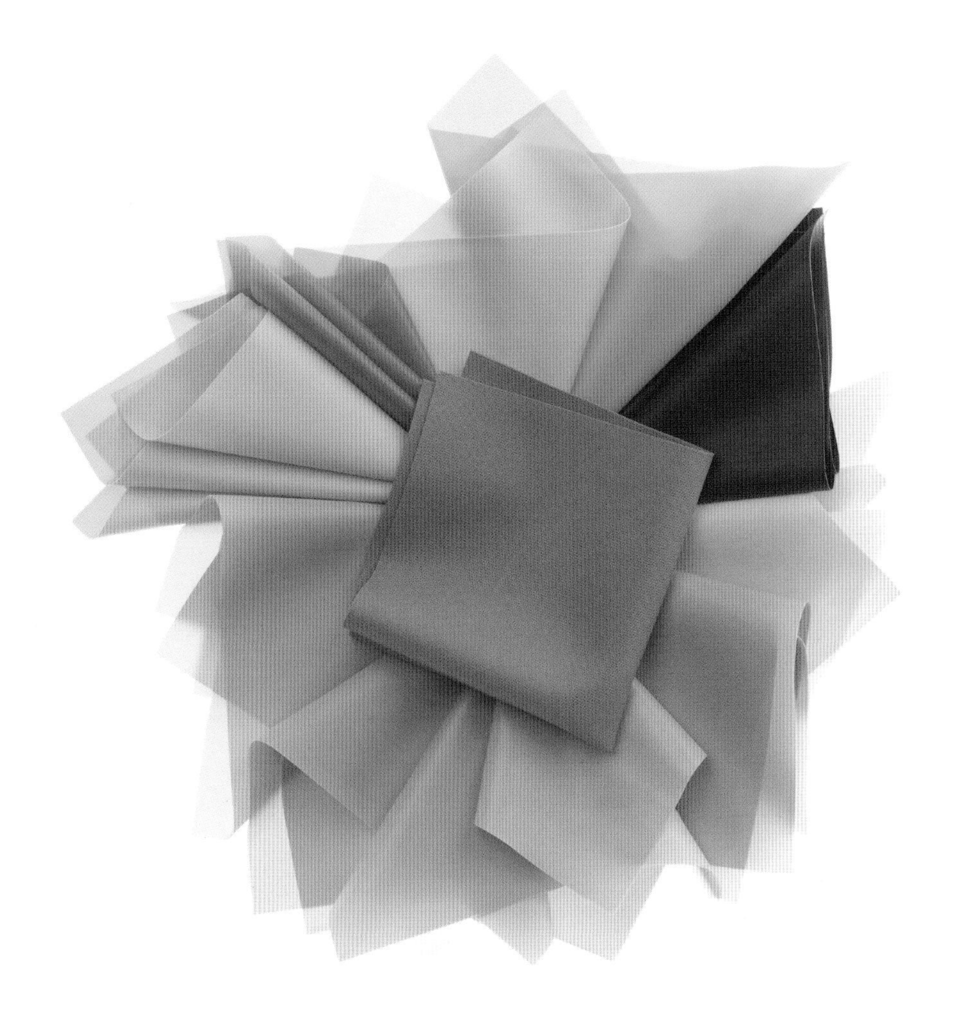

图3–1–1　图中心折叠为方形的为非乳胶橡皮障布，其余为乳胶橡皮障布

治疗时根据牙齿邻接的松紧度及治疗内容选择橡皮障布，牙体牙髓治疗或前牙等邻接较松的牙多选用不易撕裂的中型、厚型橡皮障布；后牙等邻接较紧的牙或刚萌出的牙则宜用薄型橡皮障布。深色可以增加手术视野的对比度。橡皮障布有粉一面/粗糙面朝向术者以减少眩光，长时间工作能缓解眼部疲劳。

购买橡皮障布时还会遇到成卷的橡皮障布（图3-1-2）和预裁切成方片的橡皮障布可供选择。

如果是成卷的橡皮障布，则需要术者在使用前根据患者的面型大小、选用支架的大小自行裁剪出尺寸合适的橡皮障布。橡皮障布的大小要能完全覆盖住口腔，在一些存在刺激性或腐蚀性液体飞溅的治疗中，需要延伸至足以遮挡鼻孔的位置，并配合其他的防护方式使用。

如果是已经裁切成片的橡皮障布在使用前也应该根据患者面型大小选用不同尺寸的橡皮障布，常见的有 5in × 5in（12.7cm × 12.7cm）或6in × 6in（15.2cm × 15.2cm）。

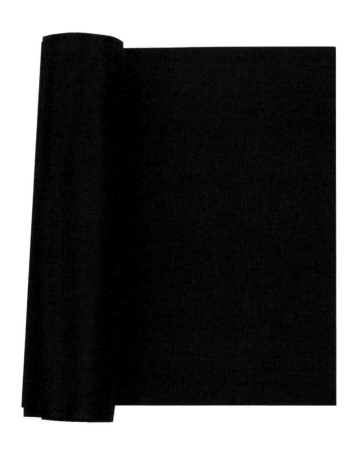

图3-1-2　成卷的橡皮障布

## 3.2 橡皮障支架

橡皮障支架是用于撑开橡皮障布的工具。

常见的橡皮障支架根据材质可分为：金属橡皮障支架及非金属橡皮障支架。

根据设计形态可分为："U"形橡皮障支架、环形橡皮障支架以及可折叠式橡皮障支架等。

同时还有些厂家的橡皮障布会自带支架。

### 3.2.1 金属橡皮障支架

金属橡皮障支架一般会区分为成人橡皮障支架（图3-2-1）和儿童橡皮障支架（图3-2-2），其区别在于支架的尺寸不同。

由于金属橡皮障支架可能会刺破较薄的橡皮障布，有些厂家则会在橡皮障布张力较大的部位设置金属小球以避免橡皮障布破裂，如图3-2-3所示KKD橡皮障支架上方的左右两个小球。

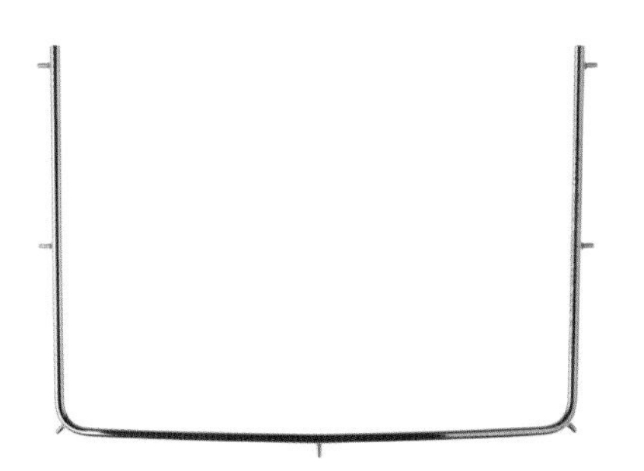

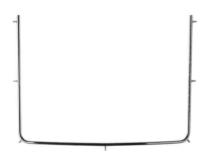

图3-2-1　豪孚迪（Hu-Friedy）成人使用款，尺寸：15cm

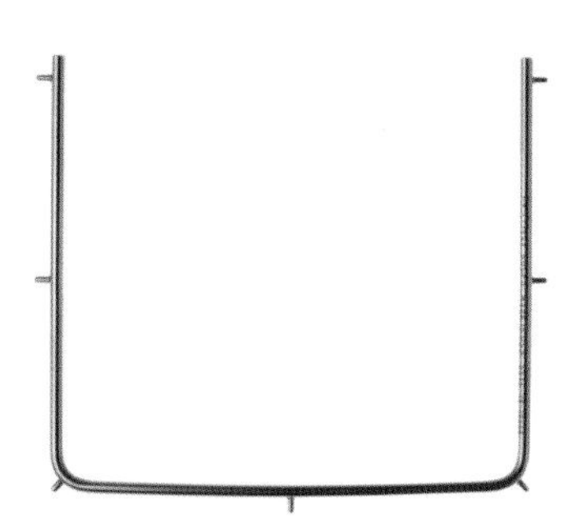

图3-2-2　豪孚迪（Hu-Friedy）儿童使用款，尺寸：13cm

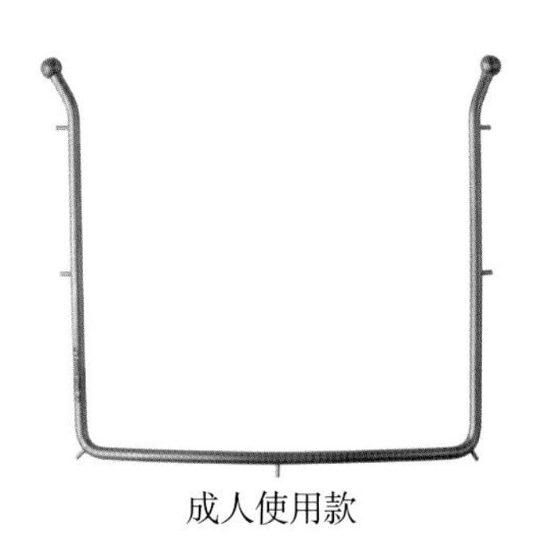

成人使用款

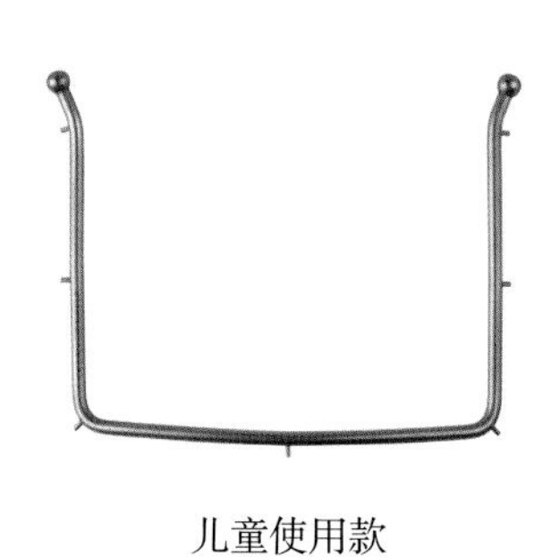

儿童使用款

图3-2-3

（1）金属橡皮障支架的优点

① 便于消毒，可高温高压消毒不易变形和老化。

② 耐用性好，支架周围的小钉突不易磨损。

③ 金属材质不易因对支架施加力量而折断或变形。

（2）金属橡皮障支架的缺点

① 相比塑料支架及碳纤维支架重量较大。

② 寒冷气候下低温金属接触患者皮肤，可能导致不适。

③ 器械碰撞声音较大，容易惊吓患者，造成患者不良的就诊体验。

④ 拍摄X线片时需取下支架以避免金属材质影响成像。

## 3.2.2　非金属橡皮障支架

非金属橡皮障支架目前包括塑料支架和碳纤维支架。

### 1. 塑料支架

塑料支架常见的有如下4种（其中正面为朝向术者的一面，反面为朝向患者面部的一面）：

图3-2-4为康特（COLTENE）的3D“U”形支架。一般情况下“U”形开口朝向鼻部，“U”形的下端有1/4弧形凸起设计，弧形凸起的内侧面（反面）朝向患者面部，在使用时橡皮障支架下端能避开颏部，同时在“橡皮障支架及橡皮障布的结合方法二”（后文会详细介绍如何操作）中可以形成大面积的兜水空间，特别适用于治疗过程中需要大量喷水的病例使用。

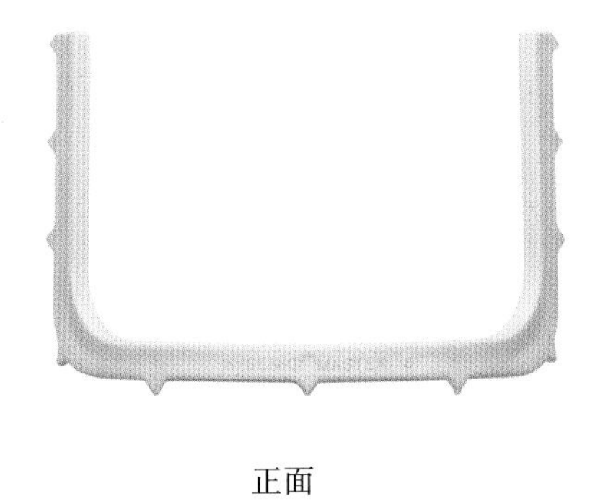
正面

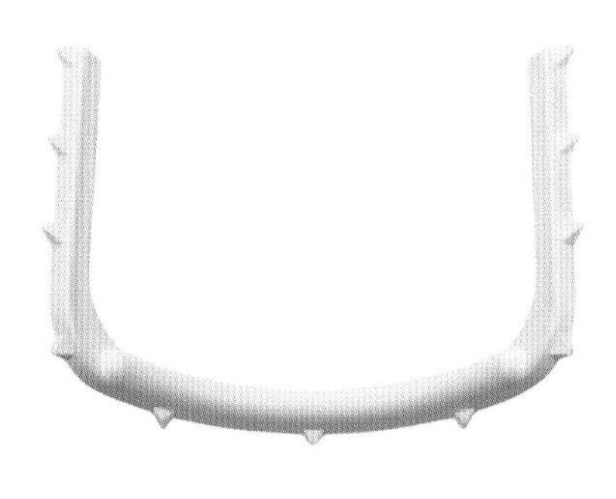
反面

图3-2-4

图3-2-5为科尔（KERR）的3D支架。一般情况下支架开口同样朝向鼻部，开口处的支架末端随面、鼻形态翘起，可以避免橡皮障布阻塞鼻孔而导致患者呼吸受阻。中部凹向面颊部，下端同样有弧形凸起设计避开颏部，能减少橡皮障布与面部的接触。此支架常常配合科尔（KERR）的3D橡皮障布使用，可形成较大的兜水空间。

图3-2-6为KKD（KENTZLER KASCHNER DENTAL）的环形支架。环形支架相比“U”形支架的优点是：在上前牙隔离时可以将前牙区域的橡皮障布挂在支架顶部的小钉突上，对橡皮障布起到一定的牵拉作用，以协助暴露上前牙颈部区域；也更不容易阻塞鼻孔。

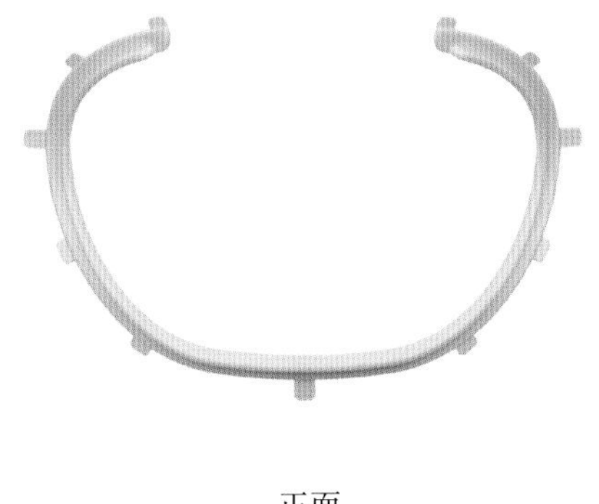

正面

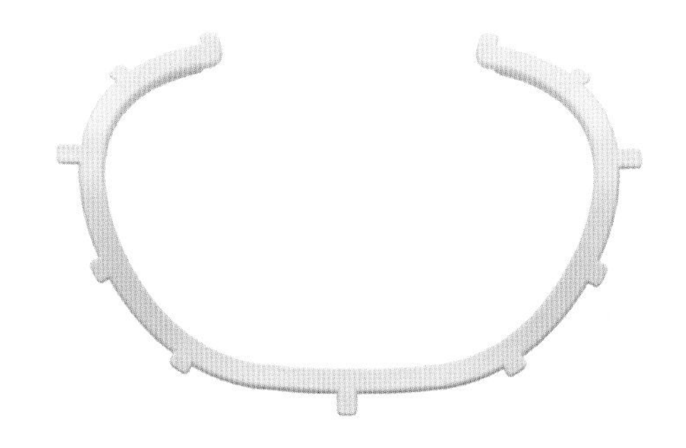

反面

图3-2-5

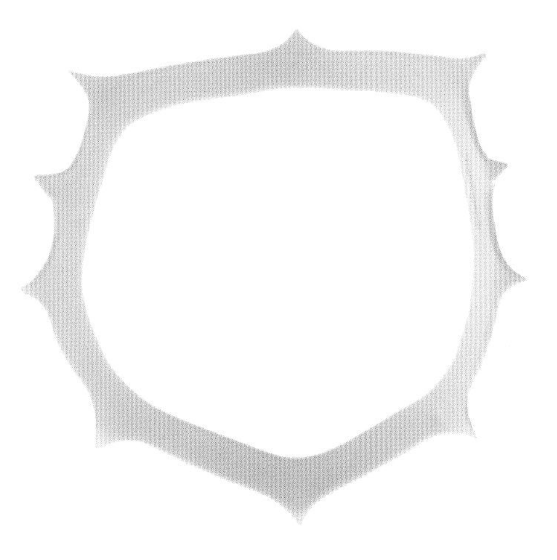

正面

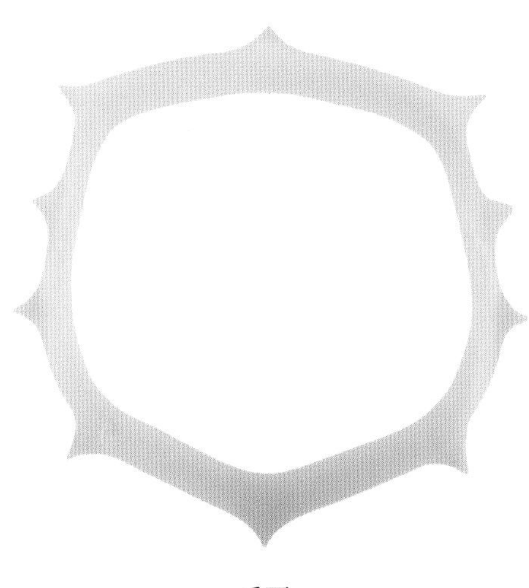

反面

图3-2-6

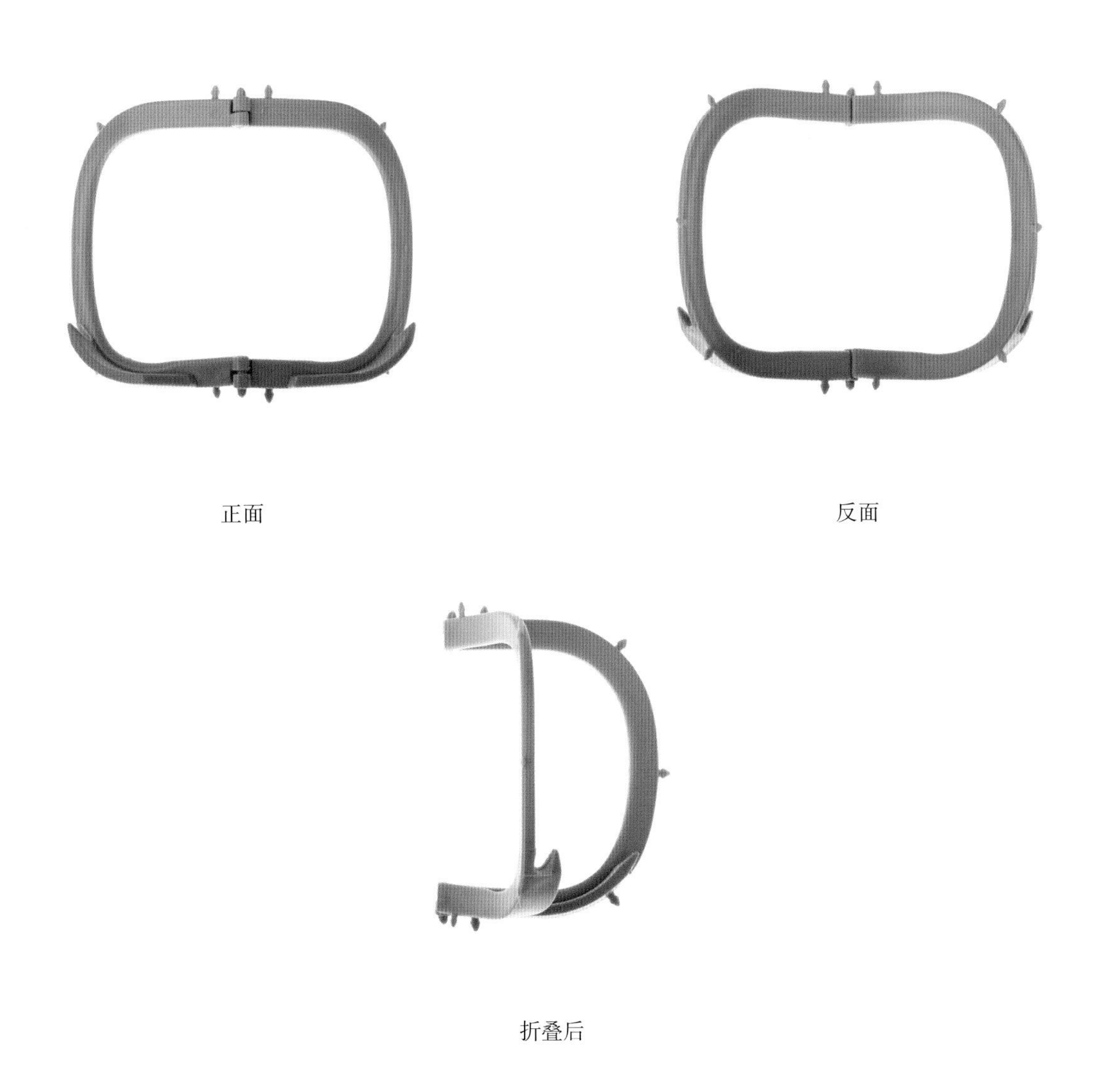

正面　　反面

折叠后

图3-2-7

图3-2-7为赫格凯嘉（HagerWerken）的可折叠式支架。左右两侧分别有宽扁、长条状凸起，位于下方，凸起方向朝向术者，可以增大橡皮障布的兜水空间。根管治疗过程中如需拍摄根尖片，无须拆除橡皮障布上的支架和橡皮障夹，直接将橡皮障布连同支架沿着支架中部的关节处对折即可拍摄根尖片。是一款比较适合根管治疗时使用的橡皮障支架（口内操作演示图见第13章）。

（1）塑料支架的优点

①一般为实心支架，材料特殊，重量轻。

②器械碰撞声音小，不易惊吓患者，有较好的就诊体验。

③拍摄X线片时可不取下支架，支架对成像影响较小。

（2）塑料支架的缺点

①耐磨性相比金属支架差，支架上的小钉突易磨损，导致橡皮障布不易固定在支架上，易滑脱。

②长时间使用容易变色，视觉呈现不够卫生。

③如果购买了劣质材料制作的橡皮障支架，很容易出现折断的现象。

**2. 碳纤维支架**

图3-2-8和图3-2-9为碳纤维支架，也区分成人款和儿童款，由于碳纤维本身材质的特殊性使得碳纤维支架相比塑料支架更适合临床的长期使用。也许在不久的将来，碳纤维材质制作的橡皮障支架有望全面替代塑料及金属支架。

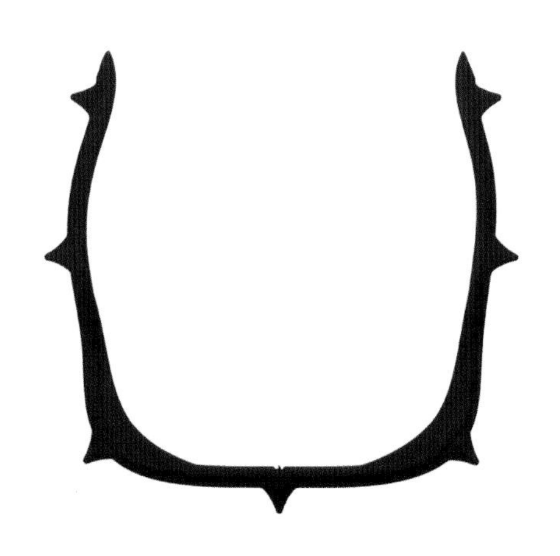

成人款

图3-2-8

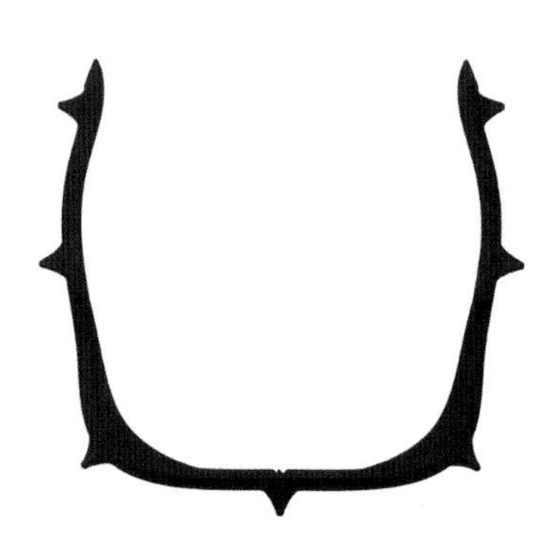

儿童款

图3-2-9

（1）碳纤维支架的优点

① 一般为实心支架，材料特殊，相比塑料支架更轻便。

② 耐磨性介于塑料支架与金属支架之间，使用寿命更长。

③ 器械碰撞声音小，不易惊吓患者，有较好的就诊体验。

④ 拍摄X线片时可不取下，支架对X线片成像影响较小。

（2）碳纤维支架的缺点

① 耐磨性相比金属支架差。

② 长时间使用可能出现轻微变色，视觉呈现不够卫生。

③ 价格略高。

橡皮障支架需要承受支撑橡皮障布较大的回弹力，不论是金属支架还是非金属支架都存在断裂的风险，品质较差的橡皮障支架极易折断，建议购买高品质的橡皮障支架，减少支架断裂带来的不必要伤害，也有助于医患之间信任感的保持（图3-2-10和图3-2-11）。

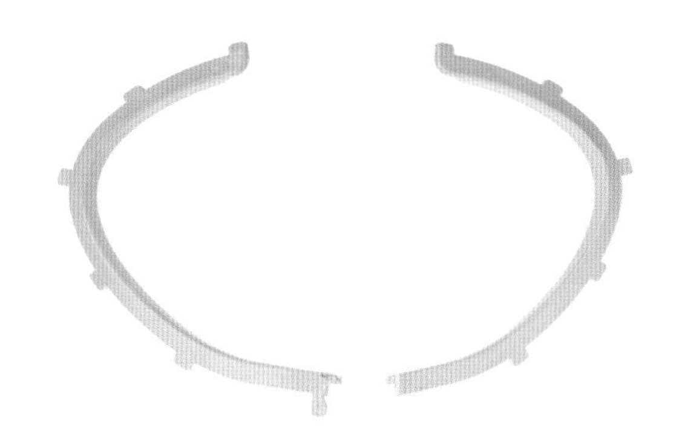

图3-2-10　塑料支架折断

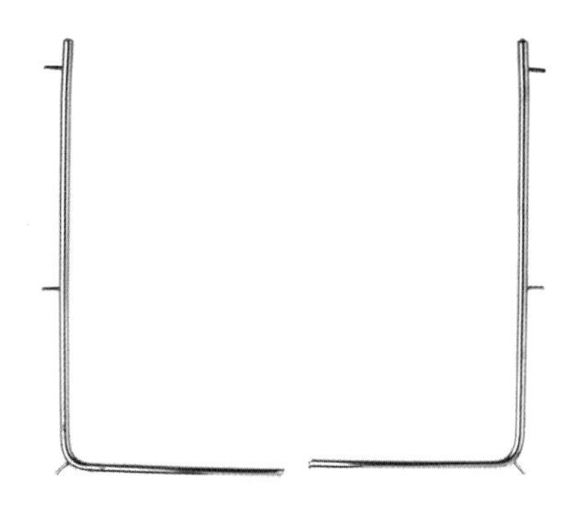

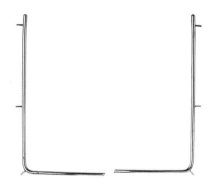

图3-2-11　金属支架折断

## 3.2.3　橡皮障布自带支架

为了节约术者操作时间，减少橡皮障隔离技术的操作难度。有些厂家会将橡皮障支架与橡皮障布结合设计生产，使用这种橡皮障布可以减去将橡皮障布固定在橡皮障支架上的过程。减少这个过程可以降低由于橡皮障夹夹持不稳、夹持力不够或夹持位置错误而导致的橡皮障夹滑脱；橡皮障安放完成后橡皮障布也更整洁舒适。

康特的非乳胶自带支架橡皮障（Hygenic Framed Flexi Dam）如图3-2-12所示。康特此款橡皮障配备了极为好用的非乳胶橡皮障布，尺寸为100mm×105mm。在橡皮障布周围固定着一圈白色似硬纸材质的框架，使用时通常将该白色框架朝向患者面部，带较大弧形凹陷一侧的框架朝向患者鼻部。由于此类非乳胶布的材质极其特殊，建议在打孔时选用橡皮障布打孔器上的孔洞比平时小1~2个尺寸。

义获嘉的三维立体橡皮障（OptraDam Plus）如图3-2-13所示。

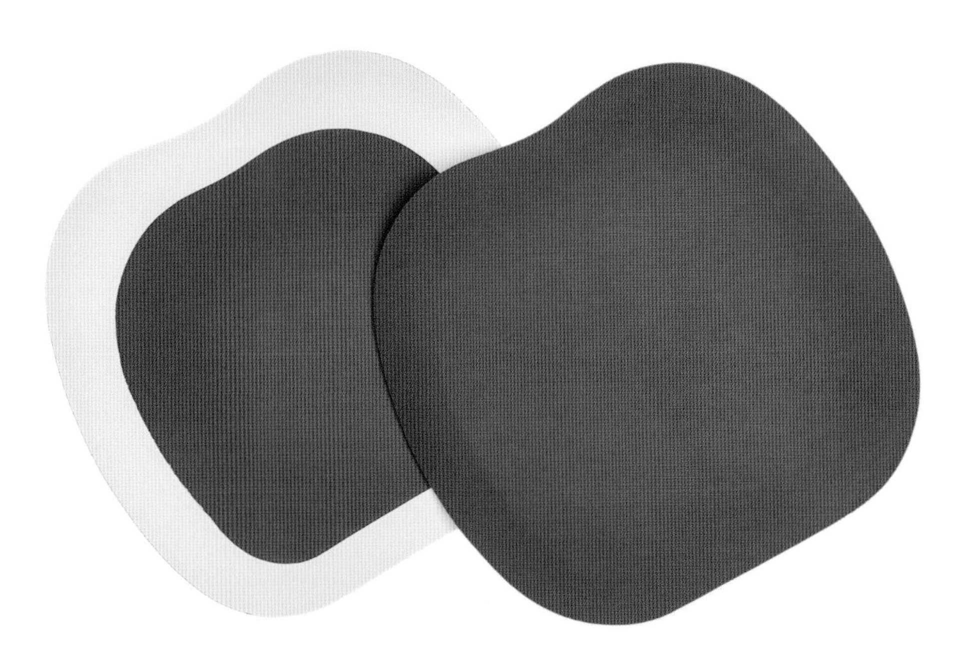

图3-2-12

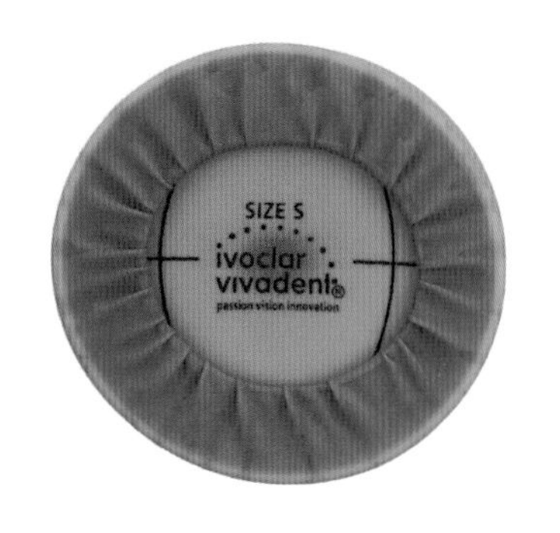


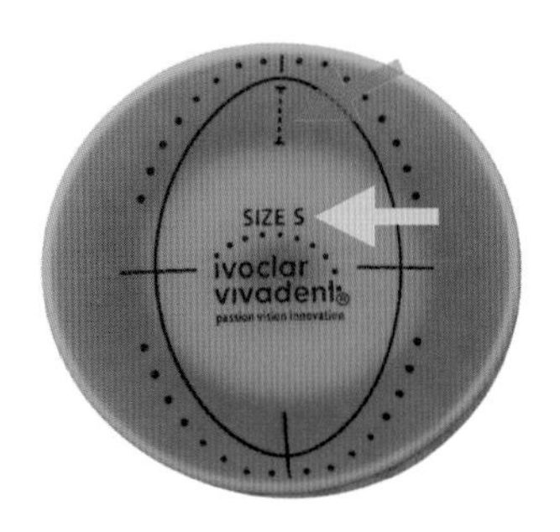


图3-2-13　义获嘉的三维立体橡皮障（OptraDam Plus）

义获嘉此款OptraDam Plus三维立体橡皮障设计特殊，临床使用有以下几个特点：

（1）采用内外双环的橡皮障专利设计，可以轻松暴露手术视野，无须另外使用橡皮障支架。

（2）橡皮障布上已标记了上下颌方向及对应的牙位打孔点，省去了橡皮障定位板的孔洞定位过程，减少了橡皮障布被污染的概率。

（3）在橡皮障布上颌中上部两短平线端点以虚线连接标记（图3-2-13红色半透明箭头标记处），可配合打孔器以劈障法的方式将其剪开，用作口内吸唾管的入路。

OptraDam Plus三维立体橡皮障布由较薄的乳胶材料制成，分常规型号［R型（Regular）］和小号［S型（Small）］两种（图3-2-13黄色箭头标记处）。

OptraDam Plus橡皮障上操作步骤如图3-2-14所示。

OptraDam Plus口内操作步骤如图3-2-15所示。

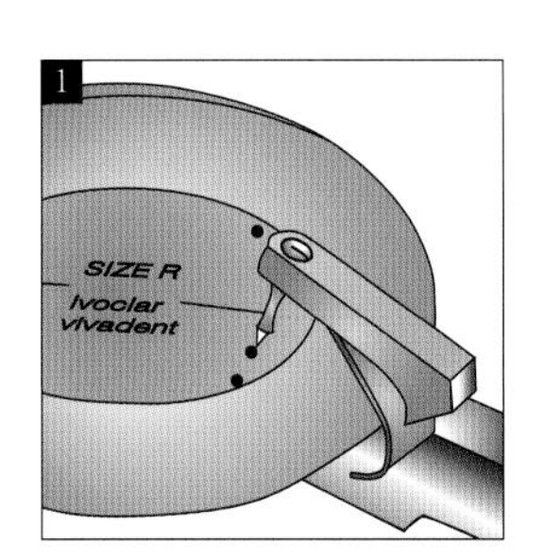


1. 找到对应的牙位点及合适的打孔器孔洞大小打孔

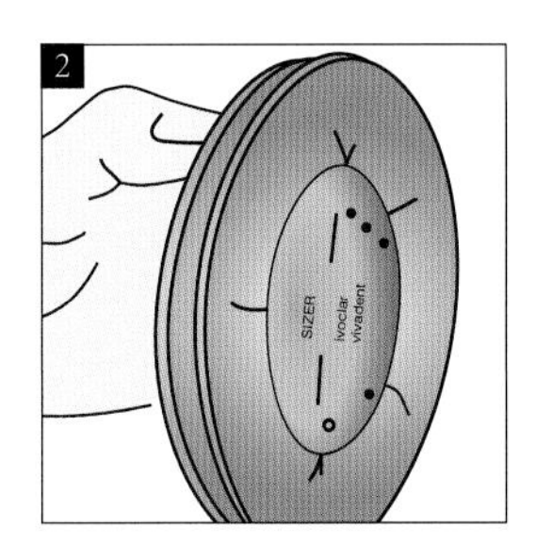


2. 三指共用分离内外双环

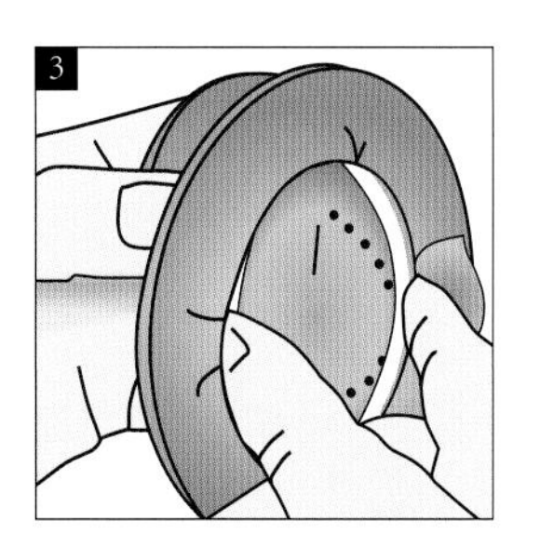


3. 穿过外环从上下颌前牙区处用拇指和食指抓住内环，不要将其完全拉出

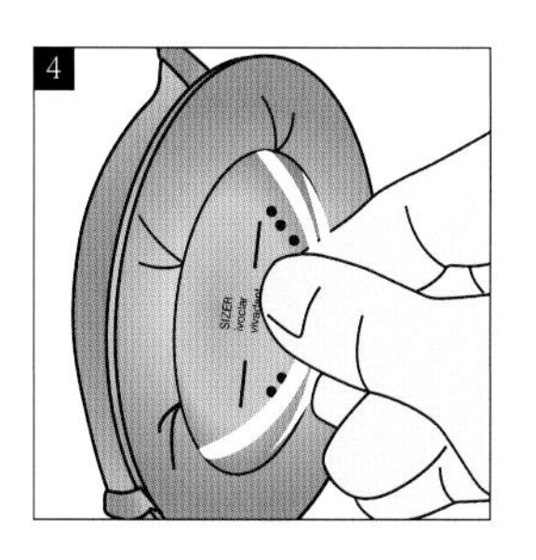


4. 将拇指和食指抓住的内环轻轻压在一起

图3-2-14

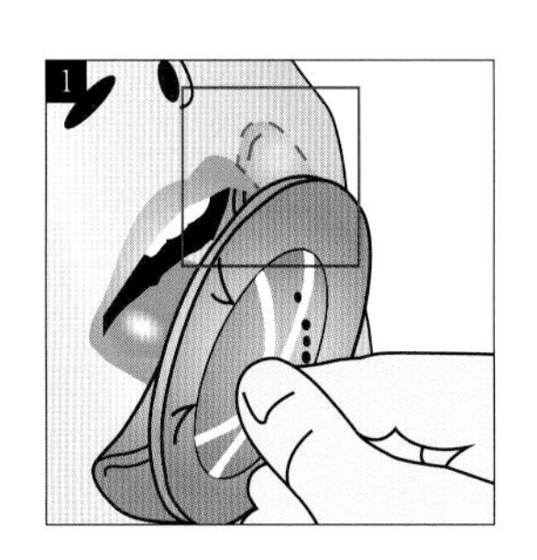


1. 将轻微变形的环插入一侧的颊侧空隙，以便弹性部分包裹嘴角，外环仍然位于口腔外

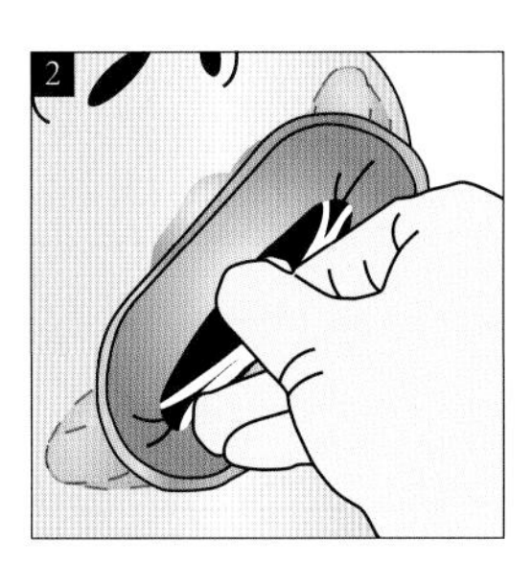


2. 一侧放好后，轻轻地弯曲该产品就可以以同样的方式把它插入另一侧

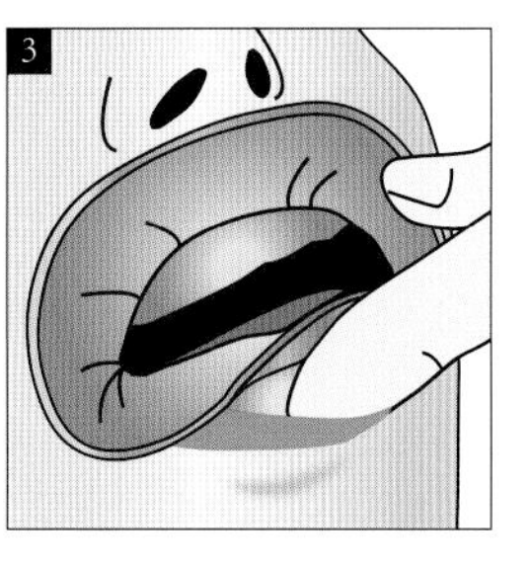


3. 内环放置于嘴角内侧之后，先把它推到下嘴唇内侧（下颌前庭）

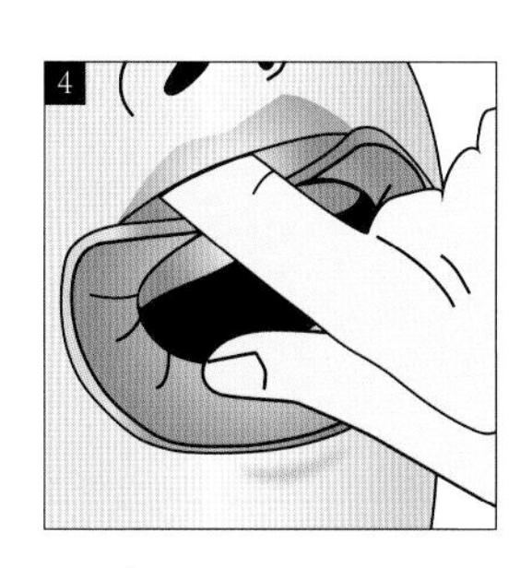


4. 再将内环放置到上嘴唇内侧（上颌前庭），此时OptraDam Plus 也到达最终的固定位。此时，可嘱咐患者做闭口动作，有助于橡皮障完全就位

图3-2-15

注：以上操作简图经中国义获嘉官方许可，引用自官方宣传图册后根据笔者操作经验注解。

OptraDam Plus的插入位置有两个，分别是患者卧位时的12点位置，或者患者垂直站立时的8点位置（如果临床医生在左侧，还可以是 4 点位置）。

## 3.3 橡皮障布打孔器

橡皮障布打孔器一般为金属材质，主要由弹簧/弹片、打孔锥以及打孔盘组成（图3-3-1）。常见的有如下两款可供临床医生选择（图3-3-2和图3-3-3）。

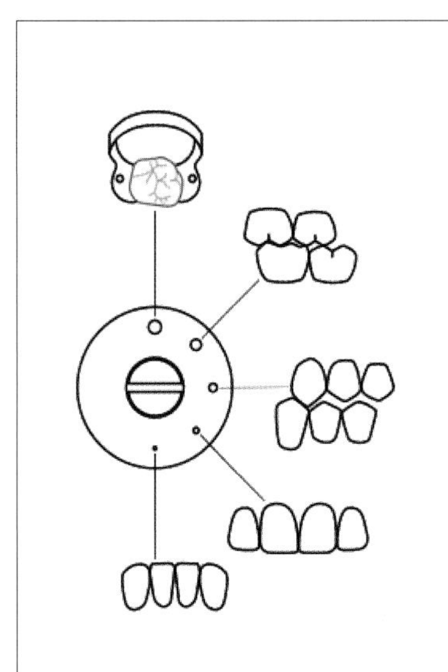

≈ 2.3mm 常为劈障时使用

≈ 2.1mm 为磨牙打孔

≈ 1.8mm 为前磨牙或尖牙打孔

≈ 1.6mm 为上切牙打孔

≈ 1.4mm 为下切牙打孔

图3-3-1

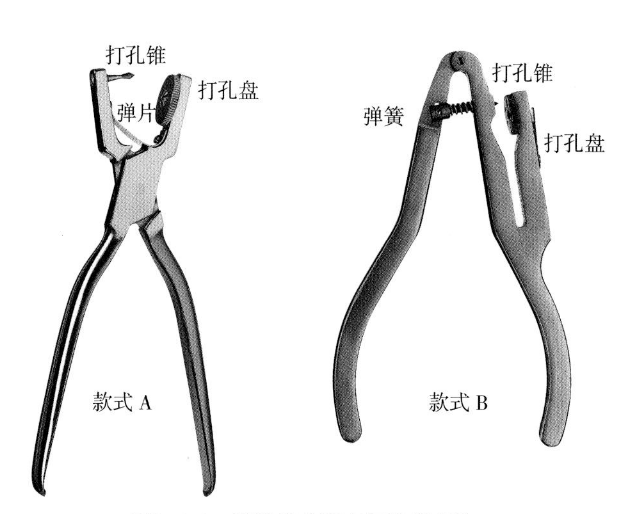


图3-3-2　两种橡皮障布打孔器对比

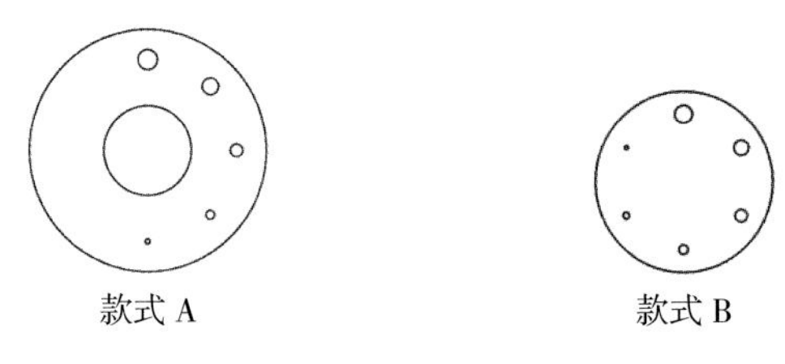


图3-3-3　两种橡皮障布打孔器打孔盘对比

两种款式的橡皮障布打孔器均能在临床使用，款式B较款式A打孔盘更小。同时拥有更丰富的预设孔洞直径（图3-3-3），能打出更贴合牙齿的孔洞。高品质的款式B橡皮障布打孔器打孔盘前臂具有一定的弹性，当打孔锥穿透橡皮障布及打孔盘抵达最低位时，打孔盘及其前臂会随着术者施力，产生轻微的弹性形变，保护打孔锥及打孔盘，令打孔过程更顺畅。当然同品质的打孔器款式B价格一般会略高于款式A。

橡皮障布打孔器转盘转动时必须转到卡止位并听到转盘卡止的“咔嚓”声，在打孔前需要拟打，确保打孔锥不被阻挡，能准确穿透打孔盘上的孔洞。若打孔锥未对准打孔盘孔洞中心，则可能由于术者施加力度过大导致打孔锥尖端钝挫而损坏打孔器，造成打孔锥不能完全打透橡皮障布或导致橡皮障布的撕裂，进而无法完全隔离牙齿（图3-3-4和图3-3-5）。

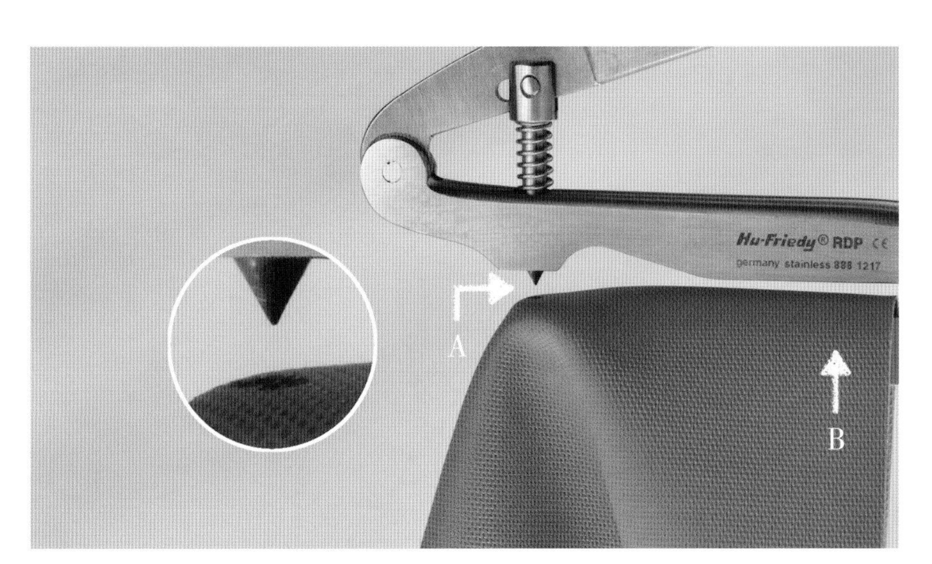


图 3-3-4

A. 牙位描记点靠近打孔锥附近
B. 橡皮障布伸入打孔锥与打孔盘之间的凹槽内

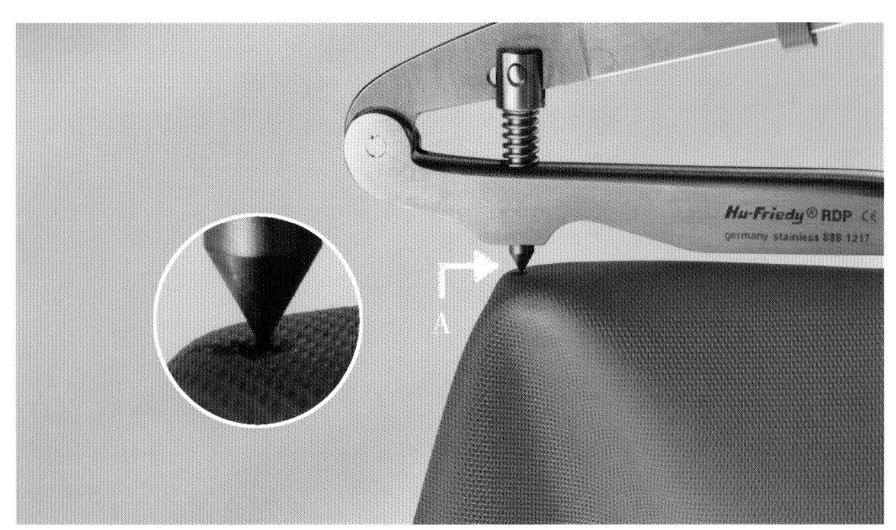


图 3-3-5

A. 轻按下打孔器，确认锥尖指向牙位描记点中心

打孔时将橡皮障布置于打孔锥与打孔盘之间的凹槽内，将打孔锥尖端对准橡皮障布上描记的打孔点中心，按压打孔器使打孔锥穿通橡皮障布及打孔盘，并听到“咔嚓”声响时则表示打孔完成（图3-3-6）。

若打孔锥尖端较钝，听到“咔嚓”声响后不要松开打孔器，保持打孔锥加压穿通于打孔盘的孔洞内，同时用手将橡皮障布朝打孔锥柄部方向（图3-3-7中箭头A所指方向）牵拉，使打孔锥完全穿透橡皮障布，打出边缘连续且完整的孔洞。

打孔盘在使用后可能残留橡皮障布在打孔盘的孔洞内，此时建议转动打孔盘，使残留橡皮障布的打孔盘双面不被阻挡，再用气枪将打孔盘孔洞内的残留橡皮障布吹出，否则打孔盘孔洞内残留的橡皮障布可能影响下次打孔的完整性（图3-3-8和图3-3-9）。

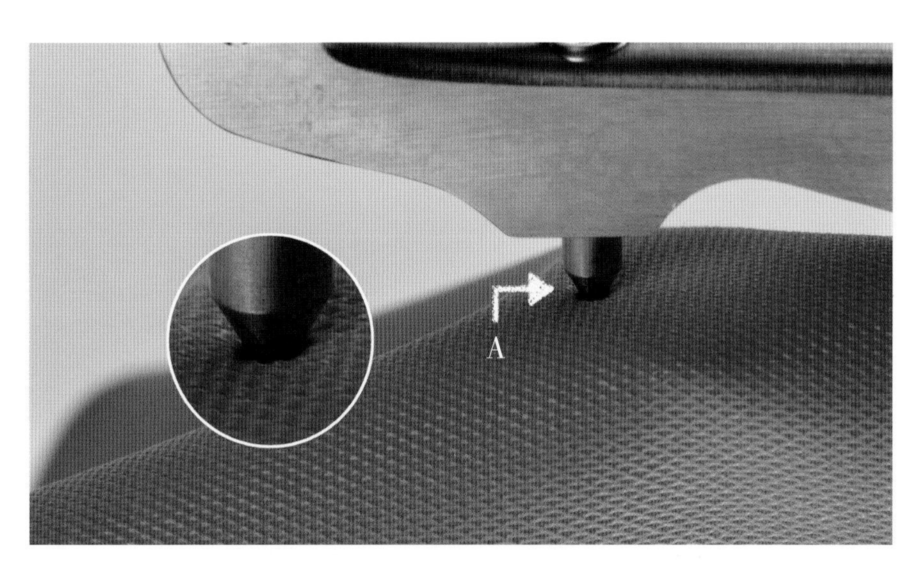


图 3-3-6

A. 打孔时要听到“咔嚓”声，确保打孔锥尖端完全穿透打孔盘上的圆孔，避免橡皮障布打孔失败

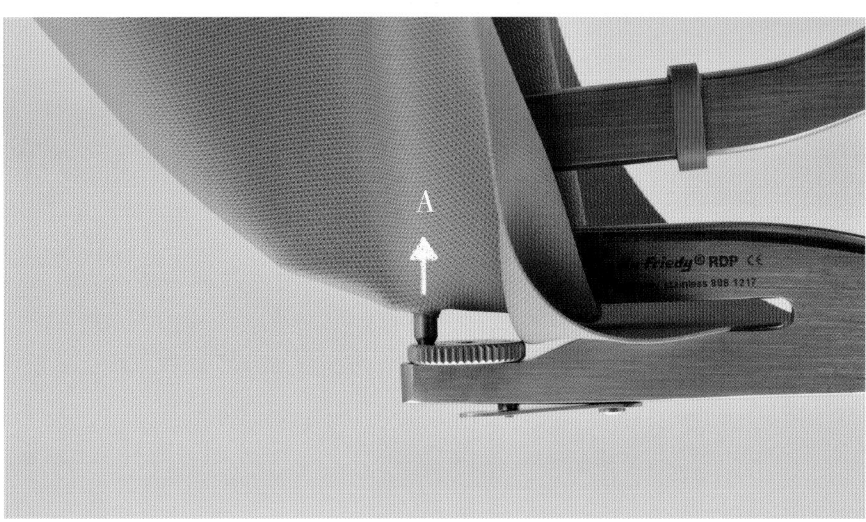


图 3-3-7

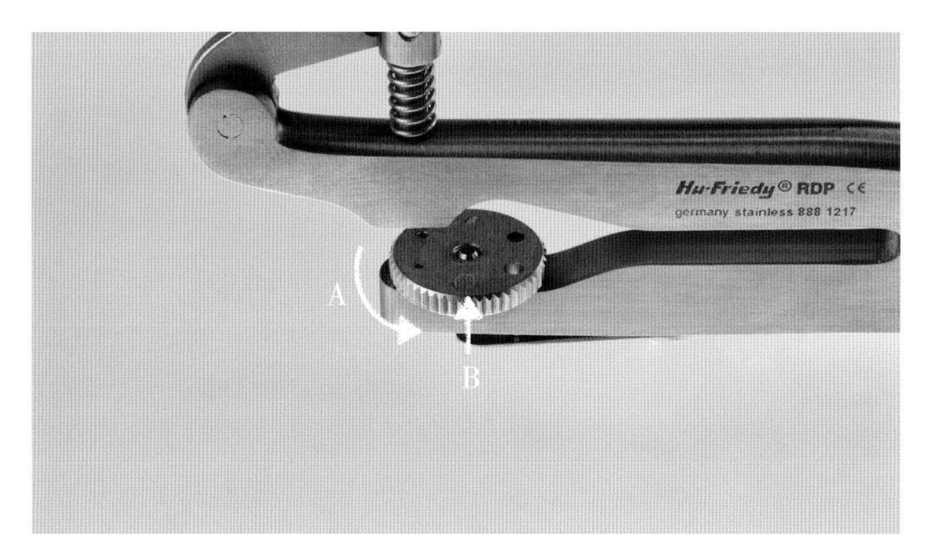


图 3-3-8

A. 转动转盘，使残留橡皮障布的打孔盘双面不被阻挡
B. 打孔后及时清理打孔盘内残留的橡皮障布碎屑

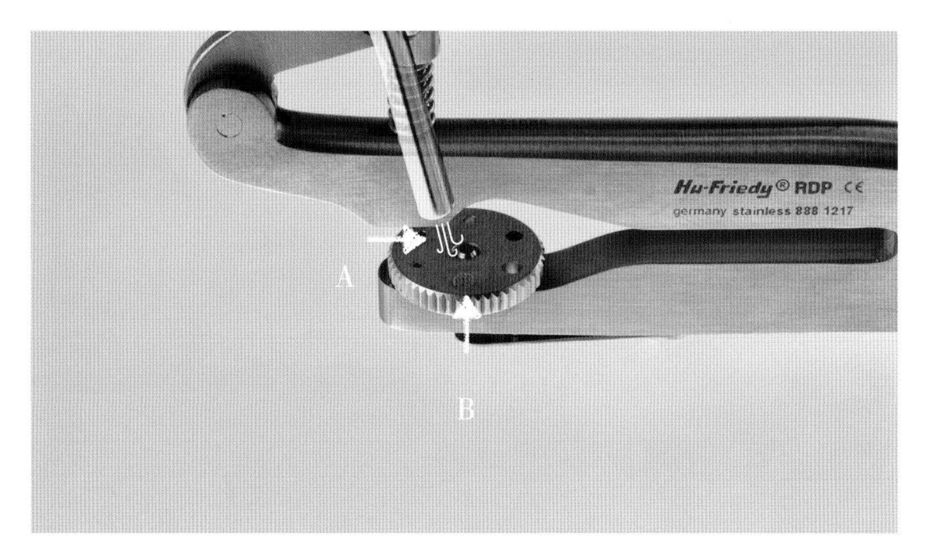


图 3-3-9

A. 使用气枪等非尖锐器械在不接触打孔盘的情况下，去除打孔盘内橡皮障布碎屑

由于橡皮障布打孔器配件复杂且有弹簧/弹片、滚动装置等需要润滑的组件，应该尽量避免橡皮障布打孔器的污染，减少高温高压消毒次数以增加使用寿命。

## 3.4 橡皮障夹

橡皮障夹按形状可分为有翼橡皮障夹、无翼橡皮障夹，按使用部位可分为龈上橡皮障夹、龈下橡皮障夹，按材质可分为金属橡皮障夹、非金属橡皮障夹等。

### 3.4.1 有翼橡皮障夹与无翼橡皮障夹的组成对比（图3-4-1和图3-4-2）

### 3.4.2 橡皮障夹的选择依据

目前市面上不同厂家对橡皮障夹有不同设计，根据橡皮障夹的弓部形态、是否有翼、喙部形态、喙部朝向、制作材质以及表面涂层的不同，我们有上千种不同的橡皮障夹可供选择。选择的标准是能让术者稳定安全地在橡皮障隔离区内进行治疗操作。

橡皮障夹先根据牙位选择前牙夹、前磨牙夹或磨牙夹，然后根据口内实际操作便捷度选择安装方式并选择有翼橡皮障夹或无翼橡皮障夹。

除此之外，我们还需要根据牙齿被夹持部位的形态，选择与之贴合的橡皮障夹喙部形态；特别是在牙体不完全萌出或者牙体最佳夹持位置缺损较大的时候，术者需要选择带齿纹的喙部形态（图3-4-3）或者颊、舌（腭）侧不对称设计的喙部形态等特殊的橡皮障夹使用。并在口内尝试橡皮障夹是否能在不损伤软硬组织的情况下稳定夹持在指定牙上。

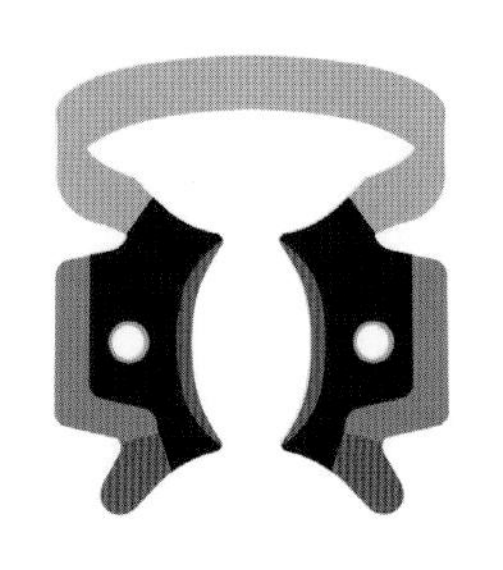


图3-4-1　有翼橡皮障夹

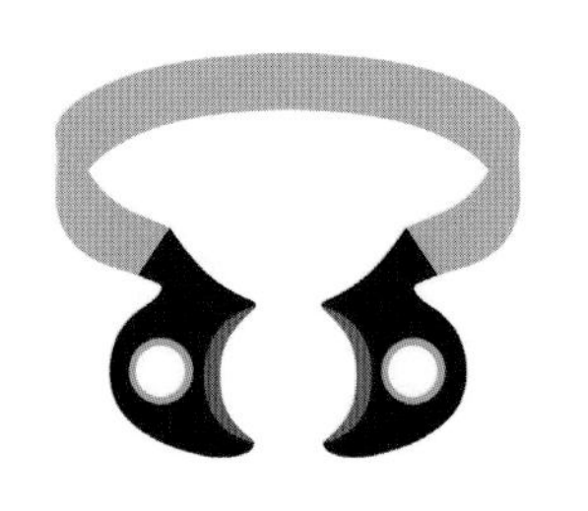


图3-4-2　无翼橡皮障夹

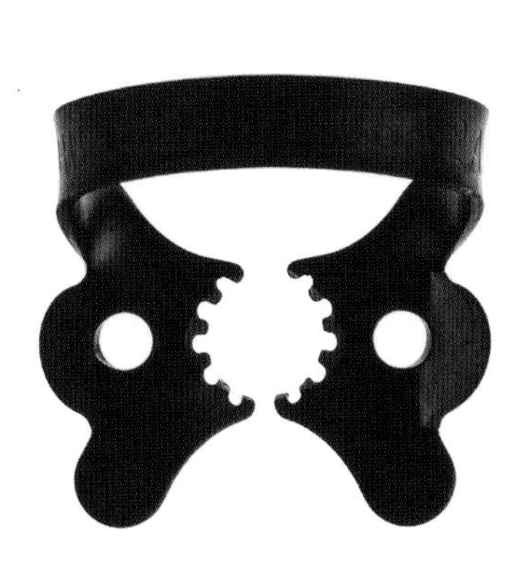

图3-4-3　带齿纹的喙部形态

实际临床工作中，仅需购买几个常用的橡皮障夹即可完成大部分的橡皮障隔离技术。根据临床工作量的多少可以选择是否多购买几个同型号的常用橡皮障夹轮替使用，但至少要一个磨牙橡皮障夹、一个前磨牙橡皮障夹、一个前牙橡皮障夹（图3-4-4）。

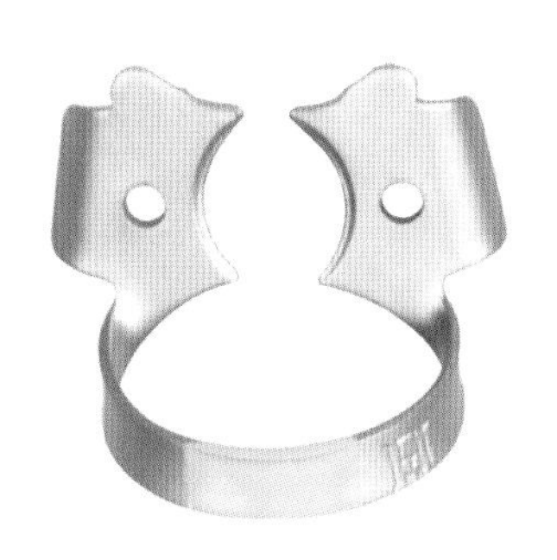

磨牙橡皮障夹

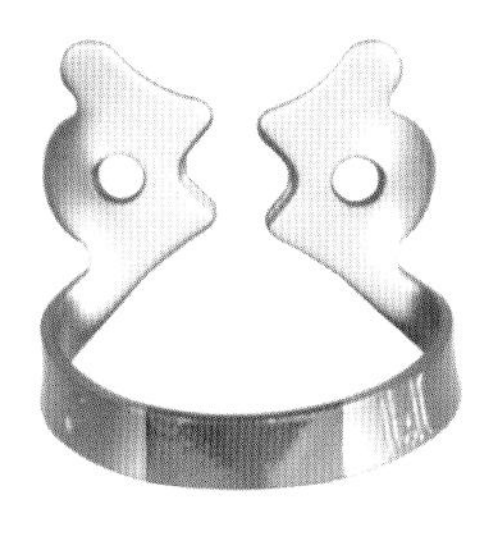

前磨牙橡皮障夹

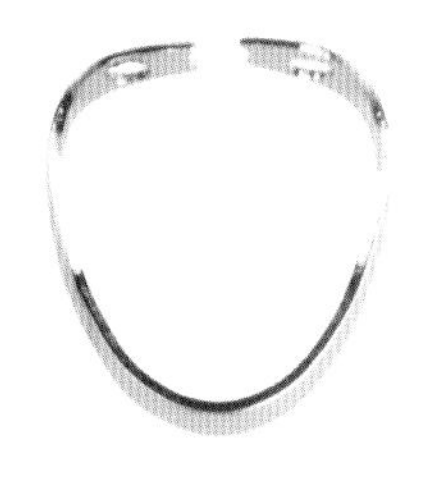

前牙橡皮障夹

图3-4-4

### 3.4.3 常用橡皮障夹的图示、型号、使用牙位及使用说明（图3-4-5）

| 图示 | 型号 | 使用牙位 | 使用说明 |
|---|---|---|---|
| 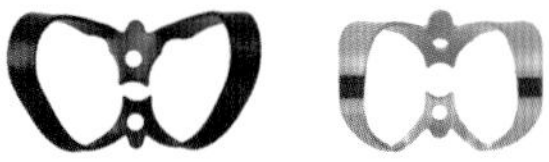 | 9 | 双弓形前牙夹 | 通用型 |
| 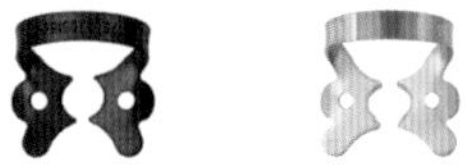 | 2A | 上颌前磨牙夹 | 通用型 |
| | 2 | 下颌前磨牙夹 | 通用型 |
| 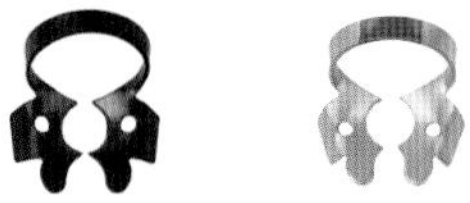 | 4 | 上颌磨牙夹 | 小号 |
| 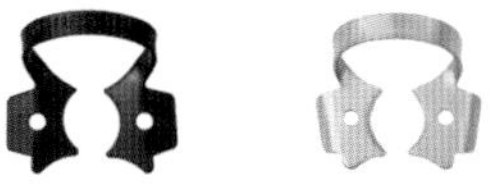 | 7 | 下颌磨牙夹 | 通用型 |
| | 8A | 磨牙夹 | 适用于小的、部分萌出<br>或形状不规则的牙齿（乳牙） |
| 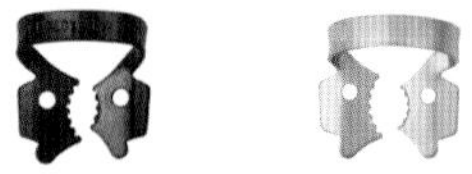 | 12A | 右下颌磨牙夹 | 带有锯齿形夹头，<br>适用于部分萌出的牙齿 |
| 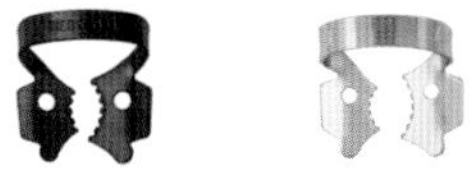 | 13A | 左下颌磨牙夹 | 带有锯齿形夹头，<br>适用于部分萌出的牙齿 |
| | 14A | 磨牙夹 | 适用于部分萌出或形状不规则的牙齿 |

图3-4-5　常用橡皮障夹的图示、型号、使用牙位及使用说明

### 3.4.4　龈上橡皮障夹与龈下橡皮障夹的区分

一般龈上橡皮障夹的喙部呈现水平状、微朝向冠方或根方。龈下橡皮障夹的喙部设计朝向根方明显，容易夹持（图3-4-6和图3-4-7）。

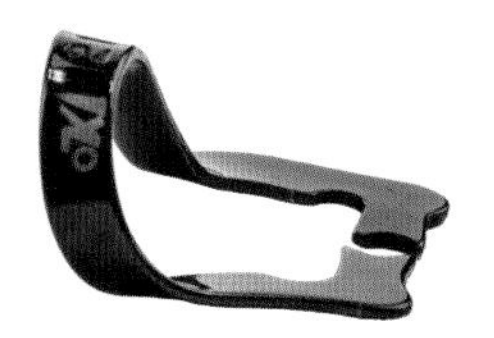

图3-4-6　龈上橡皮障夹的喙部水平

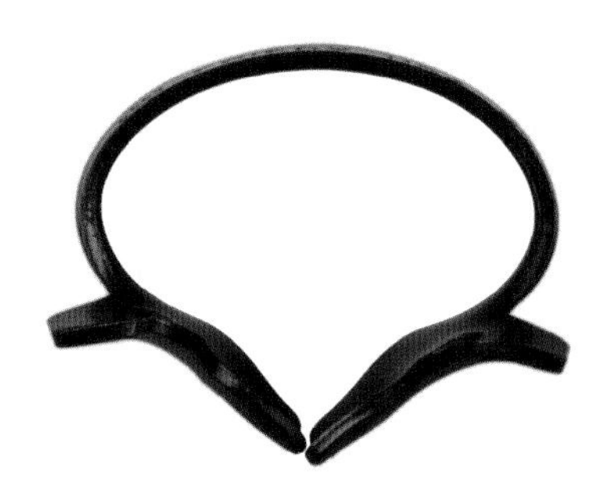

图3-4-7　龈下橡皮障夹的喙部朝向根尖

龈下橡皮障夹常用于充填牙颈部非龋性病损、粘接龈下修复体的隔湿，或磨牙根分叉暴露情况等（图3-4-8）。

由于橡皮障夹的喙部需要深入龈下，所以要求橡皮障夹在龈下部分应该尽量薄且仍需提供较强的夹持力。康特（COLTENE）的B4号夹特别符合临床医生所需要的特性（图3-4-9）。

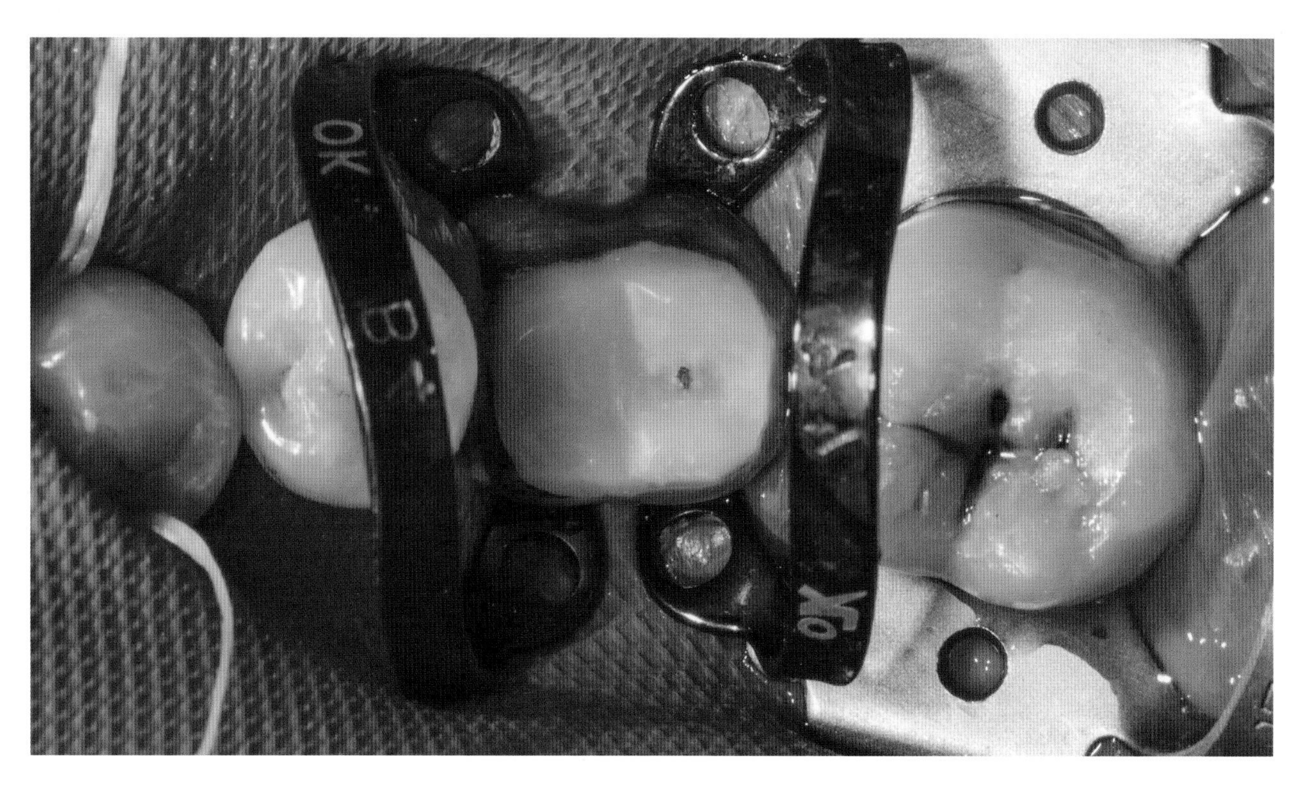


图3-4-8

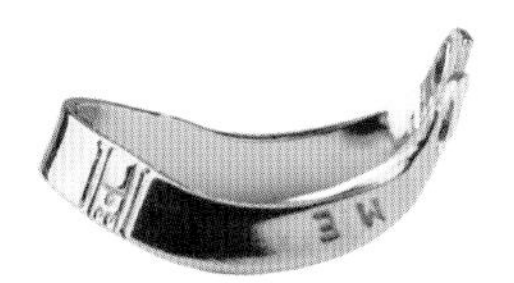
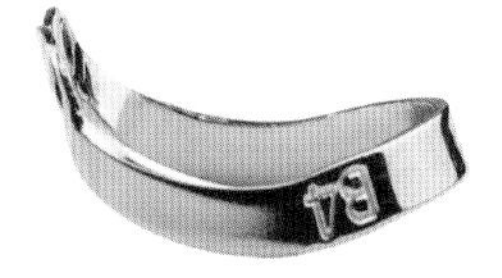


图3-4-9

如果临床上橡皮障夹型号有限，也可以改进现有的橡皮障夹，使其更适用于临床工作。例如当需要同时隔离11、21，又仅有两个212号这种双弓橡皮障夹时（图3-4-10）。

由于双弓橡皮障夹体积大，无法在11、21上同时固定212号双弓橡皮障夹。此时可以从黑色直线位置将橡皮障夹的其中一个弓磨除（图3-4-11~图3-4-13）。

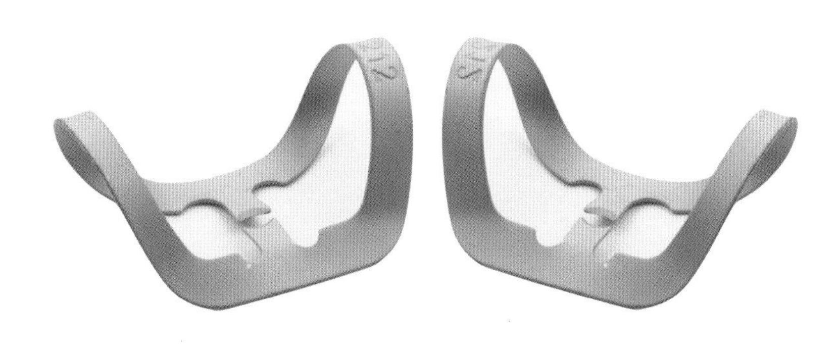

图3-4-10

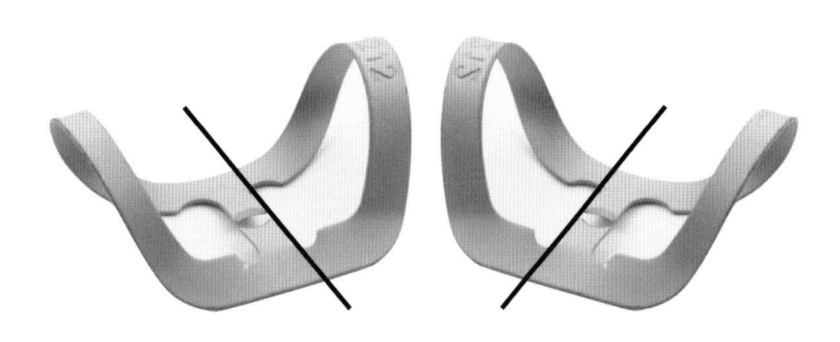

图3-4-11

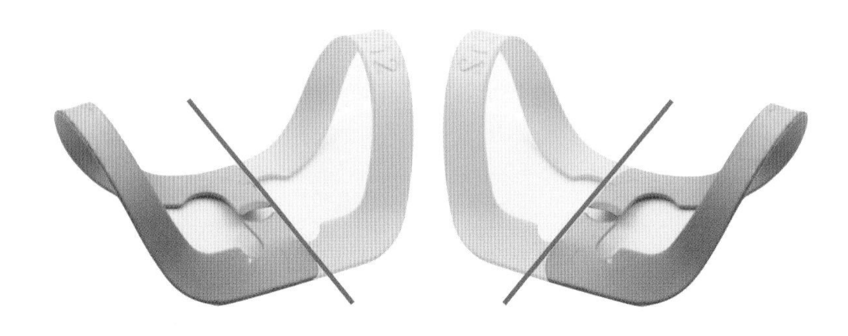

图3-4-12

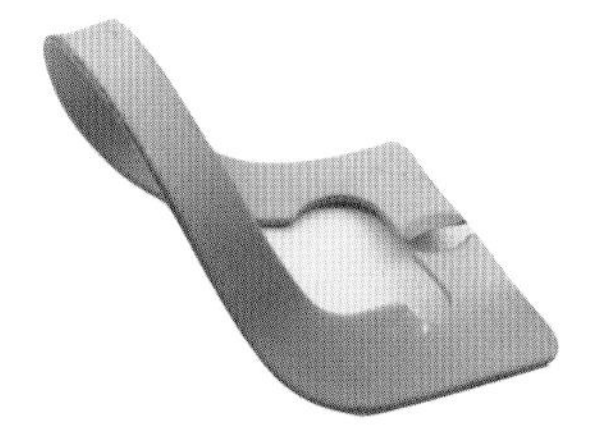

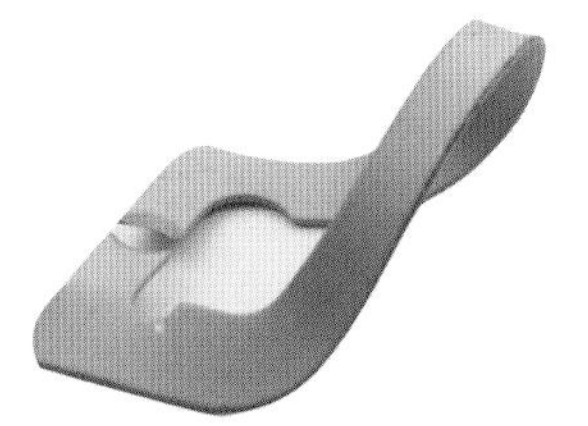

图3-4-13

如果有需要，还可以改动喙部的朝向，当然这个操作在高品质的橡皮障夹上比较难实现（图3-4-14和图3-4-15）。

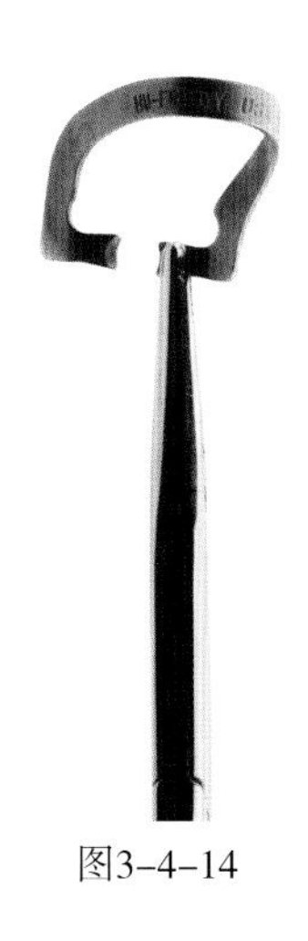

图3-4-14

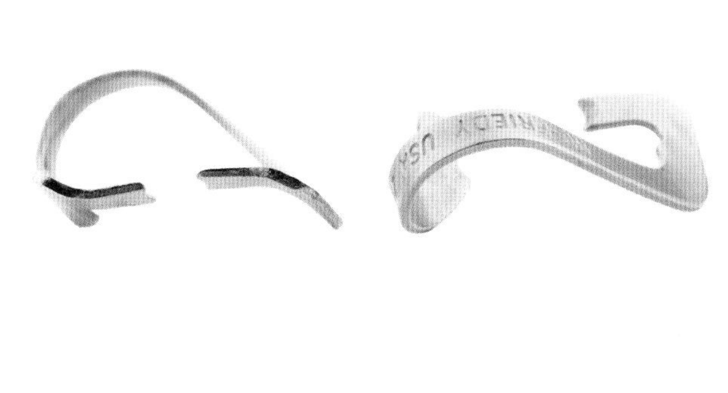

图3-4-15　豪孚迪（Hu-Friedy）212号橡皮障夹在喙部及体部的波浪状切面有助于橡皮障布的压持

## 3.4.5　金属橡皮障夹与非金属橡皮障夹的区分

橡皮障夹根据材质常分为金属橡皮障夹及非金属橡皮障夹。金属橡皮障夹常在表面做特殊涂层处理，使得夹子更加适用于临床，也更加美观（图3-4-16）。

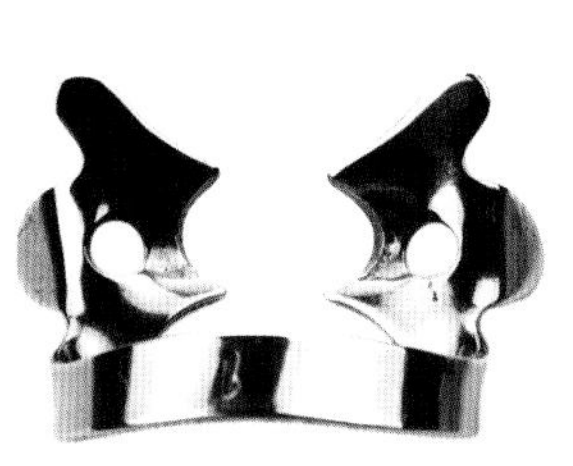

A.亮光表面

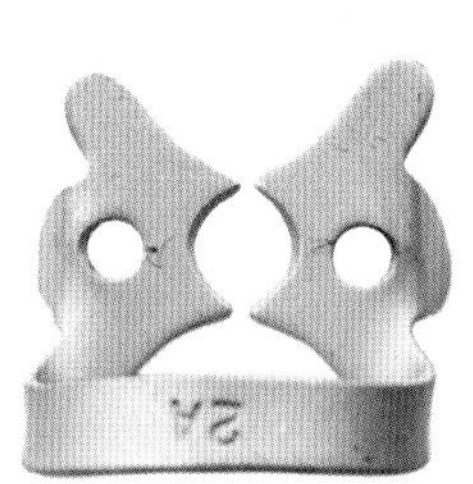

B.亚光表面

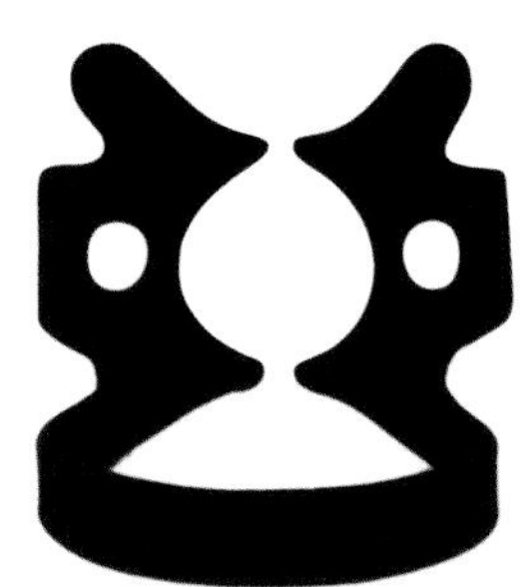

C.黑色亚光表面

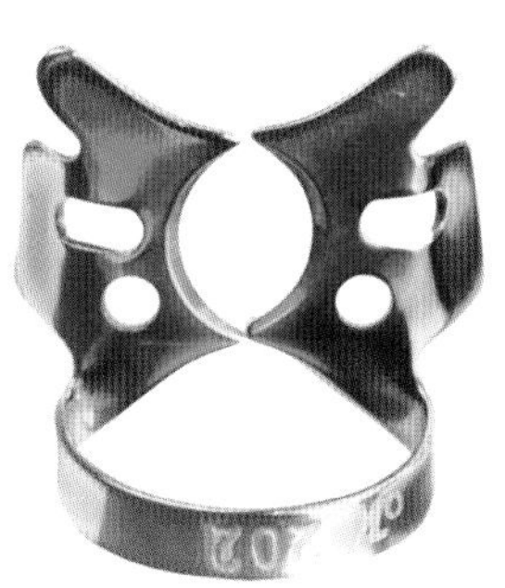

D.彩色涂层表面

图3-4-16

亚光表面的金属夹子可以吸收和消散光线，不容易造成反光，更适用于临床操作，特别是显微镜下的操作。

非金属夹子的夹持力相对较小，若夹持部位可能出现在瓷修复体的瓷层边缘，建议使用非金属橡皮障夹以保护修复体，避免造成不必要的崩瓷现象。

目前已知非金属夹子有牙医公园（ZTDENTAL）的前磨牙（图3-4-17左）及磨牙（图3-4-17中）2种型号，科尔（KERR）通用型（图3-4-17右）1种型号。

科尔（KERR）非金属橡皮障夹的设计非常用心。

在橡皮障夹体部撑开孔周围，利用弓、体连接部位，设计了凸起的小侧壁（图3-4-18），可以提供橡皮障夹安置钳撑开夹子的受力壁，也延长了部分橡皮障夹安置钳的工作端高度，解决了工作端凸起高度不足而无法将橡皮障夹安放到颈部或颈部以下部位的问题，特别是在一些后牙牙龈退缩较严重的患者。

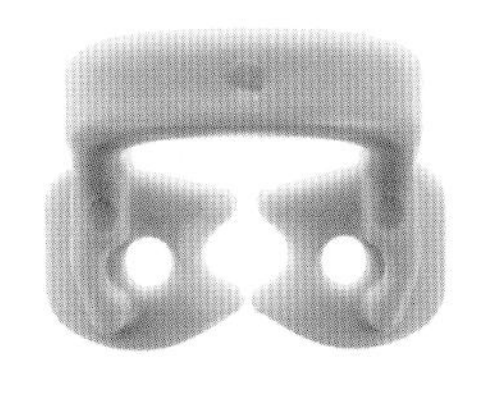
前磨牙

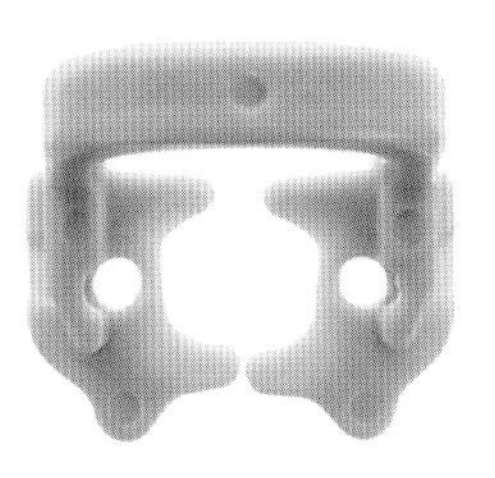
磨牙

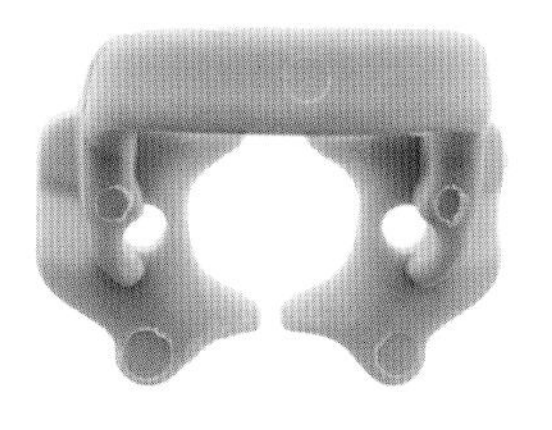
通用型

图3-4-17

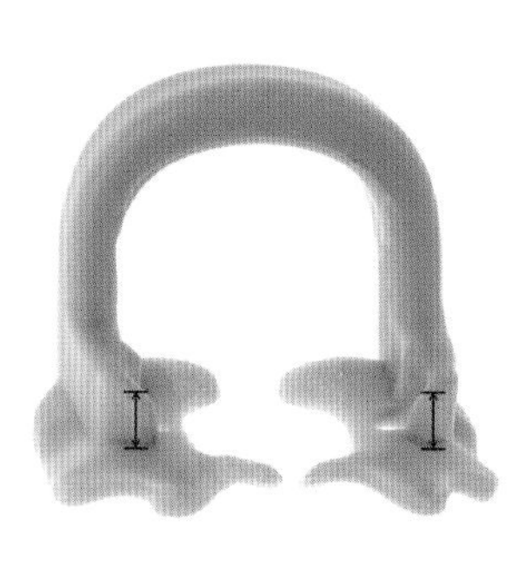

图3-4-18

除此之外，科尔（KERR）橡皮障夹的翼上有一处凹槽设计而非一个平面。当术者使用翼法上橡皮障时，在口内将橡皮障布从翼上剥离的步骤会更加轻松，剥离橡皮障布的钝头工具更容易找到翼上橡皮障布与橡皮障夹之间的入路，且不易造成橡皮障布的破裂（图3-4-19~图3-4-21）。

但是，非金属橡皮障夹特别是树脂类的，喙部较厚，不适合深入龈下过深的部位，其耐磨性较金属橡皮障夹差，更换新橡皮障夹的频率较高。

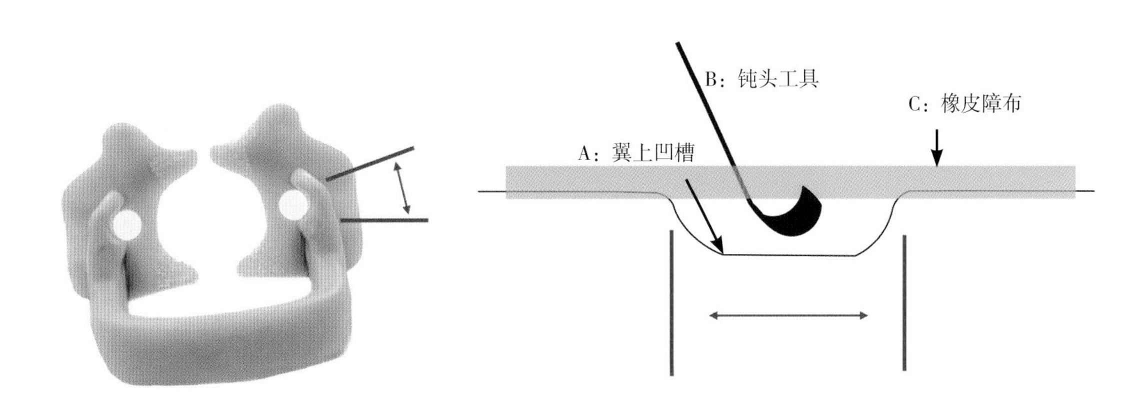


图3-4-19

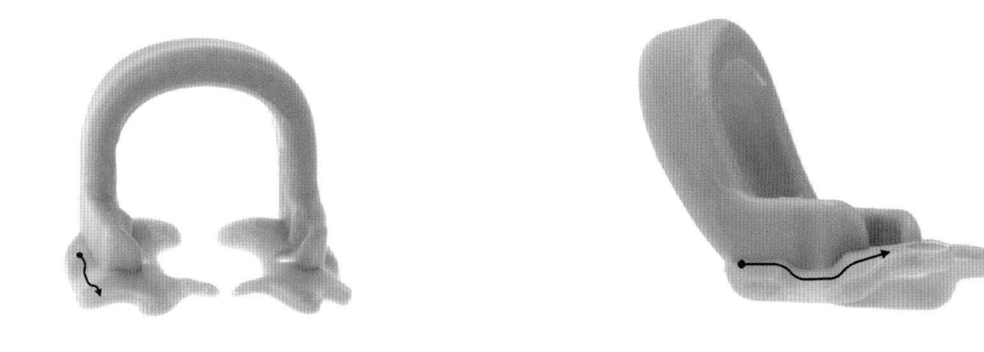

图3-4-20

图3-4-21

### 3.4.6 特殊的橡皮障夹

临床上由于各种特殊原因，除了常用的橡皮障夹型号外，我们可能还会需要一些特殊的橡皮障夹。

目前市面上已知的比较具有实用价值的特殊橡皮障夹有哈勒多功能夹（Haller Clamp）、奥凯伟迪（OK）蝙蝠夹、KSK宽翼夹等。

（1）哈勒多功能夹（Haller Clamp）

哈勒多功能夹有4种不同型号（图3-4-22）。

哈勒多功能夹形态设计极其特殊，充分考虑到了医生单独治疗时会遇到的困难，特地设置了安放棉卷、吸唾管的组件，同时还能在一定程度上辅助保护舌体和颊侧黏膜（图3-4-23和图3-4-24）。该橡皮障夹常将弓朝向近中使用。

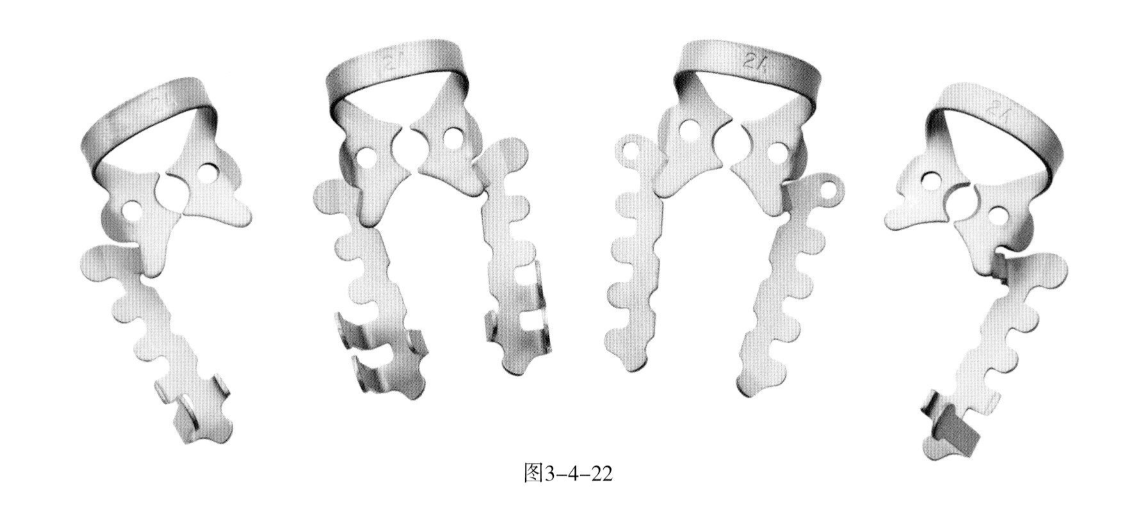

图3-4-22

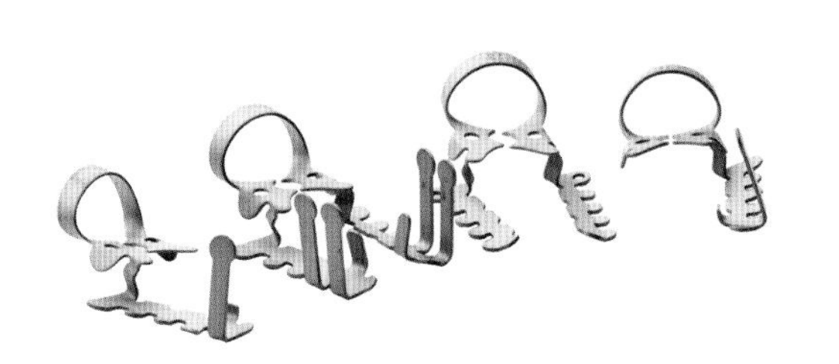

图3-4-23

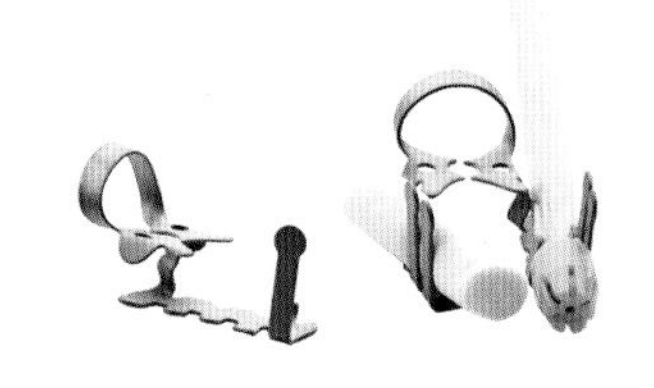

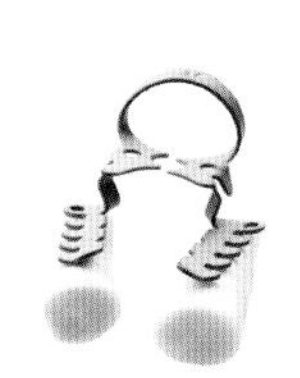

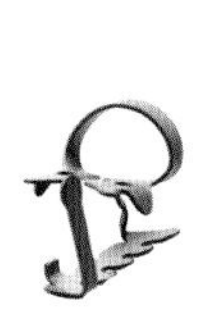

图3-4-24

以上4种不同型号的橡皮障夹分别有4种不同的涂层（图3-4-25和图3-4-26）。

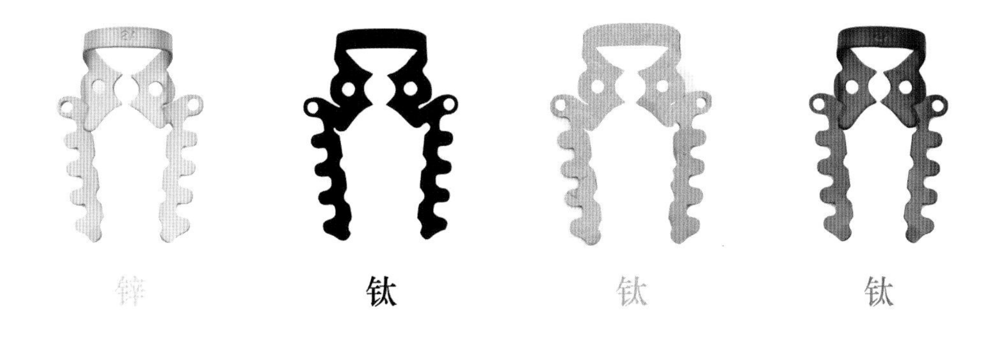


图3-4-25

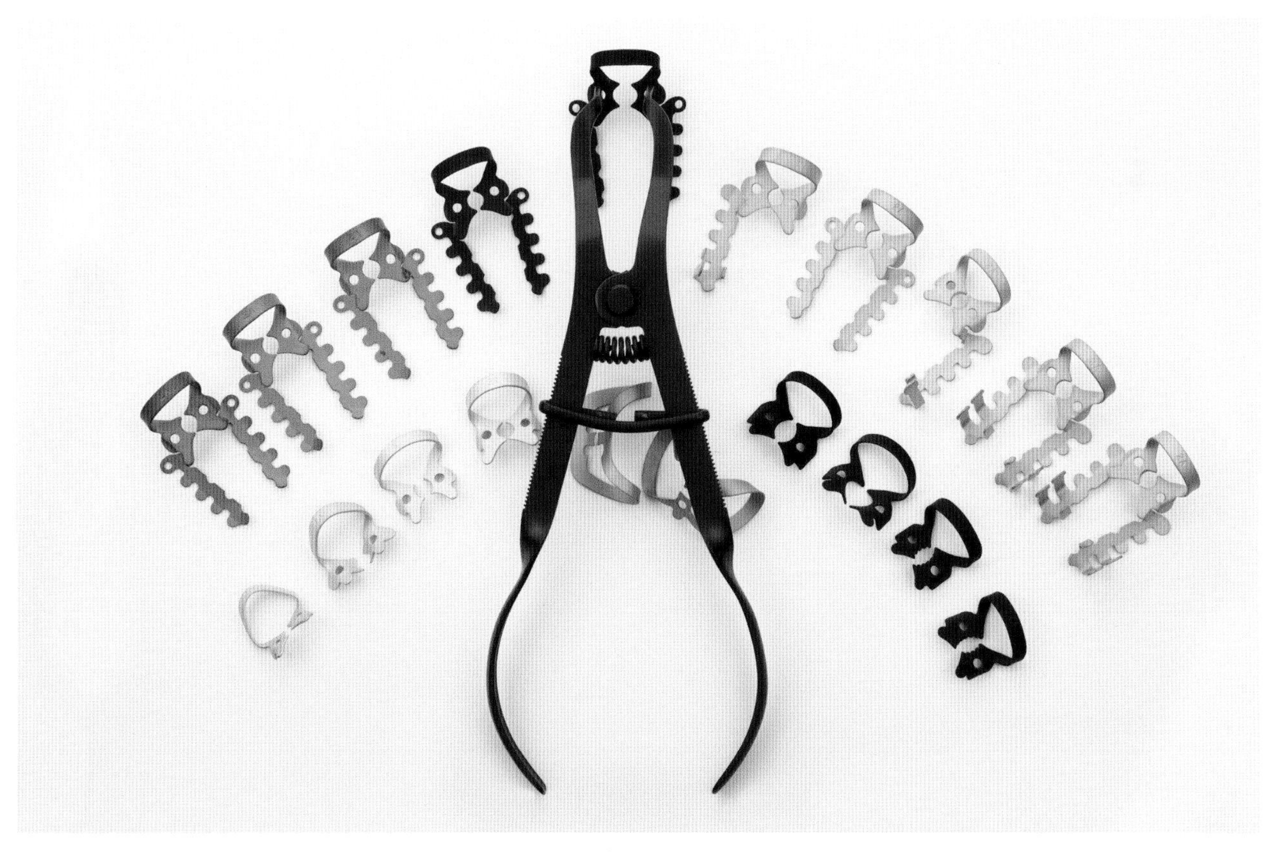

图3-4-26

（2）奥凯伟迪（OK）蝙蝠夹

奥凯伟迪（OK）蝙蝠夹有3种不同大小的喙部形态，每种喙部形态又分别对应3种不同大小的外翼形态，配合3种不同颜色的涂层（图3-4-27）。

奥凯伟迪（OK）蝙蝠夹由于其喙部的大小不同，可适用于磨牙以及前磨牙。根据其翼的大小可用于不同开口度、口内空间的患者。

这是一款可以不需要配合橡皮障布使用的橡皮障夹，其宽大的翼板可以阻挡舌体的移动，可以很好地避免误伤出现，同时可以撑开颊侧黏膜，拓展操作空间（图3-4-28）。

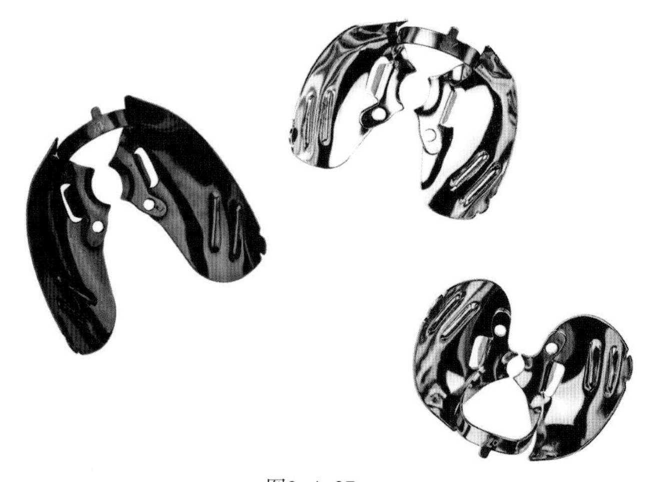

图3-4-27

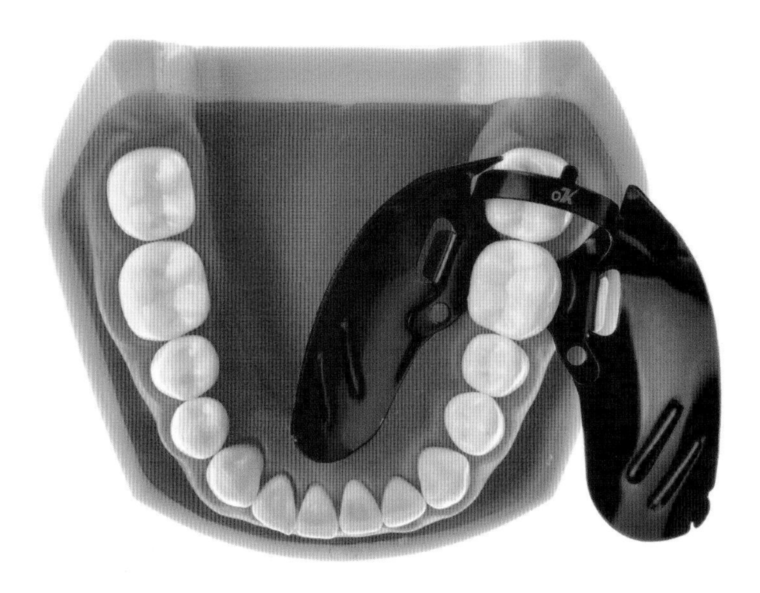

图3-4-28

此款橡皮障夹在不配合橡皮障布使用的时候是不具备隔离液体流动作用的。一般建议使用在根管治疗后的牙体预备以及乳牙治疗时的软组织保护（图3-4-29和图3-4-30）。

该夹子翼体轻薄，边缘线长。如若存在刮伤软组织的风险，建议使用树脂或其他材料将锐利边缘包裹后再使用。

这款橡皮障夹同样具备结合橡皮障布使用的功能，拥有可以使用翼法上橡皮障的翼板，配合橡皮障布使用具有非常好的隔湿、牵拉及保护软组织的作用（图3-4-31）。

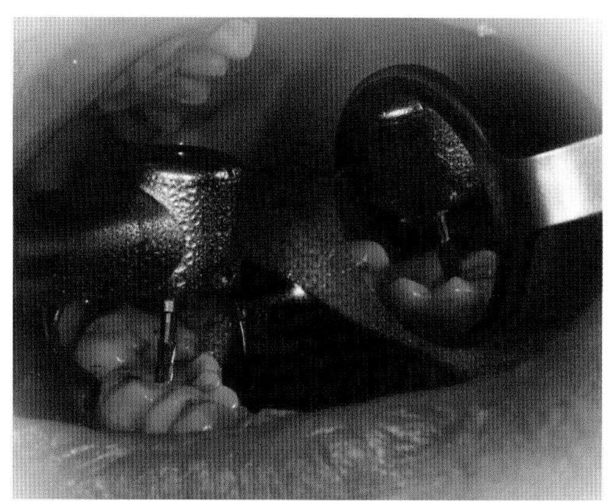

图3-4-29

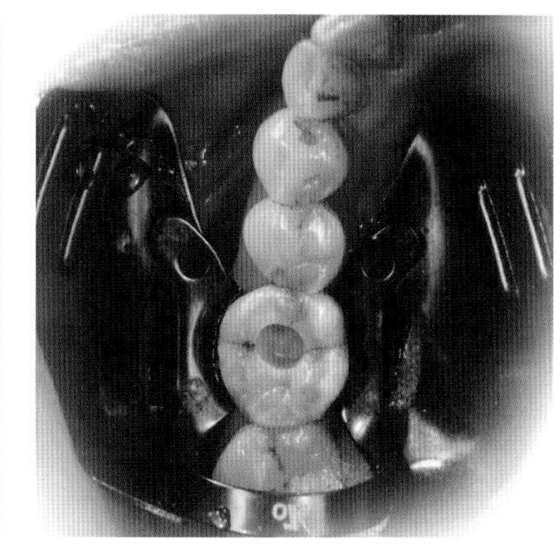

图3-4-30

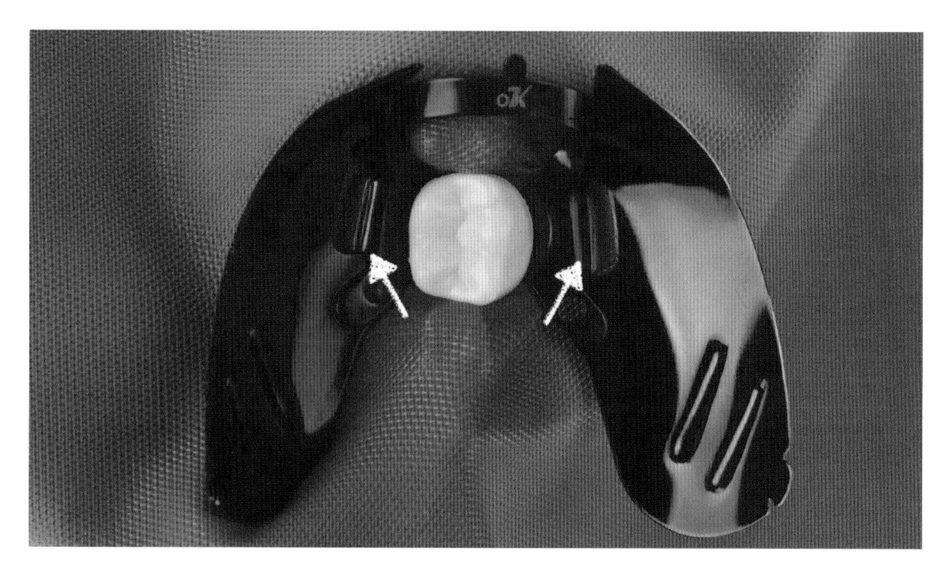

图3-4-31　有翼可以结合橡皮障布使用翼法或橡皮障布优先法上障

（3）KSK宽翼夹

KSK宽翼夹同样也是为了给术者提供更大的操作空间以及更安全的操作保护设计的，两侧拥有末端朝向相反的两个宽大翼板。末端朝向下的翼板一般用于舌侧，利用翼板压住舌体起到保护作用，并拓展舌侧操作空间；末端朝向上的翼板一般用于颊侧，功能是推开颊侧黏膜，给术者提供充足操作空间的同时保护患者软组织不受侵害（图3-4-32~图3-4-34）。

该夹子一般适用于下颌磨牙，区分左右款。

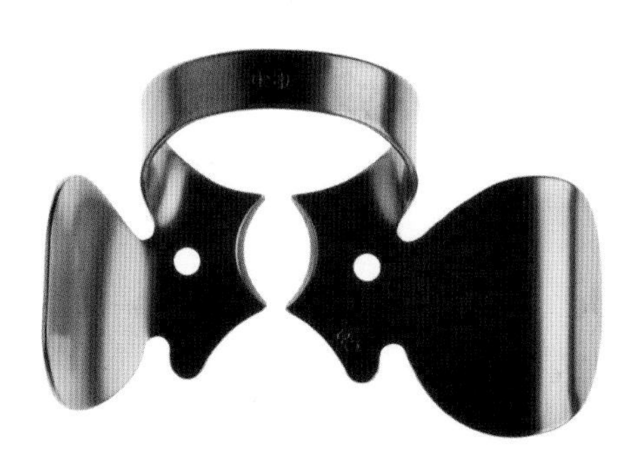

图3-4-32

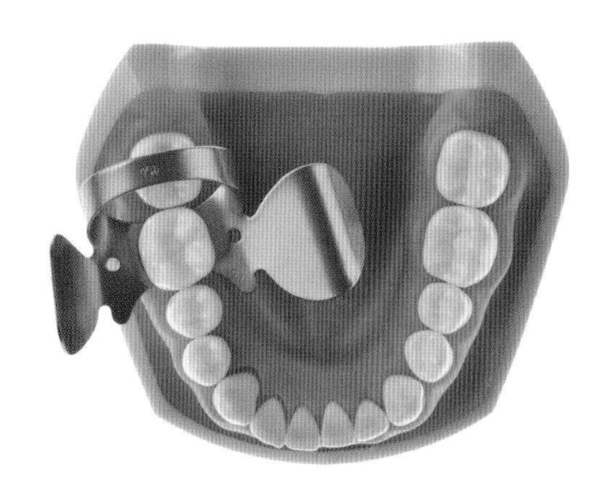

图3-4-33

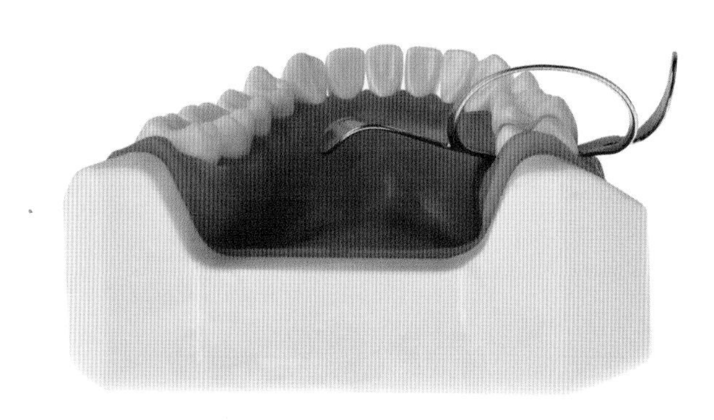

图3-4-34

（4）其他

还有适合局部上障和双重支架使用的自带小支架的橡皮障夹，当遇到橡皮障布打孔间距过大等情况，使用双重支架功能时可以减少治疗部位的橡皮障布褶皱，同时小支架对周围的橡皮障布有撑开作用，可以增大操作空间等优点。这款夹子有前磨牙和磨牙两种型号，无左右区分（图3-4-35~图3-4-37）。

局部上障适用于一些简单的口腔治疗，需要剪取大小合适的橡皮障布后在橡皮障布的中心打孔使用，上障后的效果如图3-4-38和图3-4-39所示。

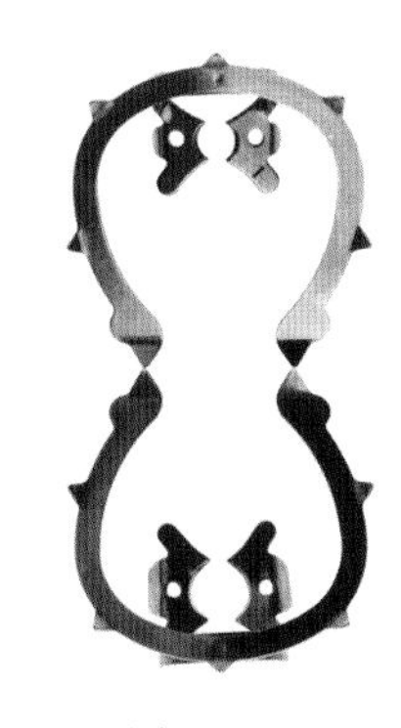

图3-4-35

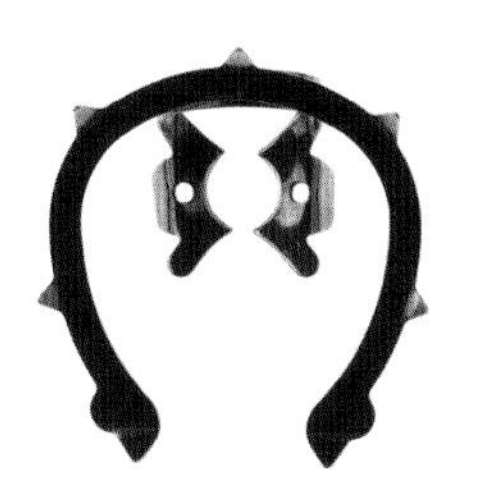

图3-4-36

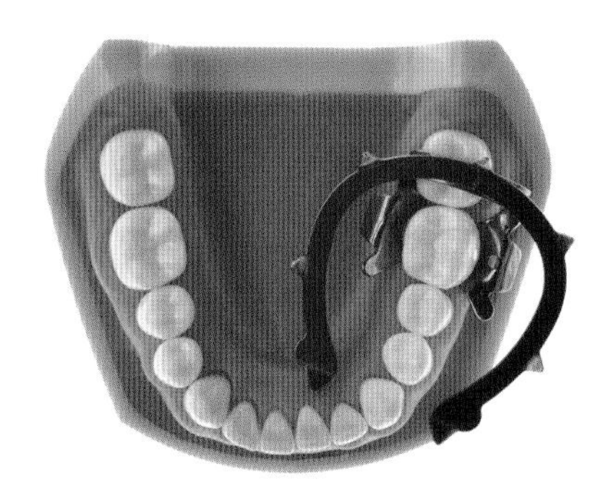

图3-4-37

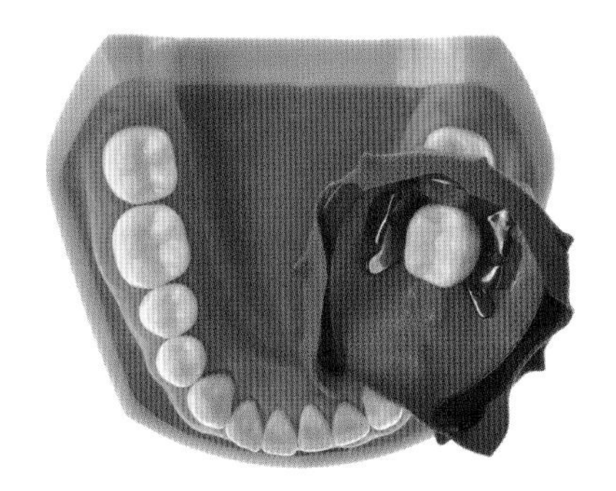

图3-4-38

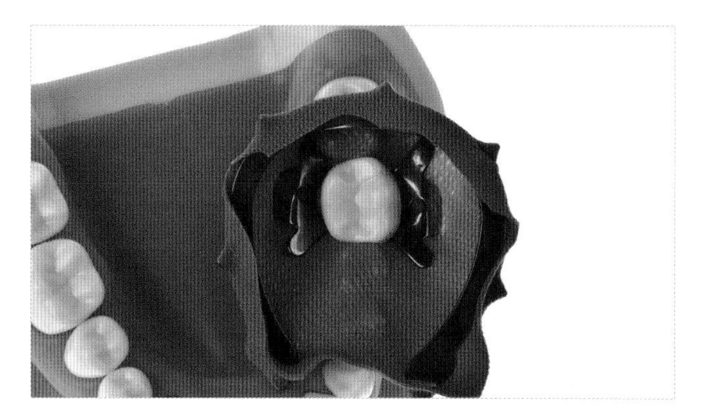

图3-4-39

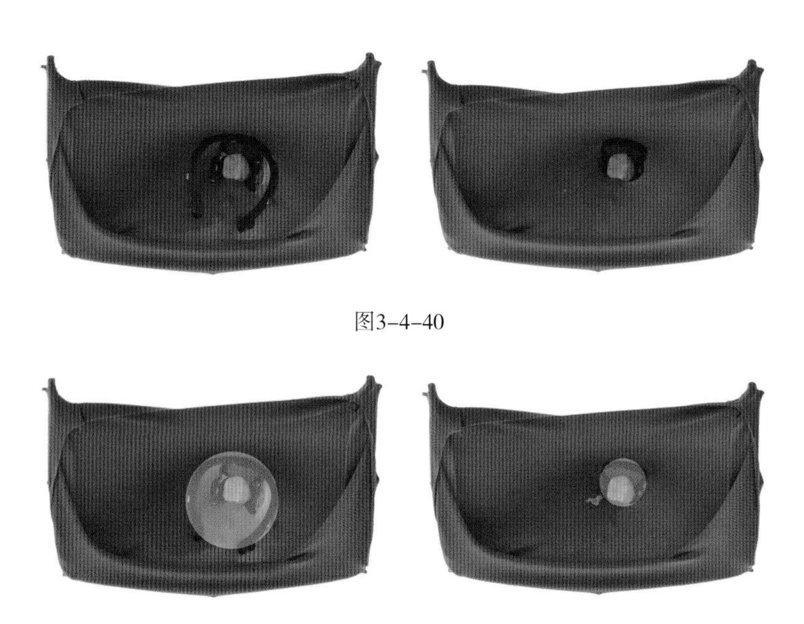

图3-4-40

图3-4-41

双重支架下的口内操作空间对比如图3-4-40和图3-4-41所示。

### 3.4.7 乳牙橡皮障夹

对于乳牙治疗，由于患者自控力有限，我们也是提倡使用橡皮障隔离保护的，这样可以有效防止意外伤害的发生。

儿童口腔往往较小，后牙区的隔离建议使用专门为乳牙设计的无翼橡皮障夹。

康特（COLTENE）公司专门为乳牙治疗设计了一套6个型号的橡皮障夹（图3-4-42）。

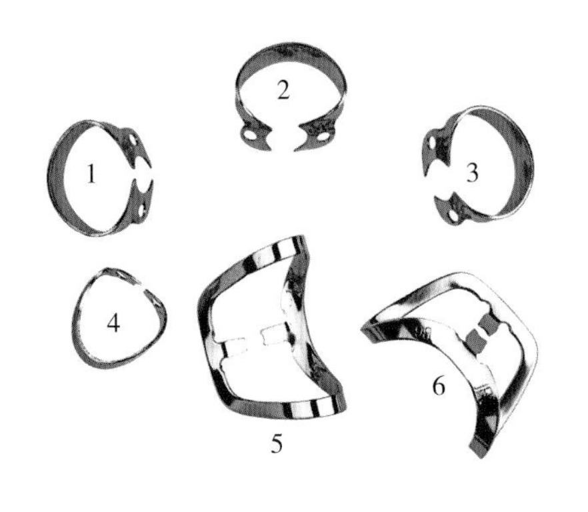


B-1　下颌磨牙

B-2　左上磨牙

B-3　右上磨牙

B-4　前磨牙和前牙

B-5　所有牙颈部病损的牙齿

B-6　所有牙颈部病损的牙齿

图3-4-42

## 3.5　橡皮障夹安置钳

橡皮障夹安置钳作为撑开橡皮障夹的工具也属于橡皮障套装中不可或缺的一项。目前市面上比较常见的橡皮障夹安置钳有3种（图3-5-1）。

（1）3种橡皮障夹安置钳的特点

图3-5-1A所示橡皮障夹安置钳撑开角度略大，线条设计流畅性更好，工作端直径小，可用于牙列不齐及颊、舌侧空间不足的患牙。中段无齿纹设计，橡皮障夹安放完成后更容易取出安置钳。

图3-5-1B所示橡皮障夹安置钳由宽薄的扁平金属材质制成（图3-5-2），重量相对较轻，更适合女性术者操作，但是工作端较大，牙齿非正常排列导致空间限制时该安置钳往往不适用。

图3-5-1C所示科尔（KERR）橡皮障夹安置钳，由于设计比较特殊，整体几乎呈一直线形，在后牙区配合科尔（KERR）橡皮障夹的凸起小侧壁使用能更容易夹到牙颈部的位置。

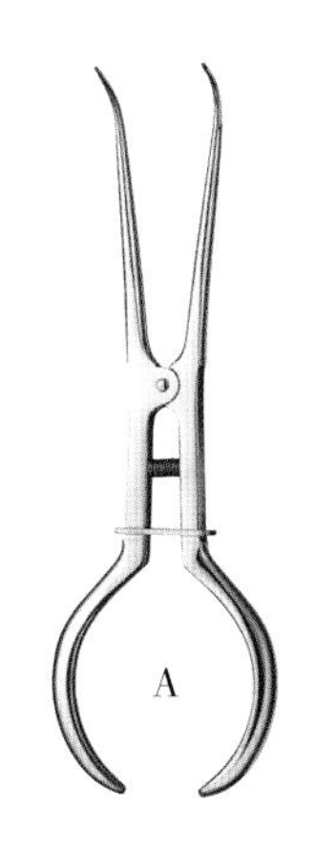

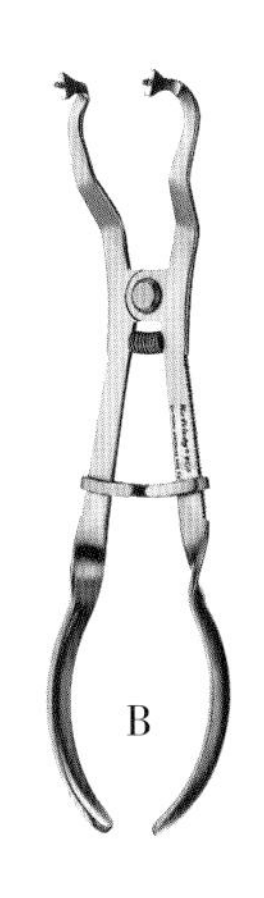

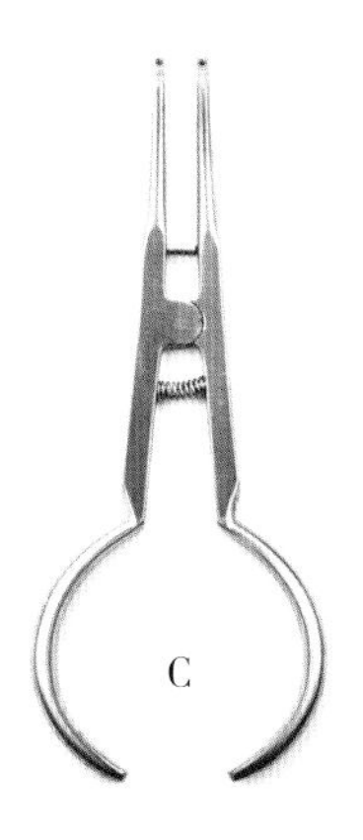


图3-5-1

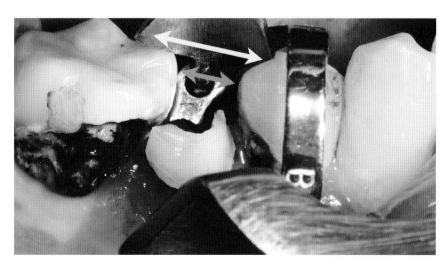

图3-5-2　45颊侧倾斜，舌侧空间不足以使用B款橡皮障安置钳将橡皮障夹夹入龈下牙体

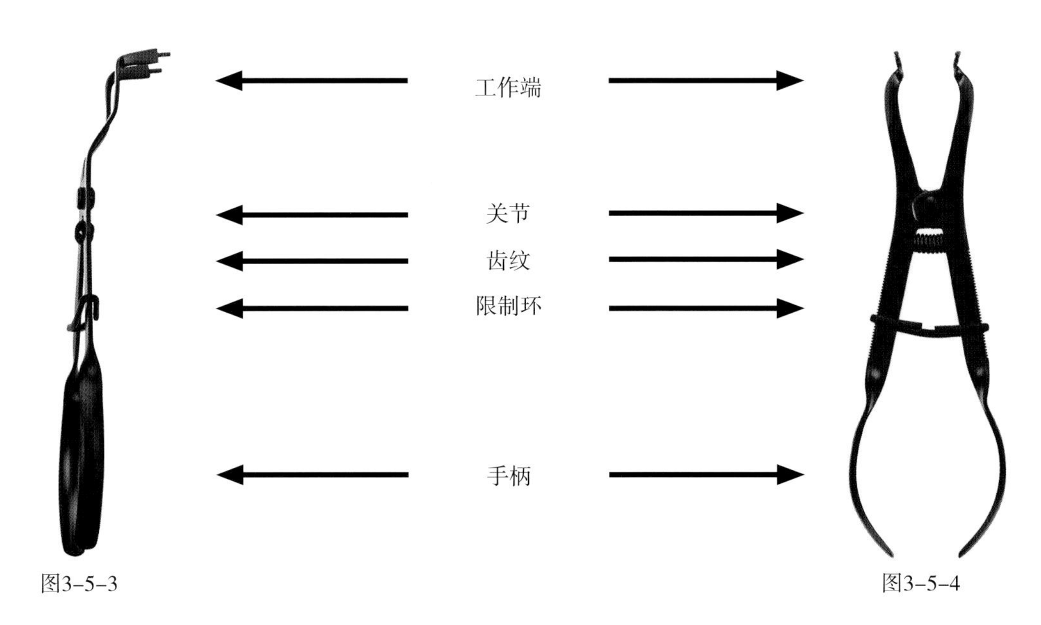


图3-5-3　　图3-5-4

（2）橡皮障夹安置钳的结构（图3-5-3和图3-5-4）

工作端：最前部为带凹槽实心细柱，此处的作用是穿过橡皮障夹上的撑开孔，对橡皮障夹两侧施加反向力，从而撑开橡皮障夹，此处较容易磨损。

关节：关节作用类似杠杆，关节部位距离工作端越近，撑开橡皮障夹越省力。

齿纹：位于关节与手柄之间，用于卡止限制环（图3-5-1A和B安置钳不含齿纹结构）。

限制环：当橡皮障夹被撑开的程度足以顺利安放橡皮障夹时，术者应该将限制环卡止在齿纹上，使橡皮障夹保持当下撑开度直至被安放到牙体上再解除限制环。当需要移动或传递带有橡皮障夹的橡皮障安置钳时，一定要将橡皮障夹略微撑开并将限制环卡止，避免在移动或传递的过程中橡皮障夹脱落。

注意：如果橡皮障安置钳上没有注明撑开的最大限度终止线时，一般默认当安置钳手柄末端互相触碰时即为最大撑开程度。个别情况下当安置钳手柄末端已触碰却未能将橡皮障夹撑开至足以安放的情况，可将手柄末端错开继续撑大。若将其接触点错开继续撑大则橡皮障夹断裂的风险将会增加（图3-5-5）。

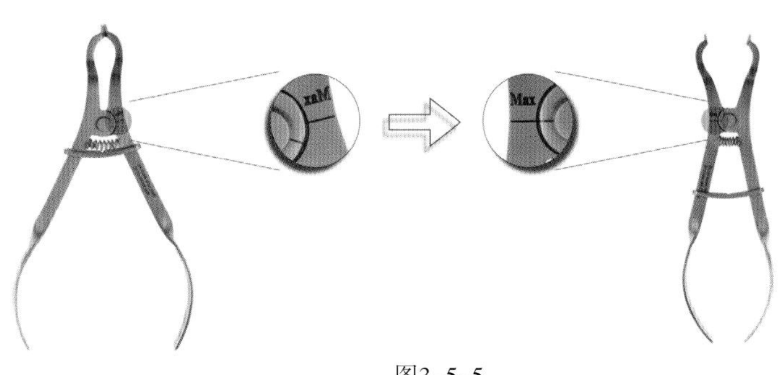


图3-5-5

# 第4章　橡皮障的辅助工具

AUXILIARY TOOLS

橡皮障隔离技术在大多数情况下是可以很轻松完成的，在个别有难度的临床案例中利用好橡皮障的辅助工具也可以顺利完成橡皮障隔离。

常用的辅助工具有：橡皮障定位板、边缘封闭剂、橡皮障面巾纸、牙线、隔离带、橡皮障楔线、橡皮障润滑剂、分牙器、剪刀等。

## 4.1　橡皮障定位板

橡皮障定位板被列为辅助工具而非必备工具的原因是有些橡皮障布自带牙位标记，且每位患者牙列牙弓情况均不相同，定位板上孔洞定位过于单一，经验丰富的医生往往不需要定位板就可以给橡皮障布定位。特别是单颗牙齿隔离时，仅需在特定区域的中心打一个大小合适的孔洞即可。但是，还是建议操作不够熟练的医生依据橡皮障定位板打孔，直至熟练运用橡皮障隔离技术。

橡皮障定位板上有牙位标记，并区分上下颌左右牙弓。橡皮障定位板一般分为有孔和无孔，同时又分恒牙、乳牙以及恒乳牙混合定位板。

### 4.1.1　无孔定位板（图4-1-1）

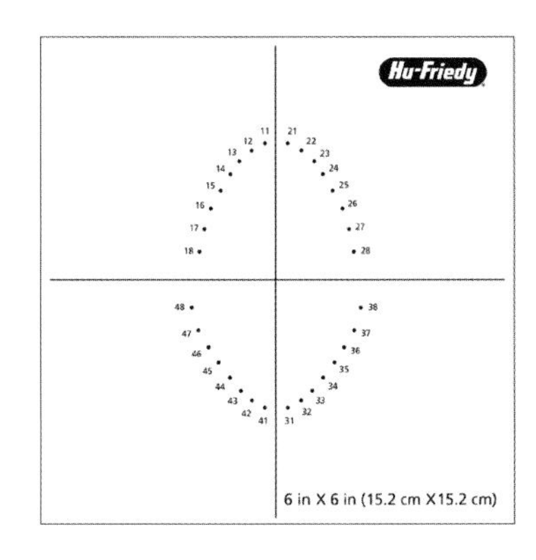


成人（国际牙科联合会系统）

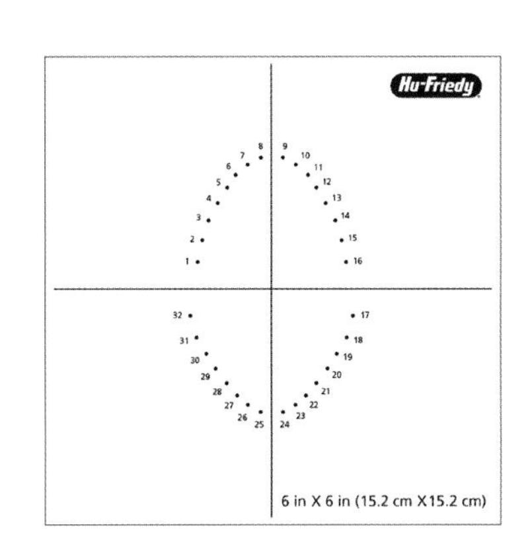


成人（通用编号系统）

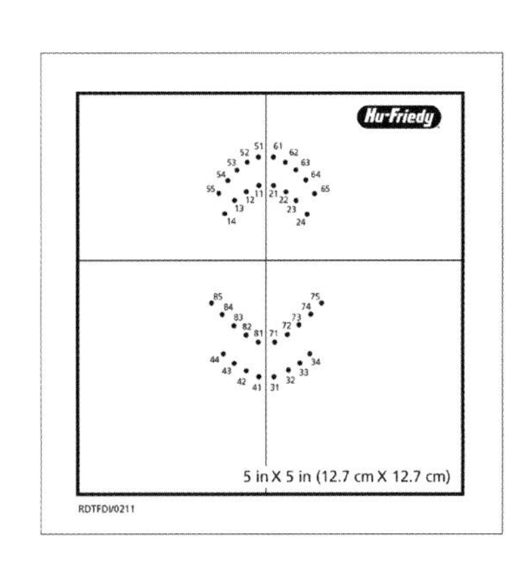


儿童（国际牙科联合会系统）

图4-1-1

使用无孔定位板时，将定位板置于橡皮障布下方，将橡皮障布覆盖其上。术者通过橡皮障布的半透明性透过橡皮障布描记牙位点。一般适用于厚度为薄型以及中型橡皮障布。厚型及加厚型橡皮障布由于其通透度低，无法透过橡皮障布辨识牙位描记点，不建议使用无孔定位板（图4-1-2~图4-1-4）。

### 4.1.2 有孔定位板

使用有孔定位板时将定位板置于橡皮障布上方，透过定位板上的孔洞在下方的橡皮障布上描记牙位点；在橡皮障布上使用签字笔以打钩等方式标记区分橡皮障布的左右角及正反面；使用水平横线区分上下半区；使用垂直竖线区分左右半区；并使用橡皮障布打孔器在橡皮障上打孔（图4-1-5和图4-1-6）。

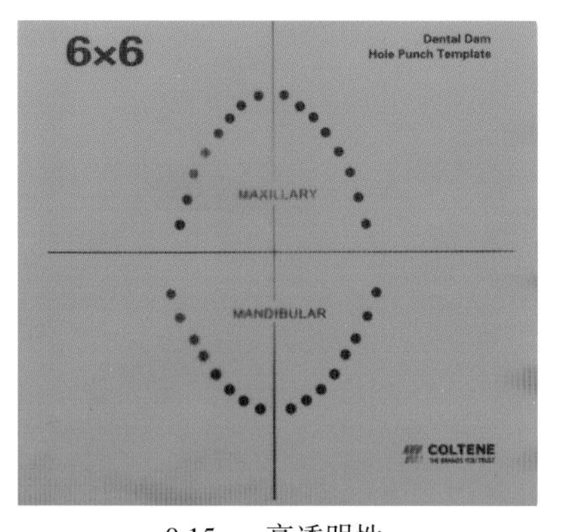

0.15mm 高透明性
图4-1-2

0.20mm 半透明性
图4-1-3

0.30mm 不透明
图4-1-4

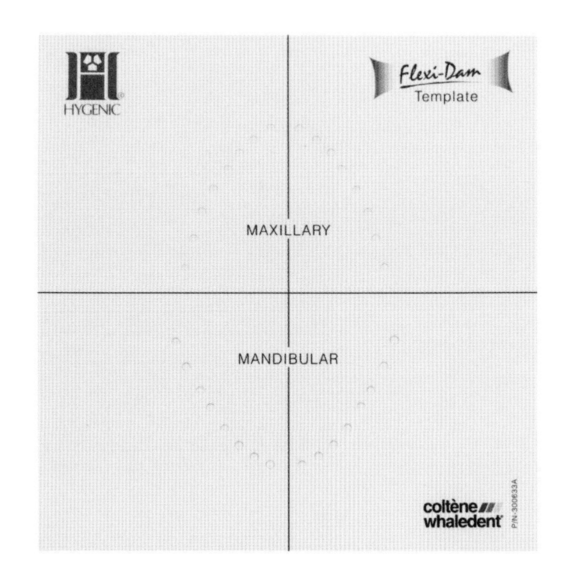


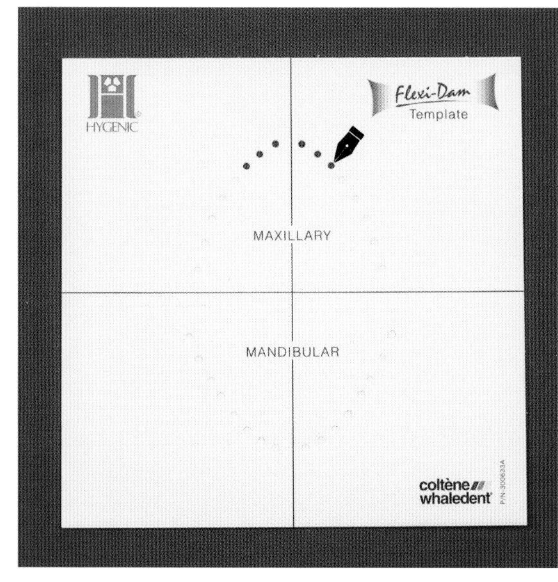

图4-1-5

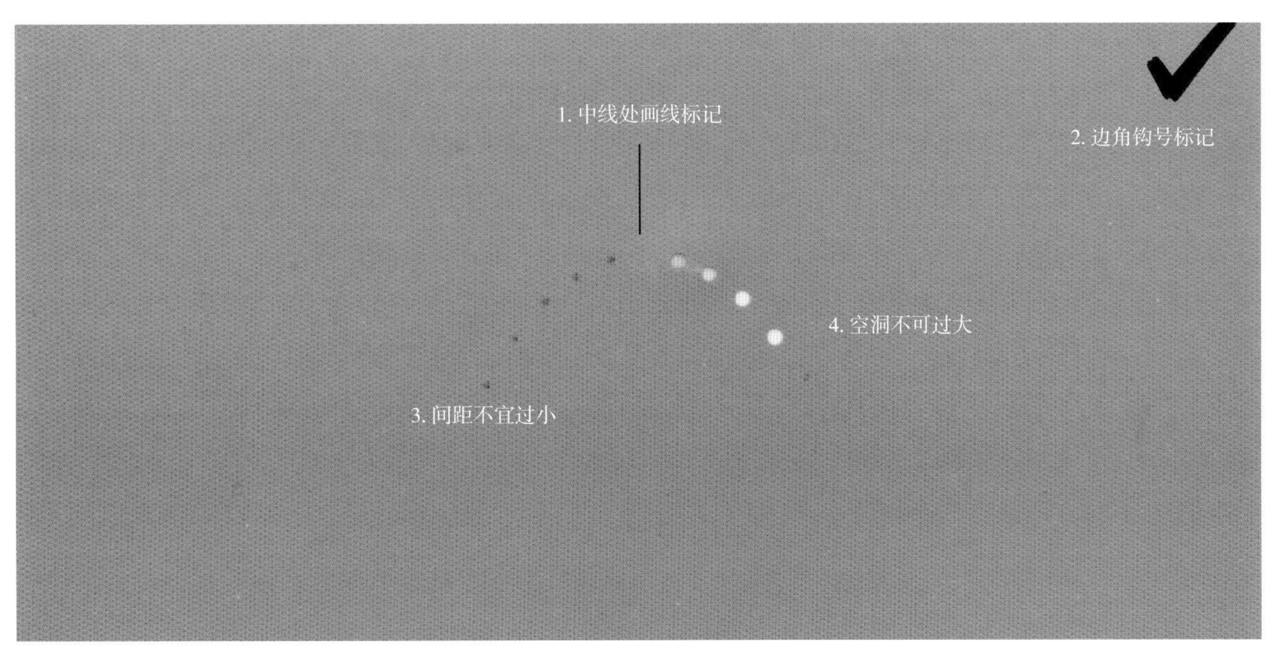


图4-1-6

### 4.1.3　恒乳牙混合定位板

一般在定位板上有两个大小牙弓，小牙弓在内且仅有乳牙牙位标记（图4-1-7）。

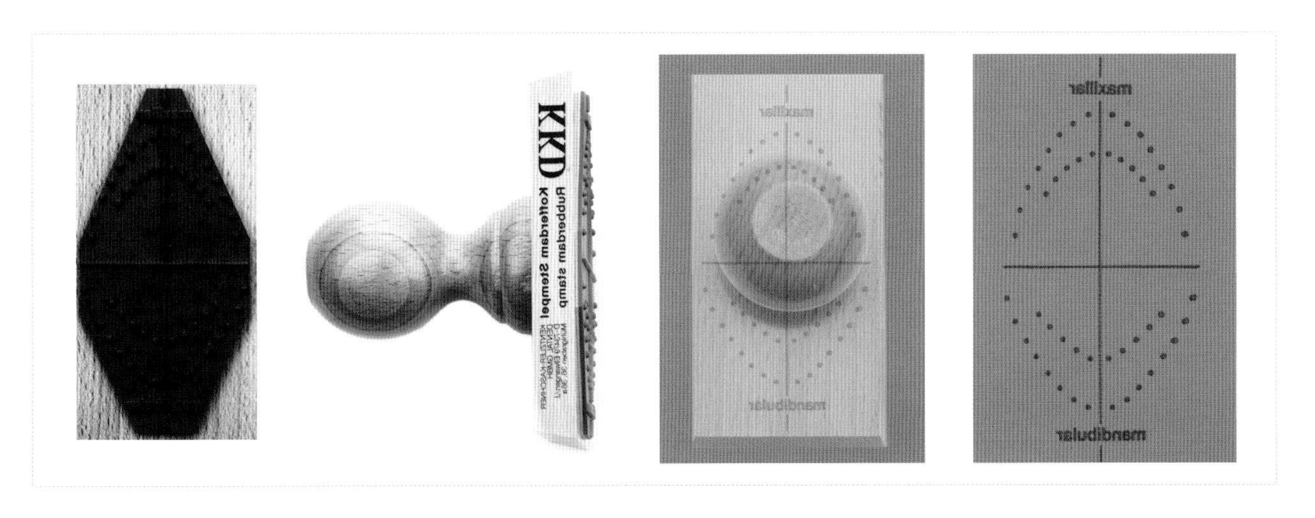


图4-1-7

### 4.1.4 扇形定位板

卢弈文和陈晗设计的金属材质扇形定位板（图4-1-8），是目前较为实用的可消毒材质定位板。该定位板拥有丰富的三牙列设计，由内到外分别为：标注数字“1、4”的儿童恒牙列定位点，用于定位部分儿童恒牙列；标注字母“A、E”的儿童乳牙列定位点，用于定位儿童乳牙列；最外圈的8个半圆弧设计为成人恒牙列定位点。由于成人恒牙列定位点使用频率较高，半圆弧设计有利于定位板使用后的标记笔印记清洁。

该定位板的长直角边设计成分度值为1mm的刻度尺，可用于治疗过程中的测量，例如测量扩大锉长度、牙胶尖长度及牙体尺寸等。

使用扇形定位板前需将橡皮障布进行十字对折，对折后将扇形定位板的直角处与橡皮障布对折后十字中心的直角处重叠，确保扇形定位板的直角边与“十字”折痕重合，即可进行牙位标记。

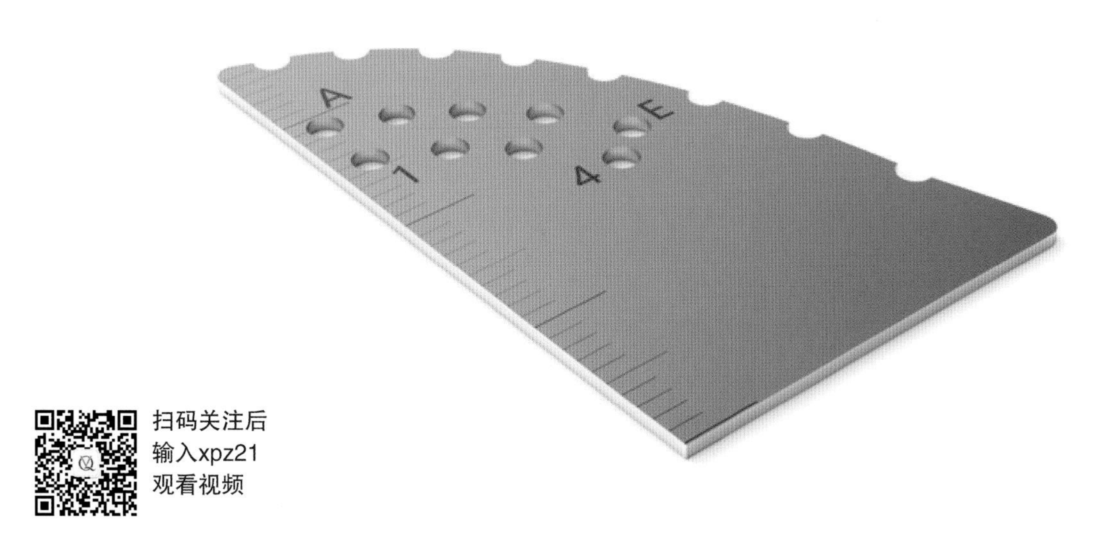


扫码关注后
输入xpz21
观看视频

图4-1-8

有些橡皮障布自带牙位标记则不需要使用定位板。例如科尔（KERR）的3D橡皮障布就自带乳头状牙位标记（图中的蓝色小凸起）（图4-1-9）。

科尔（KERR）的橡皮障布与支架的使用方式较为特殊，具体使用方式如下：

此款橡皮障布本身为3D立体形状，可以减少表面张力，增加操作空间。

此款橡皮障布仅分全口、半口两种（图4-1-10）。其中全口的橡皮障布上下颌均为12个牙位标记（第一磨牙至第一磨牙）；半口的橡皮障布为单侧的上下颌共7个牙位标记（单侧中切牙至第二磨牙）。

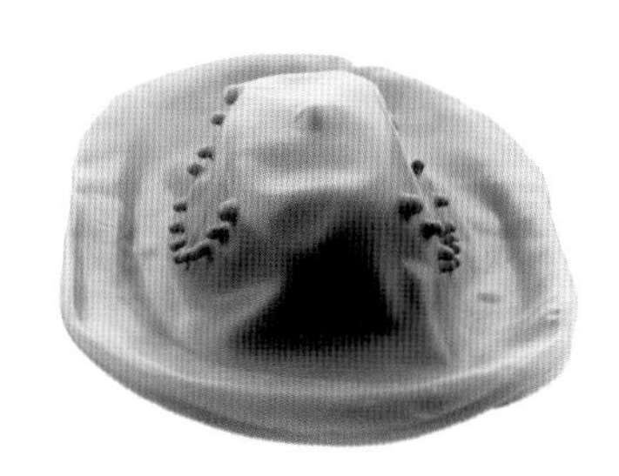

图4-1-9

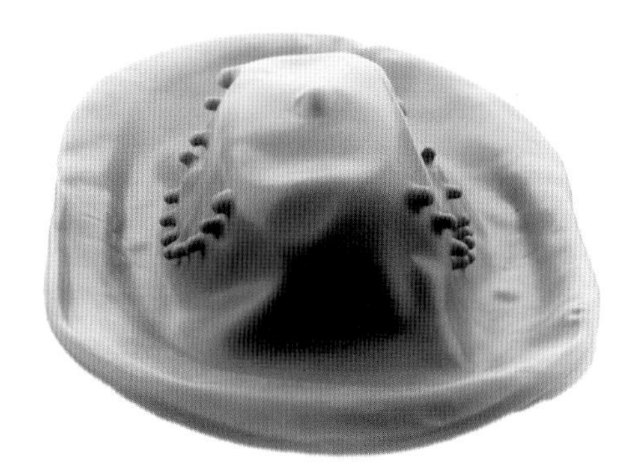

全口橡皮障布

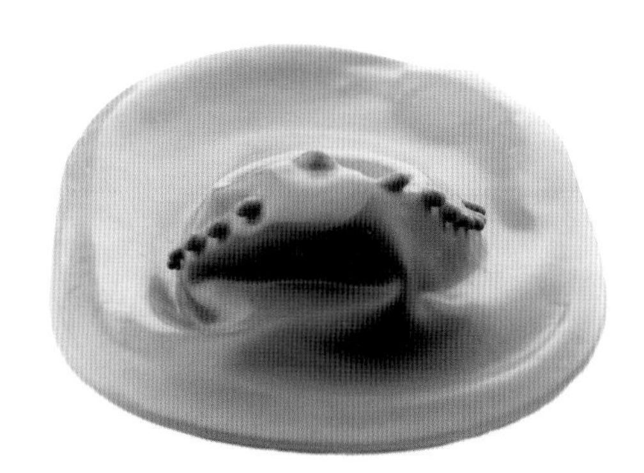

半口橡皮障布

图4-1-10

科尔（KERR）全口橡皮障布中有标记“+”“I”号，标记面朝向口外，其中“+”号标记为上颌；“I”号标记为下颌（图4-1-11）。

科尔（KERR）半口橡皮障布不区分上下颌，为单侧牙位标记，左右通用。使用左侧或右侧隔离时仅需要将橡皮障布旋转180° 即可（图4-1-12）。

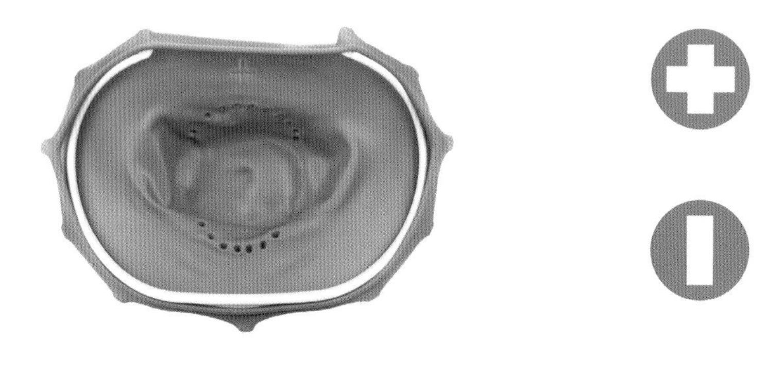

图4-1-11

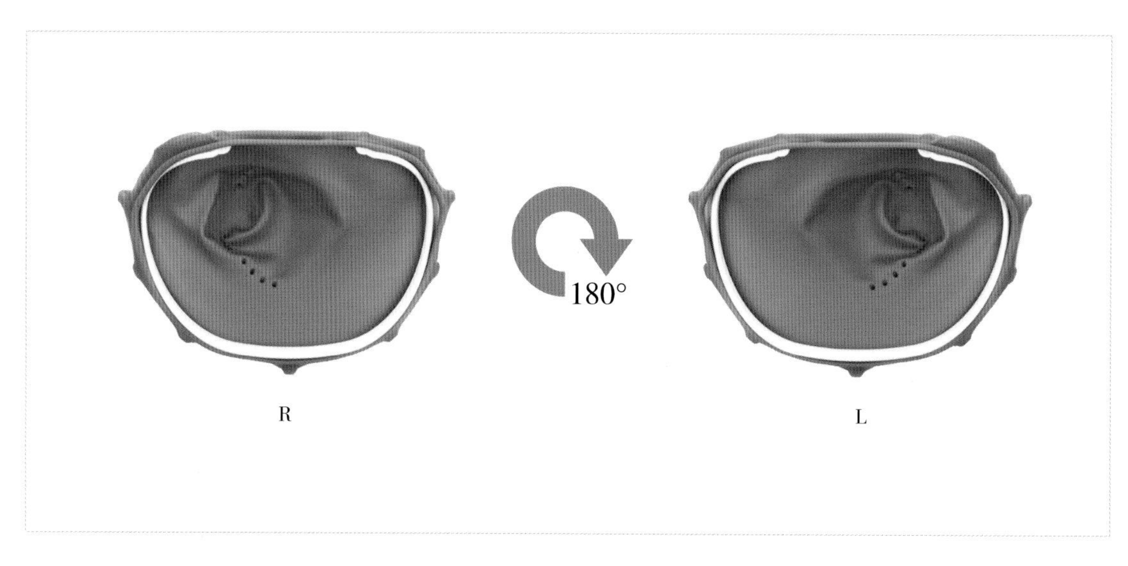


图4-1-12

自带乳头状牙位标记无须打孔器及定位板，使用镊子/持针器配合剪刀即可打孔，乳头状突起为头小底大，根据所需孔洞大小，选择剪开位置即可获得不同大小的孔洞（图4-1-13）。

有配套橡皮障支架，避免橡皮障布过多接触皮肤，橡皮障与口唇不封闭，可放置吸唾器。支架开口一般朝鼻部方向，开口处翘离面鼻部利于呼吸（图4-1-14）。

配套橡皮障支架使用方式如图4-1-15所示（义获嘉橡皮障布同样属于自带牙位标记橡皮障布，详细内容见3.2.3节）。

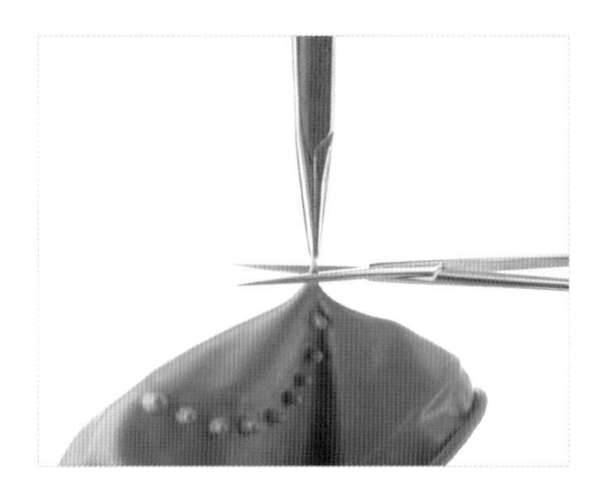

图4-1-13

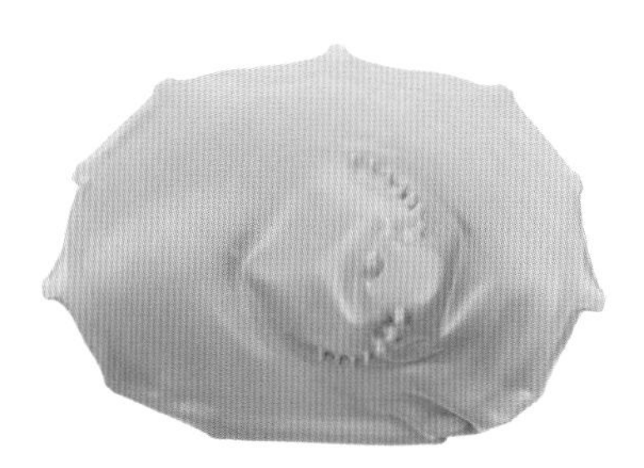

图4-1-14

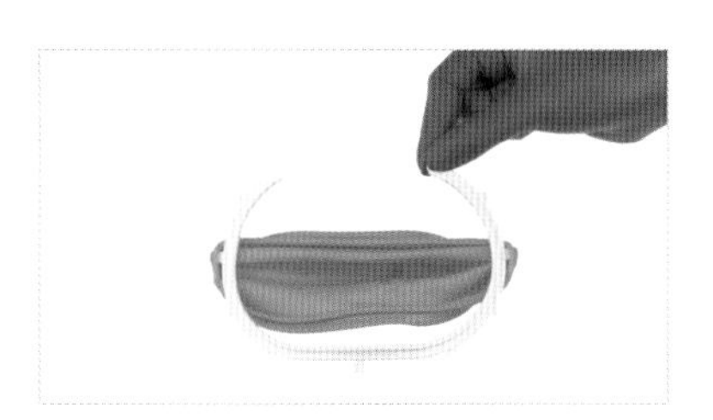

1. 依次挂上中部水平对称点

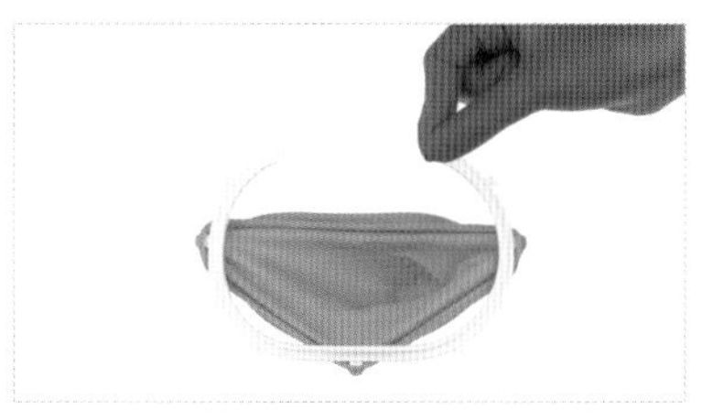

2. 挂上底部中心点

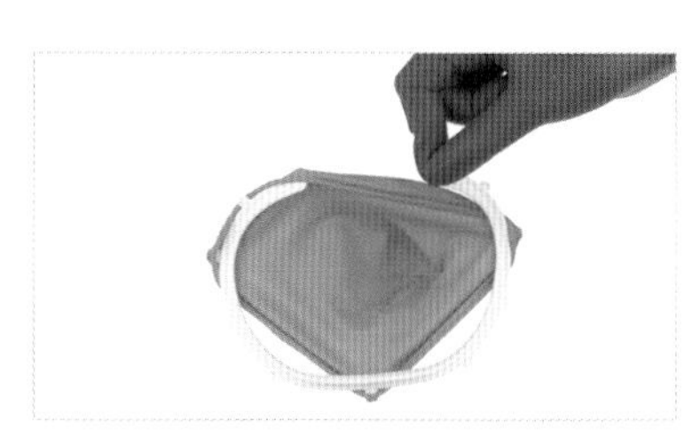

3. 挂上任意一侧顶点

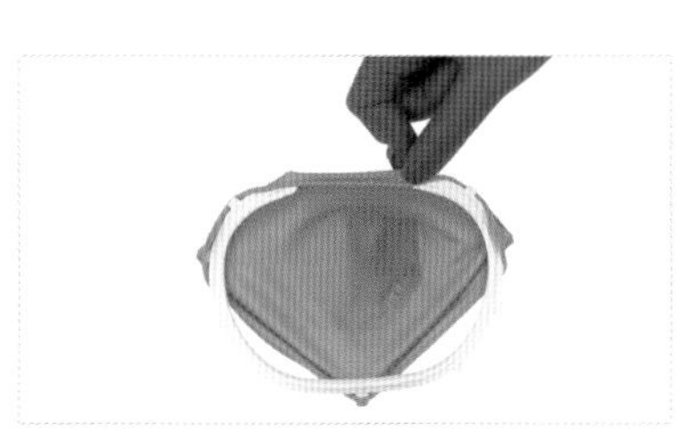

4. 挂上双侧顶点

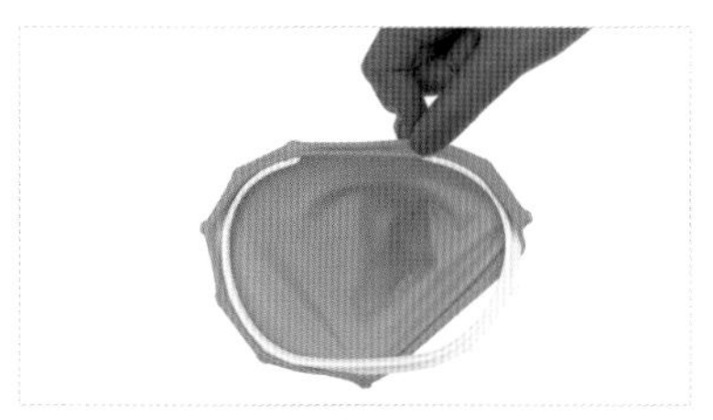

5. 挂上其中一侧剩余所有挂钩

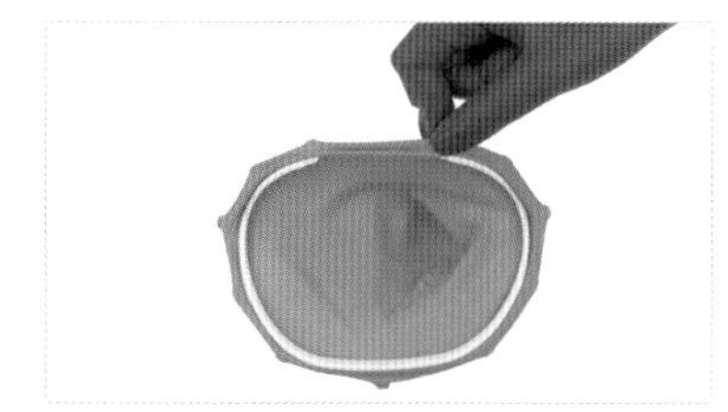

6. 挂上对侧剩余所有挂钩

图4-1-15

## 4.2 边缘封闭剂

边缘封闭剂可以填补橡皮障布孔洞与牙齿之间的间隙，避免唾液逆流进入橡皮障布内，也可以避免操作过程中被橡皮障布隔离的液体通过边缘缝隙流入口内，还能对橡皮障布起到一定程度上的固定作用。一般选用具有一定流动性且可以在较短时间内主动或者被动固化的材料作为橡皮障布边缘的封闭剂，临床上可以用美白用的牙龈保护剂或流体树脂等光固化材料（图4-2-1）。

当口腔治疗过程中需要使用可能对患者有刺激的液体时，一定要使用橡皮障布边缘封闭剂将橡皮障布隔离区与口内的通道彻底封闭，并在整个治疗过程中减少对橡皮障布及封闭材料的施力，确保封闭材料的密闭性，避免液体从橡皮障布的缝隙中流入口内，例如在使用高浓度次氯酸钠以及口内酸蚀玻璃陶瓷等治疗时。

在粘接性修复治疗过程中，需要注意封闭剂不要覆盖基牙粘接面，特别是在龈边缘处要考虑修复体在此处的外形突度；避免封闭剂过量，固化后阻挡修复体的顺利就位，另外应避免封闭剂使用过程中接触牙体，这些都将会影响修复体的就位（图4-2-2和图4-2-3）。

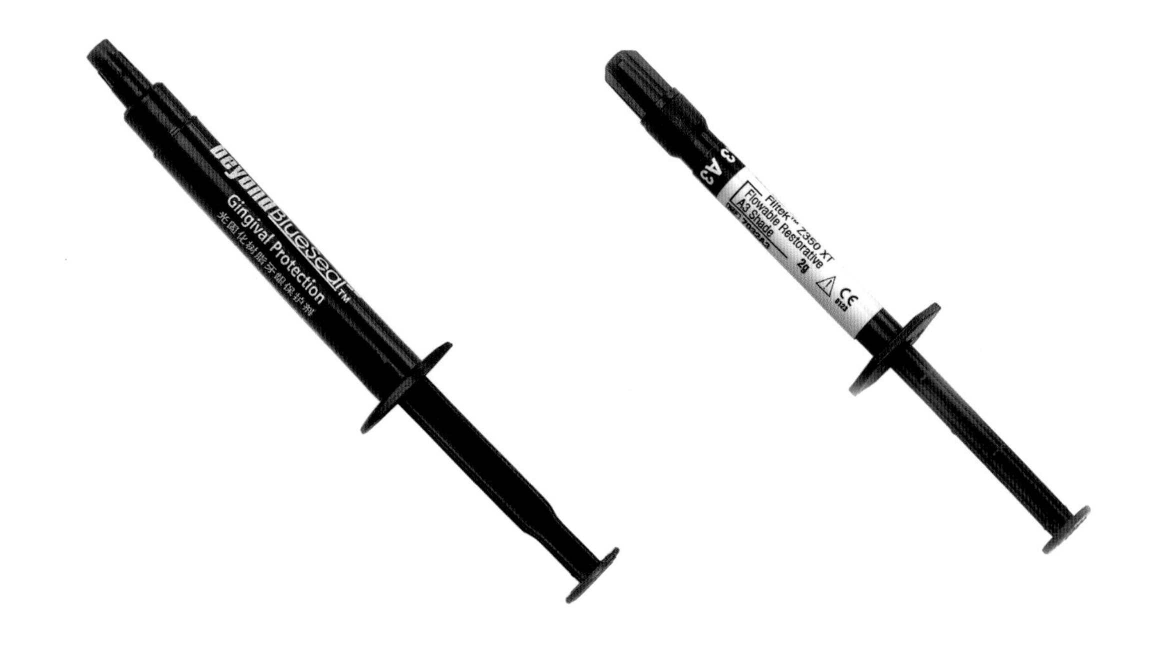


图4-2-1

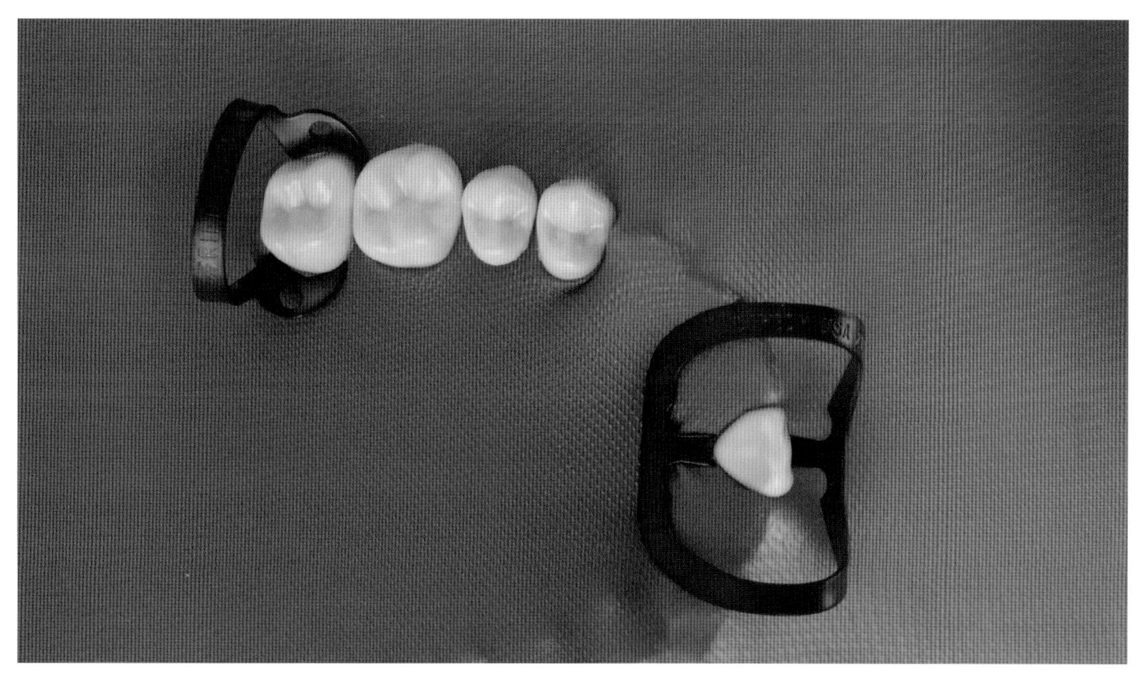

图4-2-2

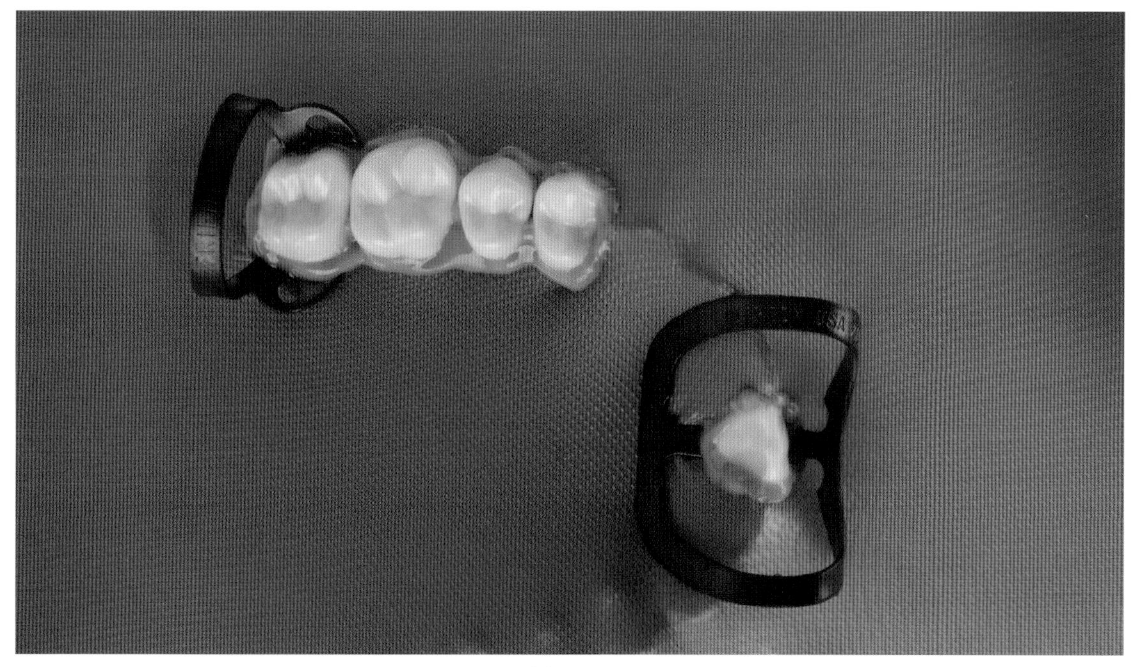

图4-2-3

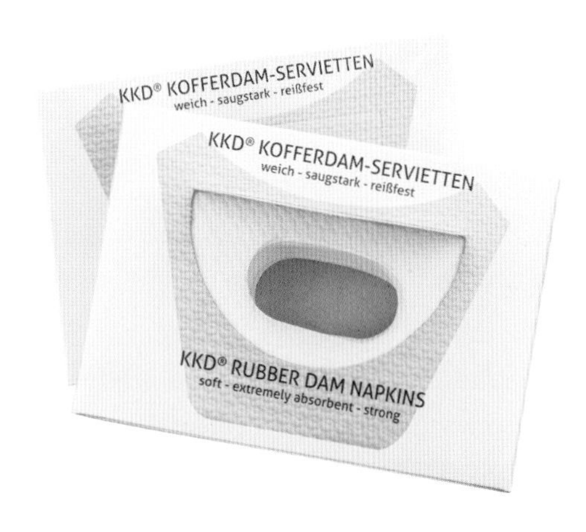


图4-3-1

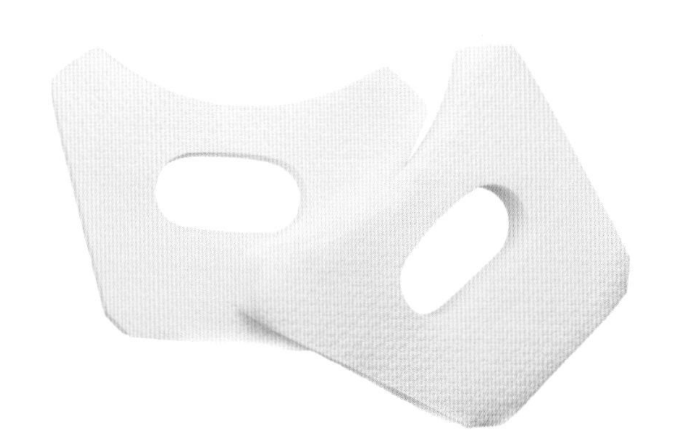

图4-3-2

## 4.3 橡皮障面巾纸

橡皮障面巾纸一般为顺滑厚质带孔纸巾，可以保持接触区干燥（皮肤/橡皮障），能最大化吸收药物、水和汗水，保护敏感皮肤。建议用于根管治疗和牙体预备时的橡皮障隔离技术（图4-3-1和图4-3-2）。

## 4.4 牙线

牙线的使用是橡皮障操作中必须要掌握的一项重要技能。它不仅可以辅助橡皮障布通过邻接，还可以辅助橡皮障布深入龈沟内，能对橡皮障布及橡皮障夹起到一定的固定保护作用。

橡皮障布在邻面通常不容易通过，利用牙线进行如下步骤方可辅助橡皮障布通过邻接：

（1）当橡皮障布卡在橡皮障夹夹持牙体的近中（假定橡皮障夹弓部朝向牙列远中）时（图4-4-1~图4-4-10）。

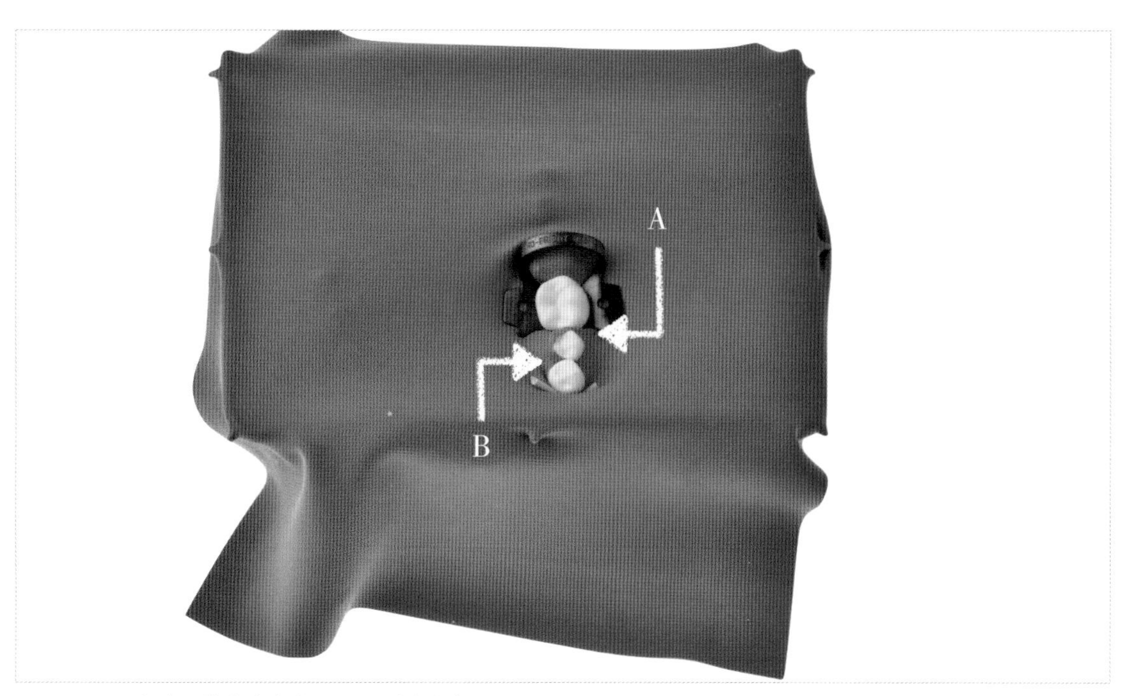


图4-4-1　A.邻接处橡皮障布未通过且覆盖咬合面
B.邻接处橡皮障布未通过未覆盖咬合面

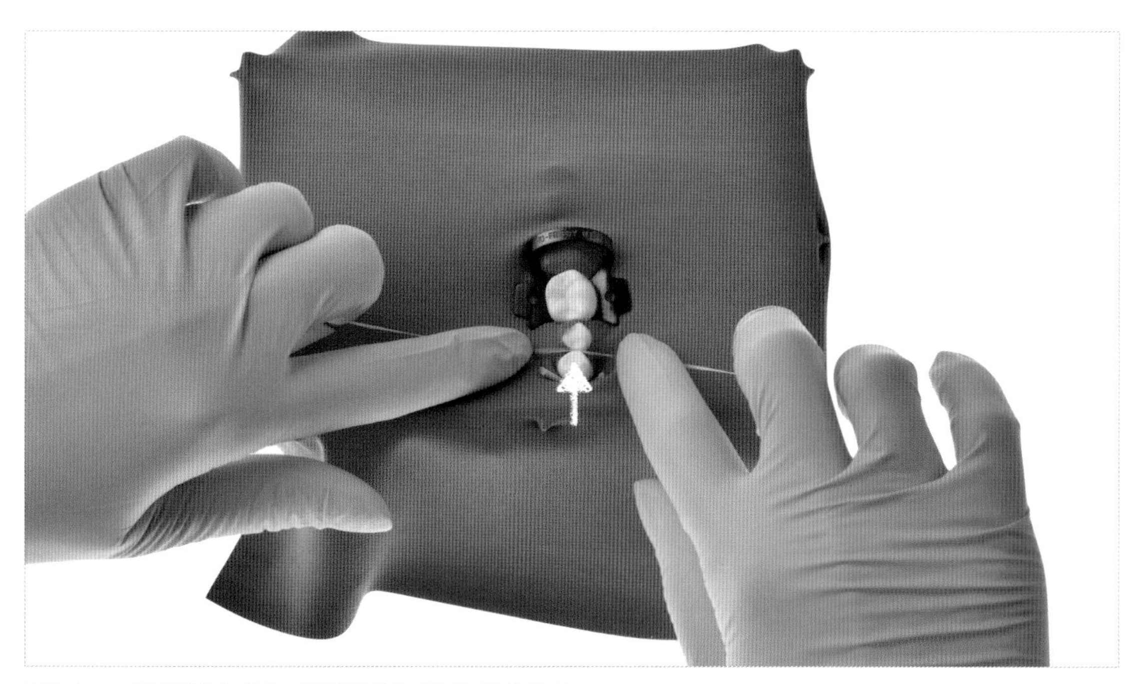

图4-4-2　未覆盖咬合面时，牙线直接从两牙间通过即可

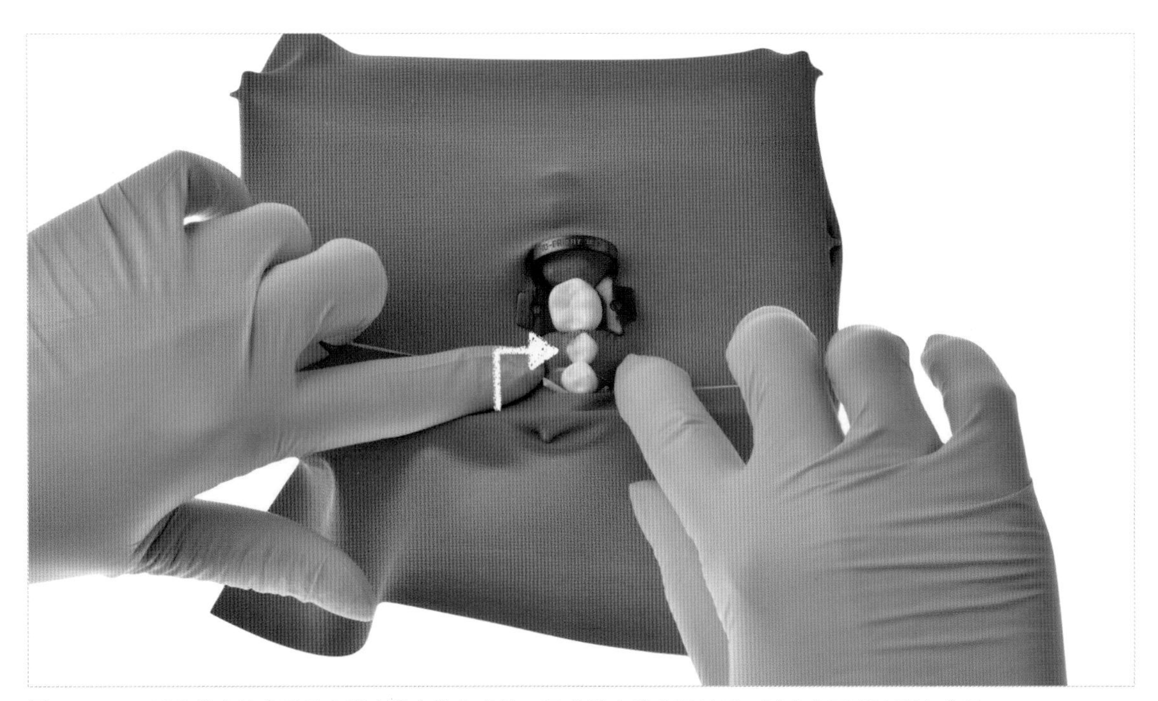
图4-4-3 35近中橡皮障布受远中橡皮障布殆向牵拉，远中橡皮障布通过后，近中方可到达预定位置

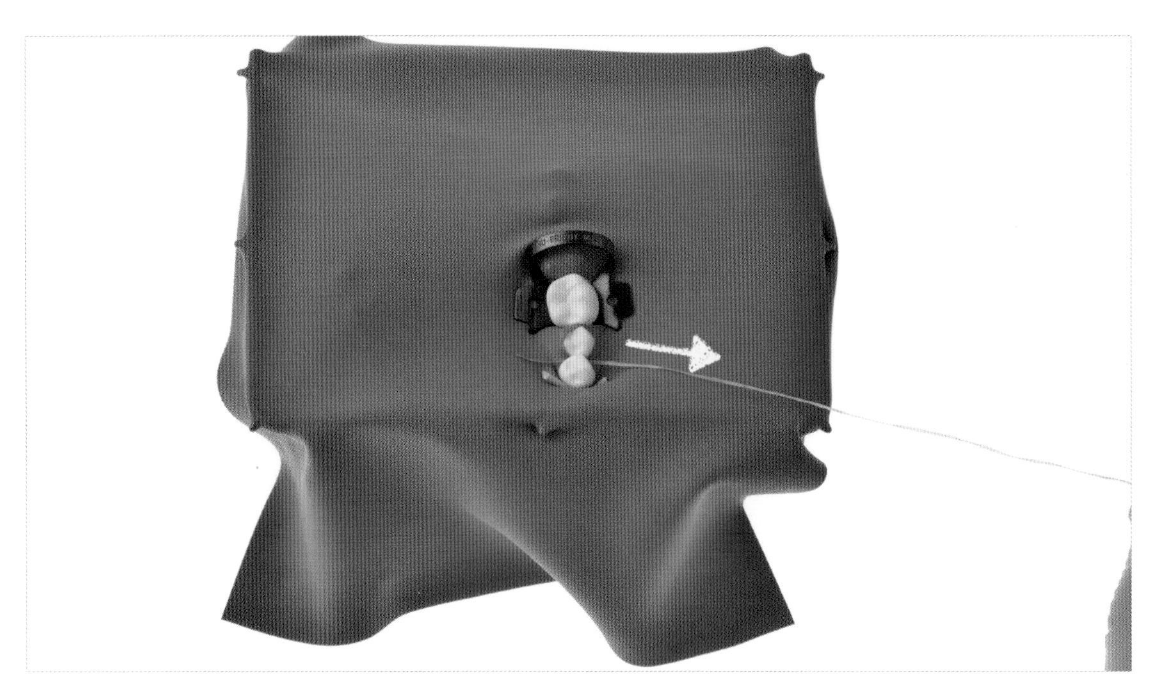
图4-4-4 牙线从颊侧或舌侧抽出，切勿从殆方返回，避免将橡皮障布带回邻接殆方

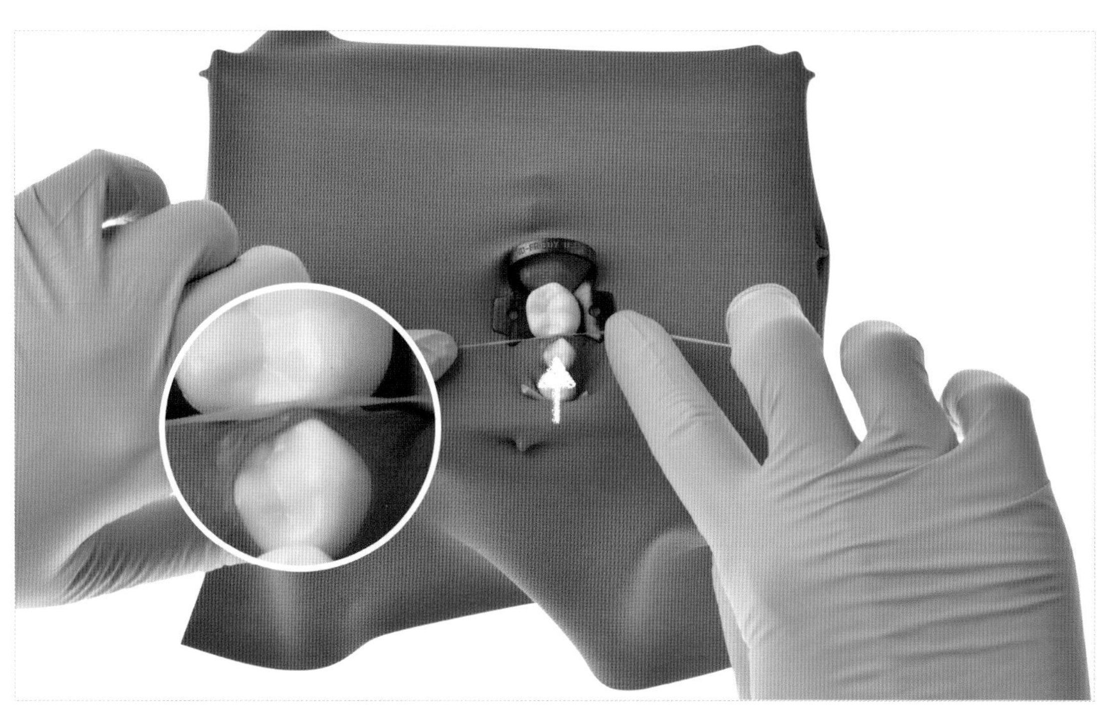

图4-4-5　35远中橡皮障布覆盖咬合面不可直接从两牙间通过牙线

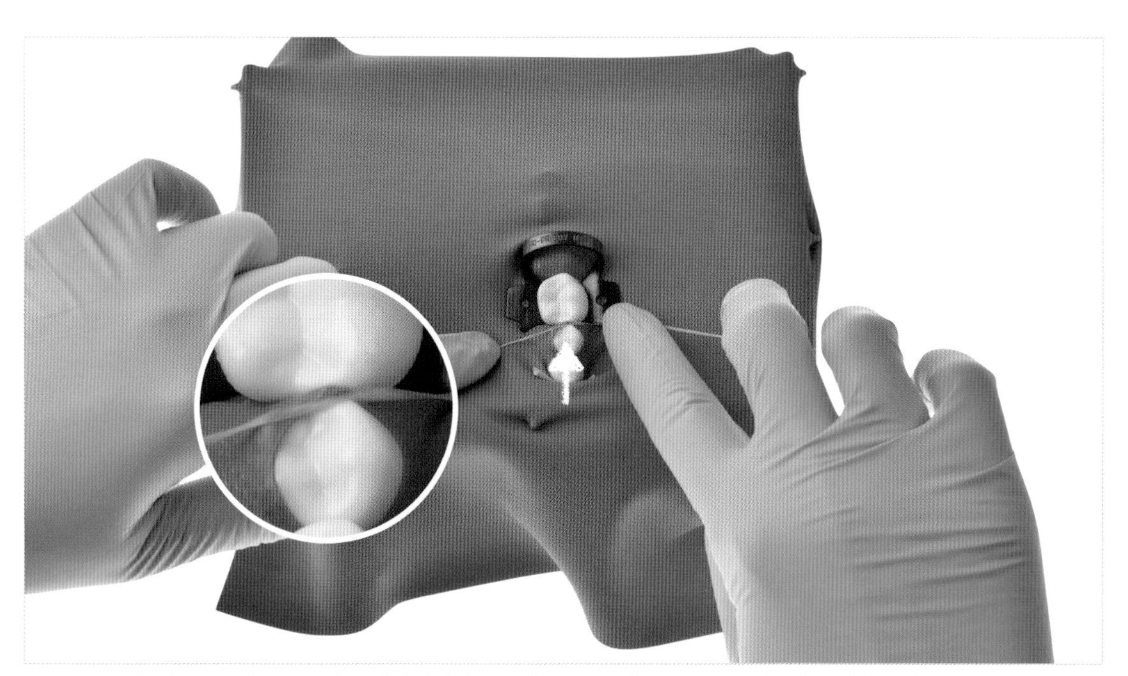

图4-4-6　将覆盖切（𬌗）面的橡皮障布全部推向除邻间隙以外的所有楔状隙，若只将橡皮障布部分推向，可能导致橡皮障布破损。图示为部分推向的错误示范

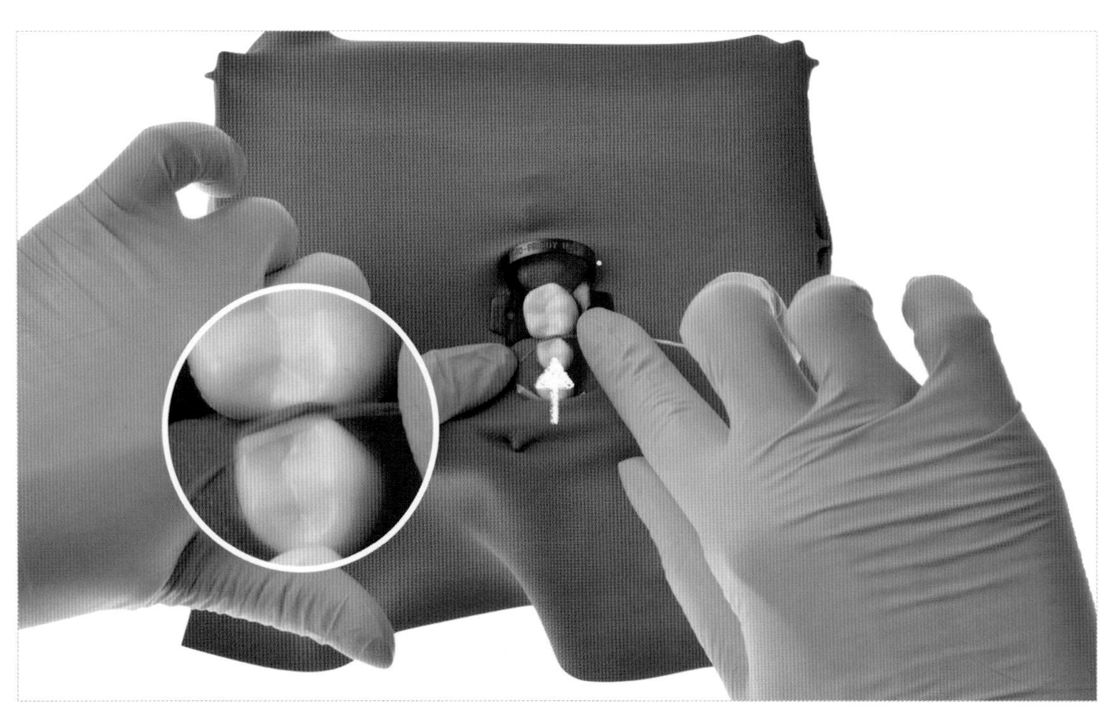

图4-4-7　正确推布方式

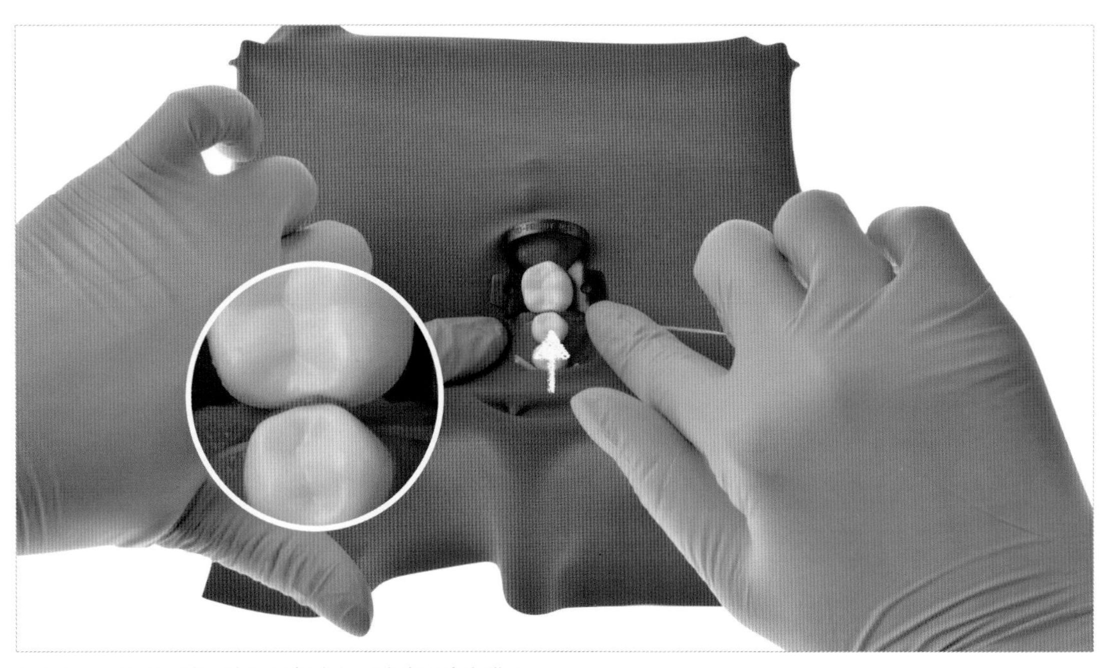

图4-4-8　此时再将牙线通过邻接方可将橡皮障布带入

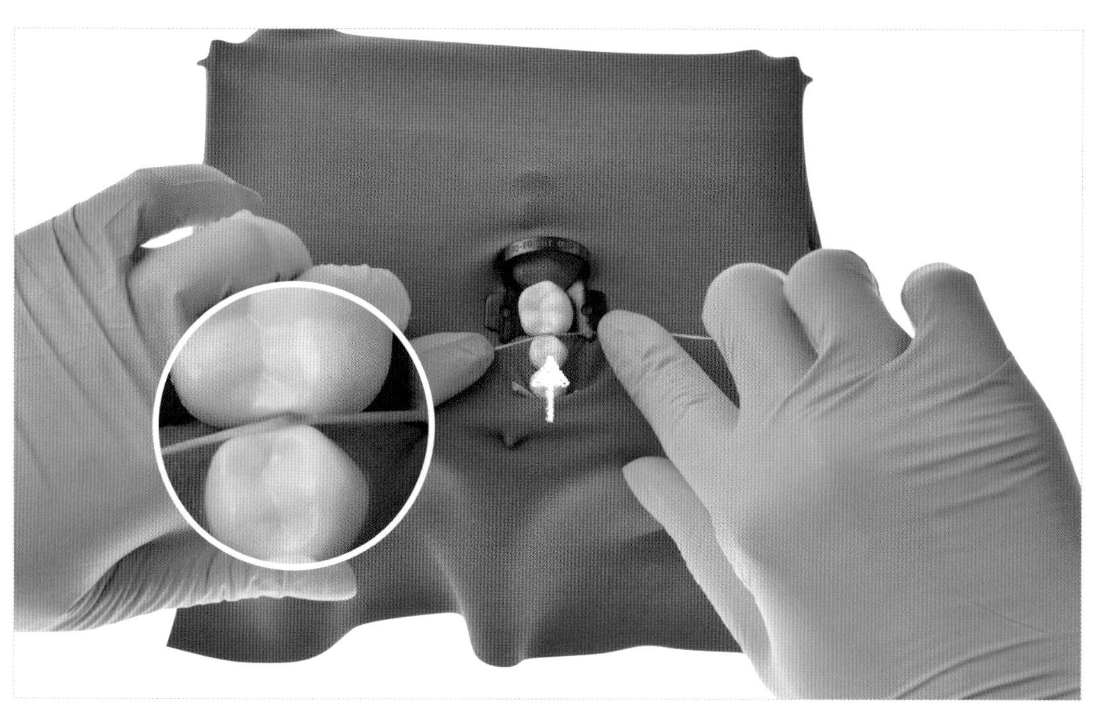

图4-4-9　若还有部分橡皮障布未通过邻接可重复上述步骤

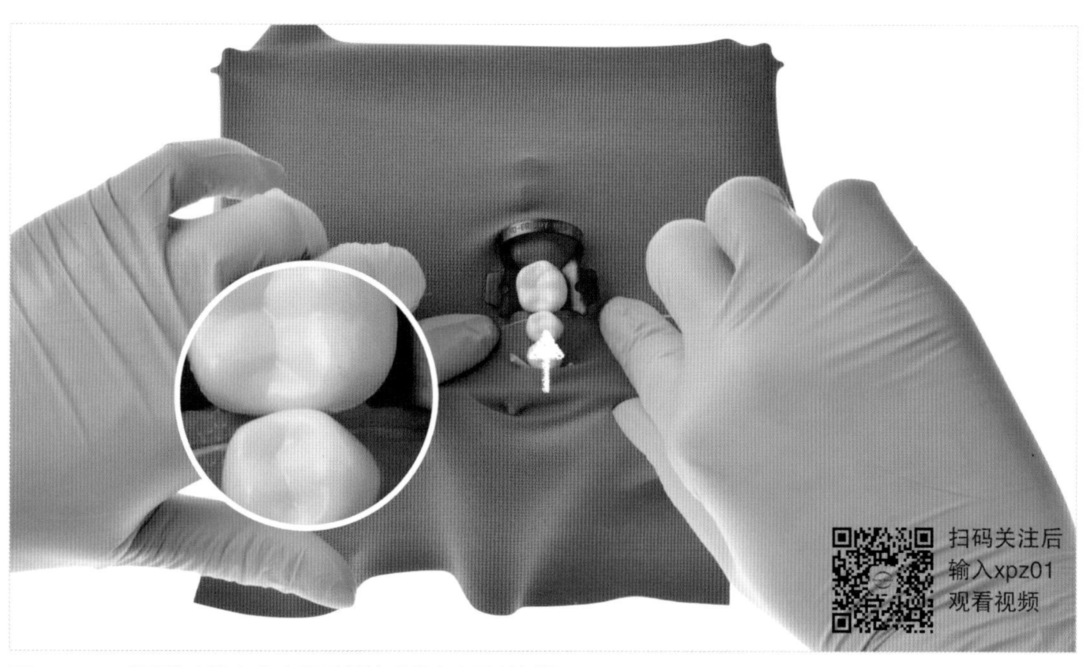


图4-4-10　直至橡皮障布完全通过邻接后检查边缘封闭性

（2）当橡皮障布卡在橡皮障夹夹持牙体的远中（假定橡皮障夹弓部朝向牙列远中）时（图4-4-11~图4-4-21）。

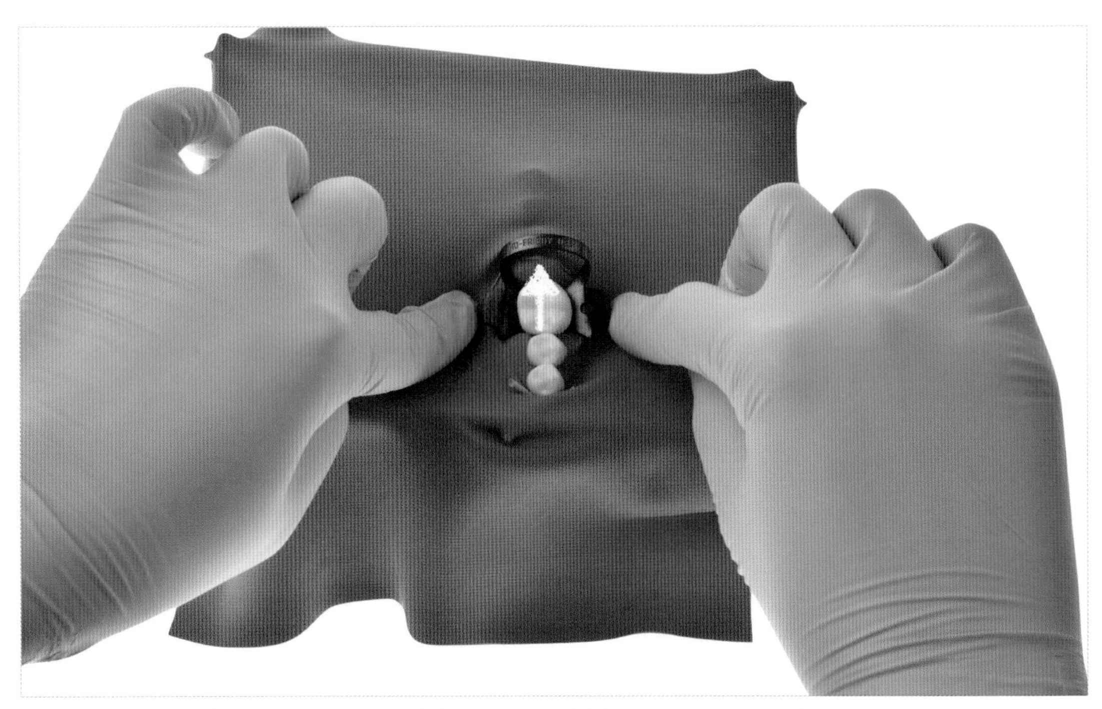

图4-4-11　牙线辅助橡皮障布通过36远中邻接时，由于弓部阻挡，需要把牙线绕过弓部放置

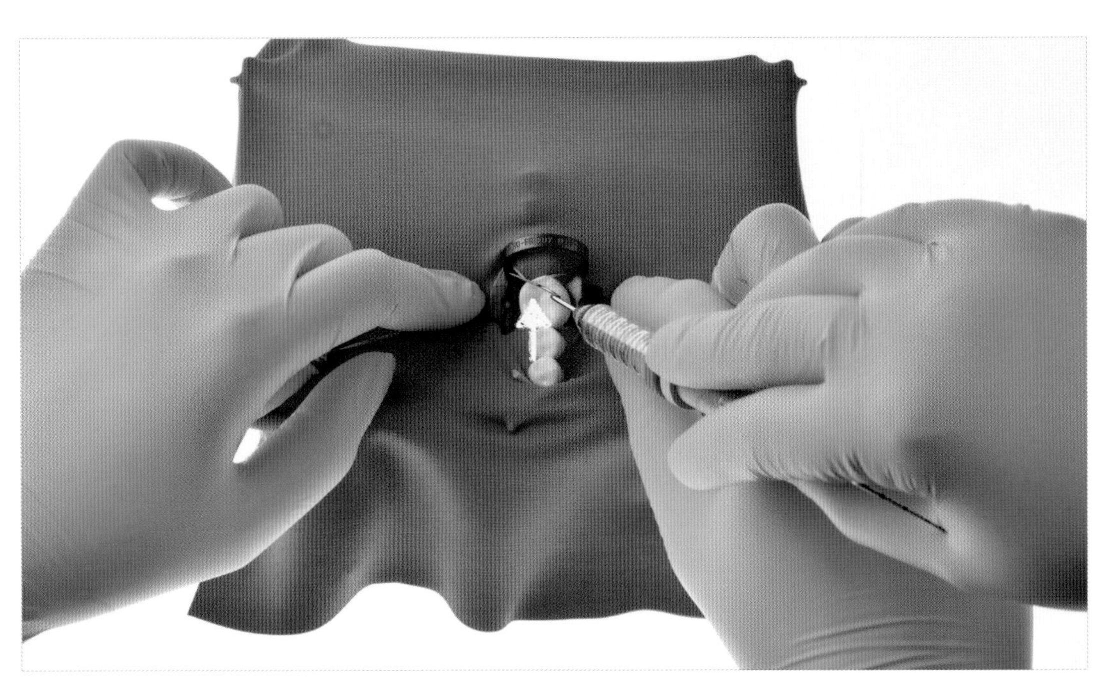

图4-4-12　使用钩状工具将牙线钩到36、37的船楔状隙

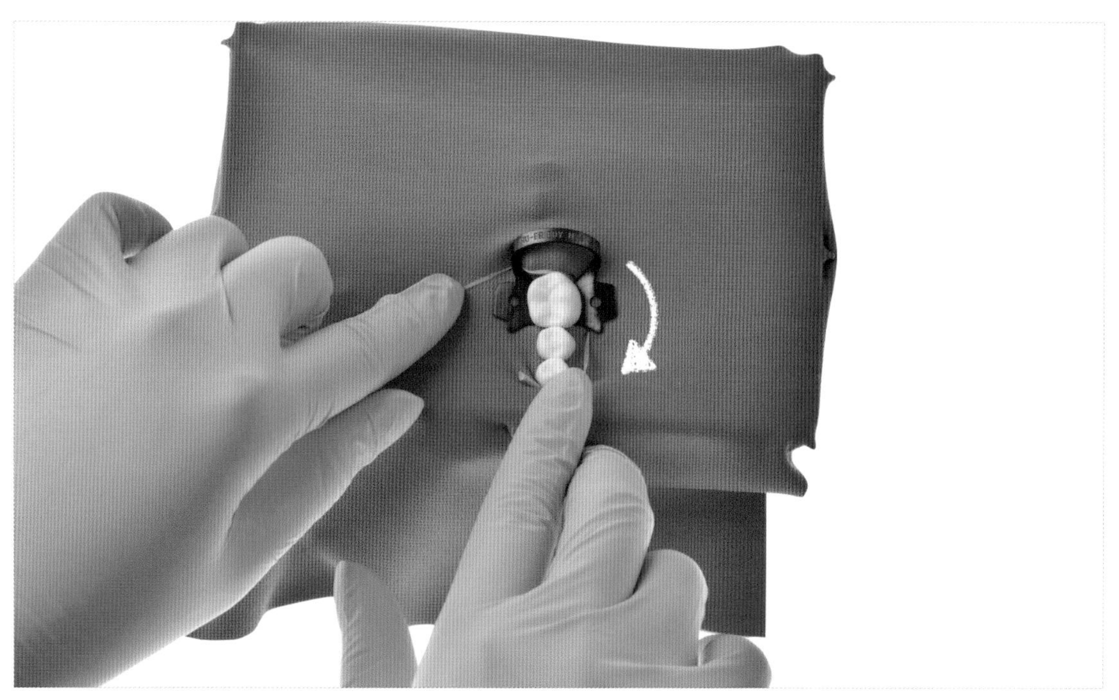

图4-4-13　将一侧牙线绕过橡皮障夹体部龈方至近中处

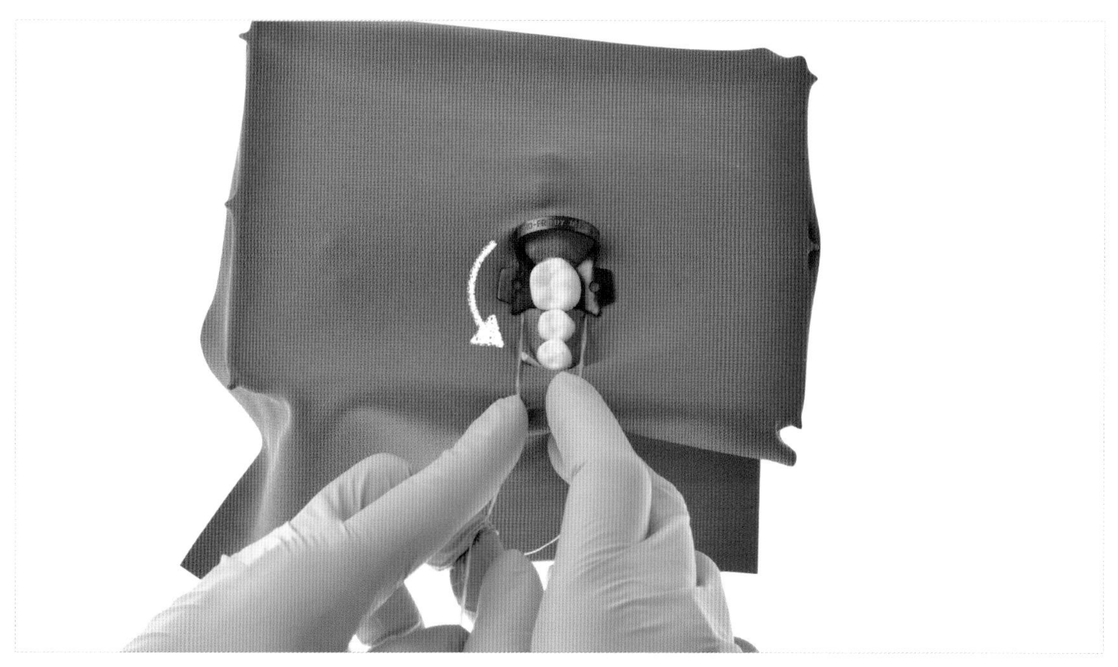

图4-4-14　将另一侧牙线绕过橡皮障夹体部龈方至近中处

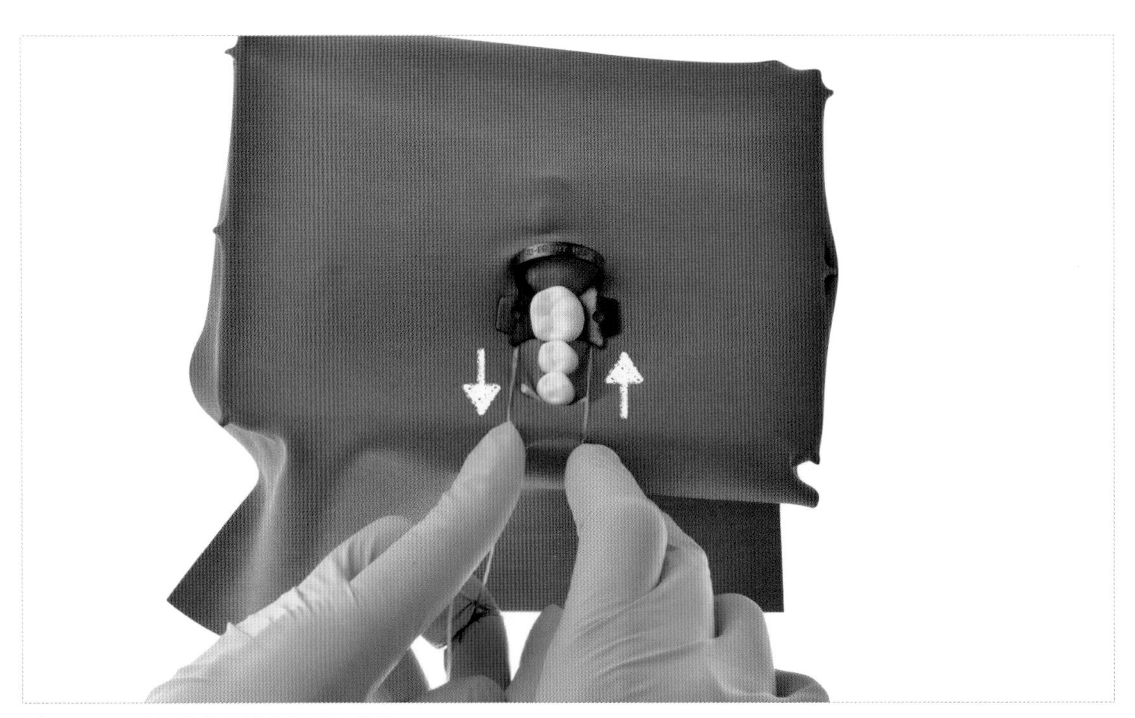

图4-4-15　反复抽拉牙线使其通过邻接

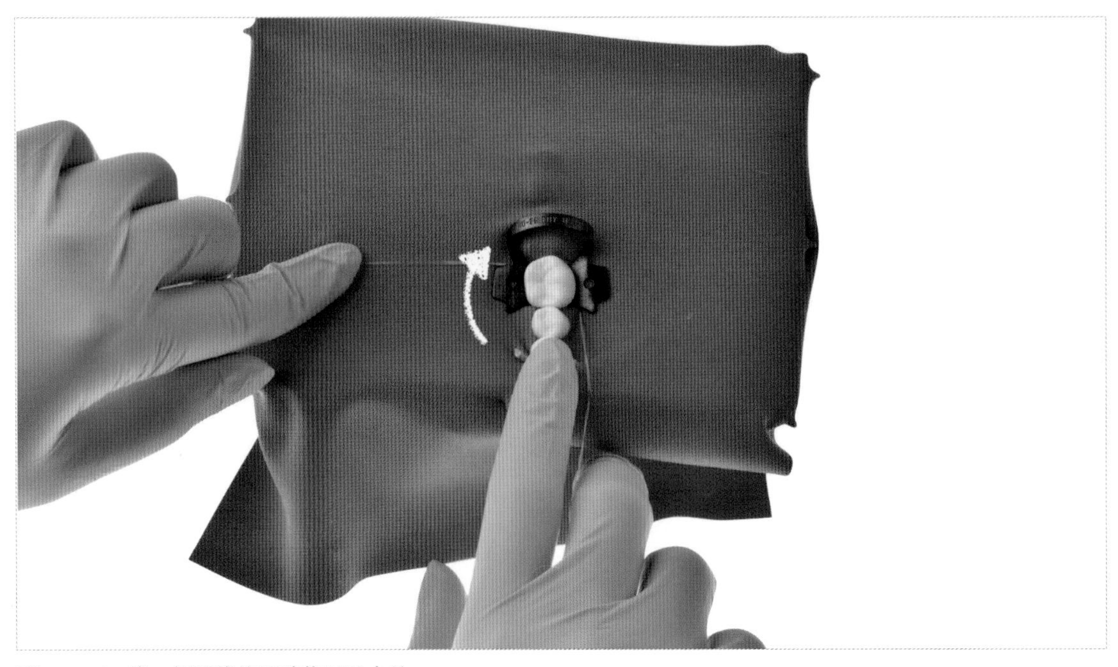

图4-4-16　将一侧牙线按原路绕回远中处

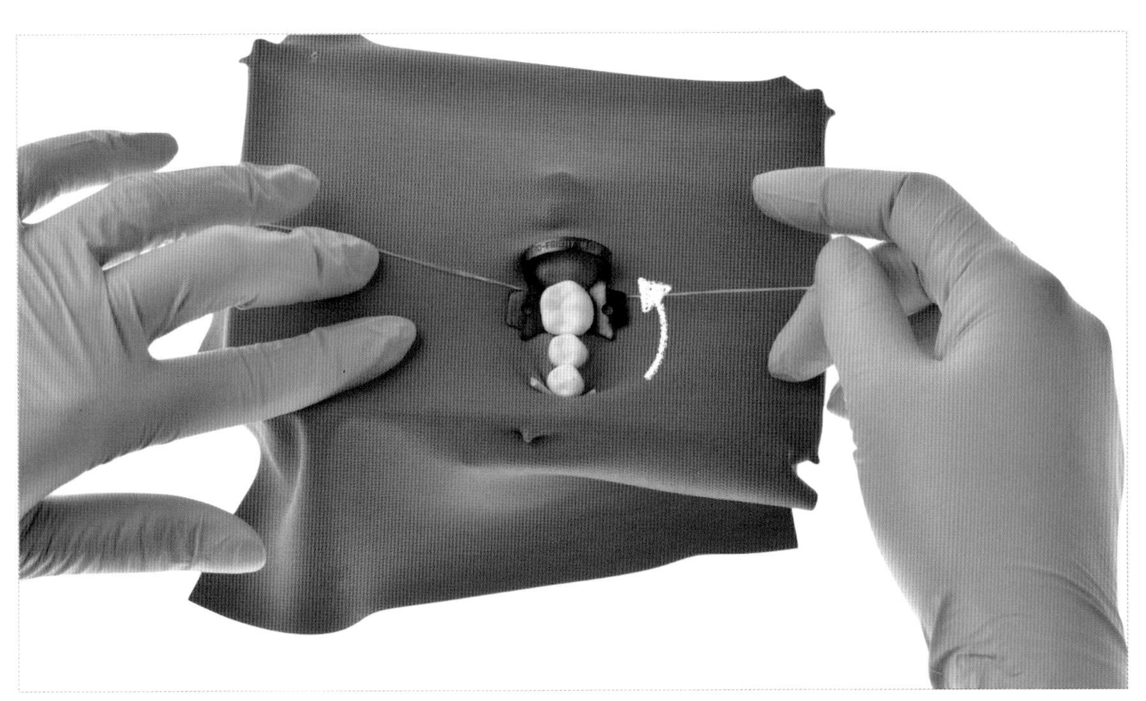

图4-4-17　将双侧牙线均按原路绕回远中处

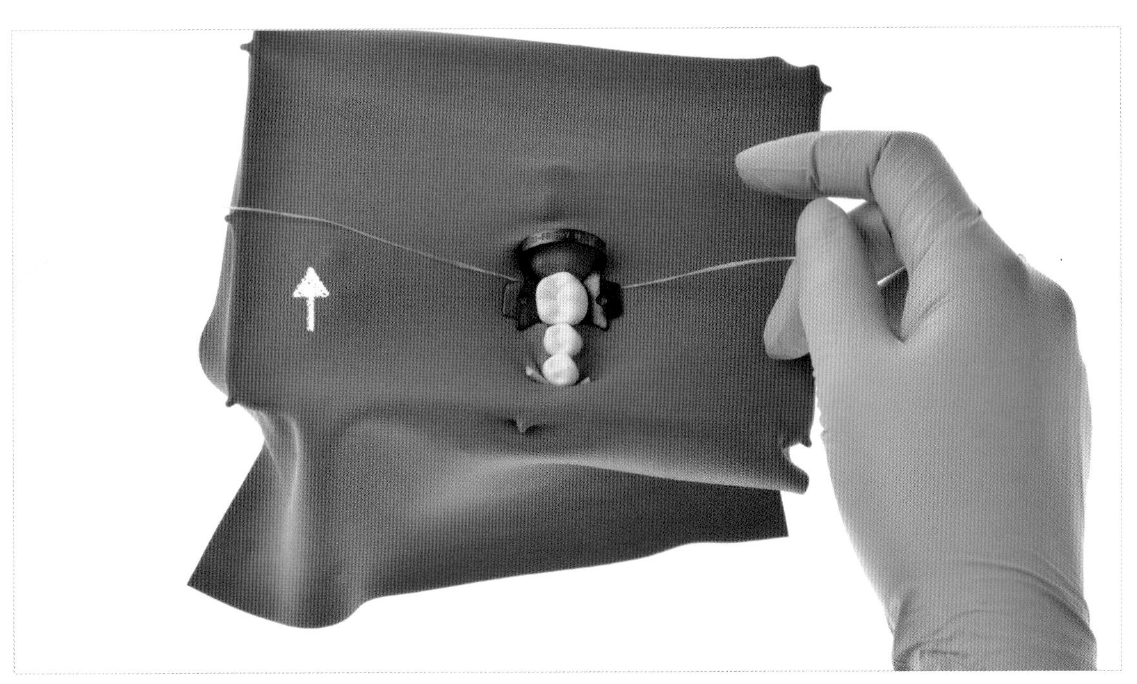

图4-4-18　松开其中一侧牙线

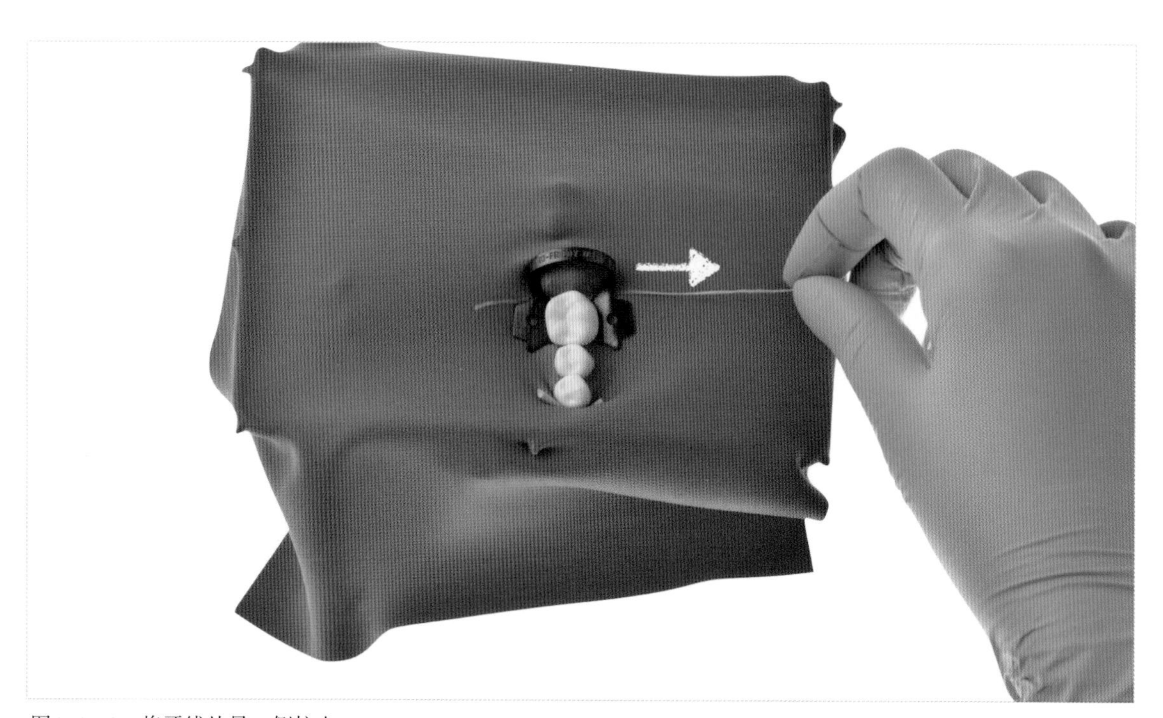

图4-4-19 将牙线从另一侧拉出

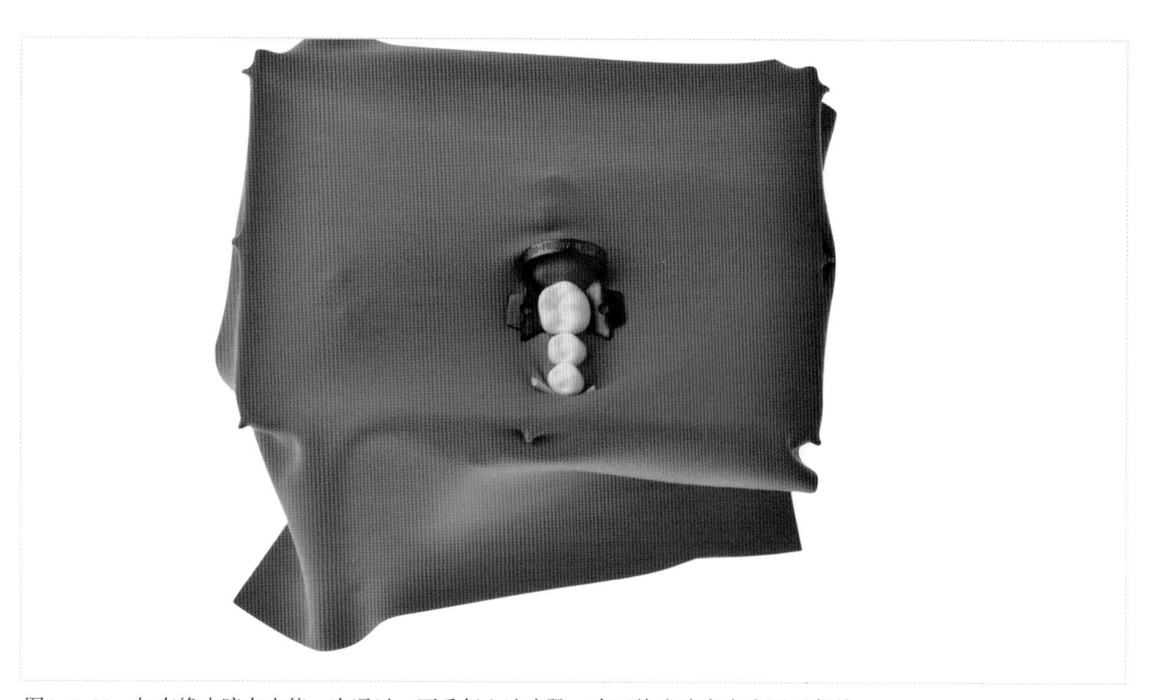

图4-4-20 如有橡皮障布未能一次通过，可重复上述步骤，直至橡皮障布完全通过邻接

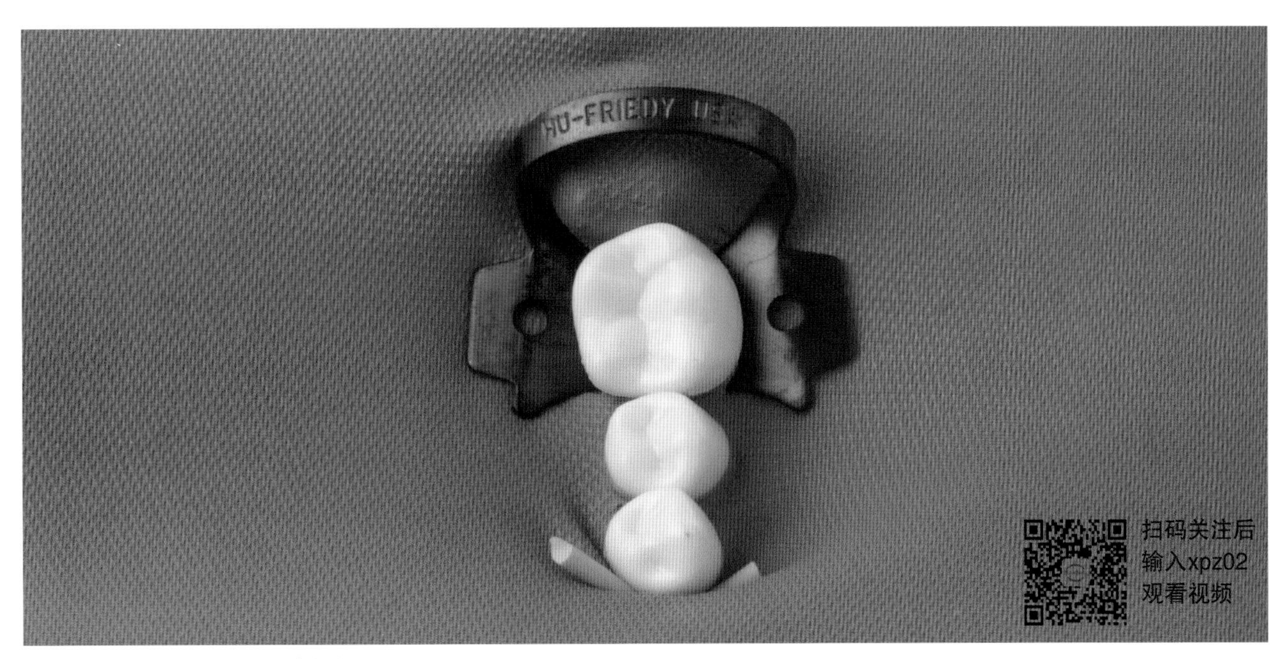


图4-4-21　操作完成后检查密闭性

非粘接性治疗中，选用含蜡牙线可以更容易通过邻接。粘接性治疗中使用牙线辅助橡皮障布通过邻接时，若涉及基牙粘接边缘，则必须使用不含蜡牙线，避免牙线上的蜡残留在粘接面上，影响粘接效果。

临床工作中，术者还可以利用牙线捆绑的方式辅助橡皮障布进入龈沟内，具体操作步骤（以右利手为例）如图4-4-22~图4-4-64所示。

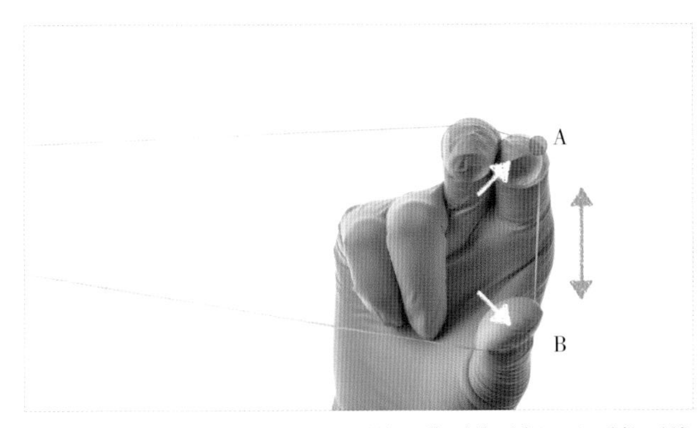


图4-4-22　取一段50～80cm长牙线，将牙线对折，左手拉牙线线头，从始至终都不松开。右手掌心向上，食指撑开 A 点，拇指撑开 B 点

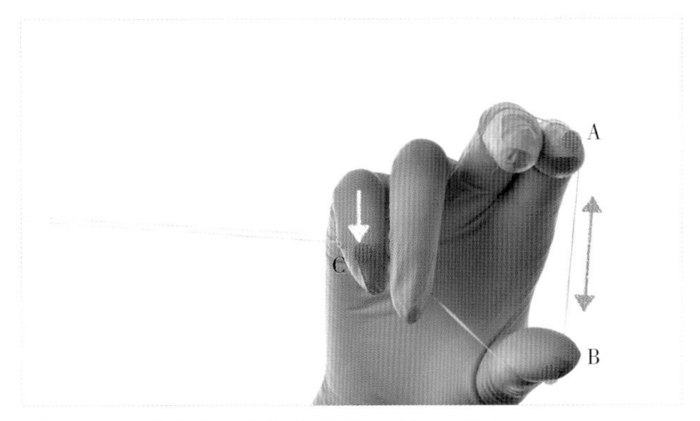


图4-4-23　小指将 C 点牙线合并，并压向掌心

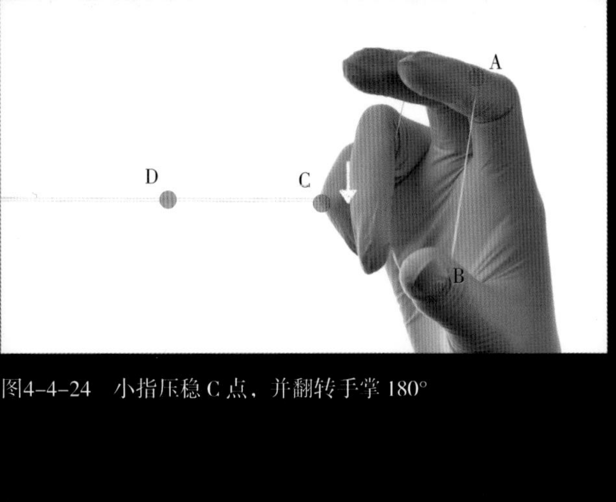


图4-4-24　小指压稳 C 点，并翻转手掌 180°

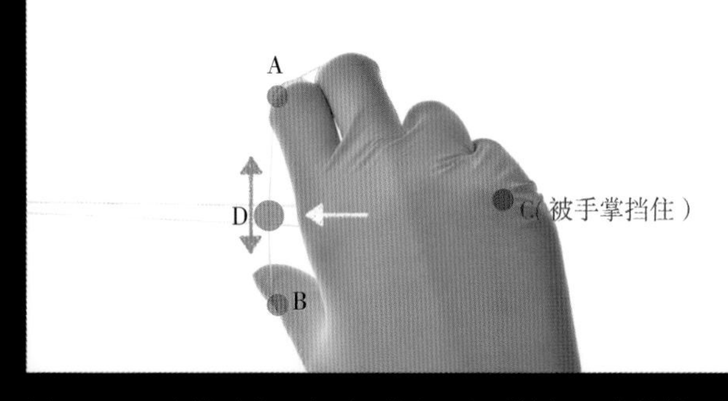


图4-4-25　翻转后掌心向下，使 AB 段牙线与 D 点接触，并轻微压迫

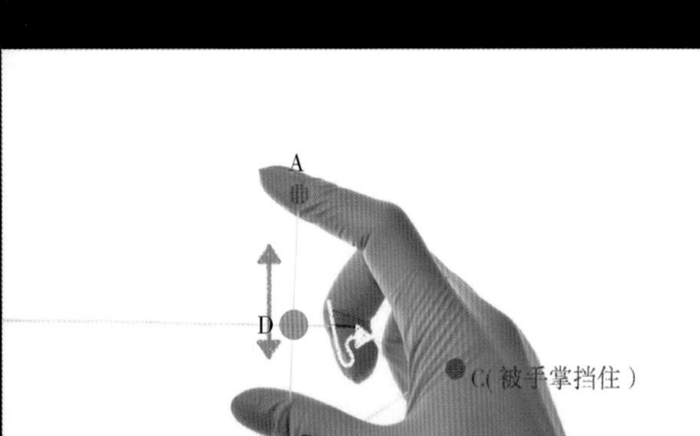


图4-4-26　用中指将接触点 D 点双线合并成一股

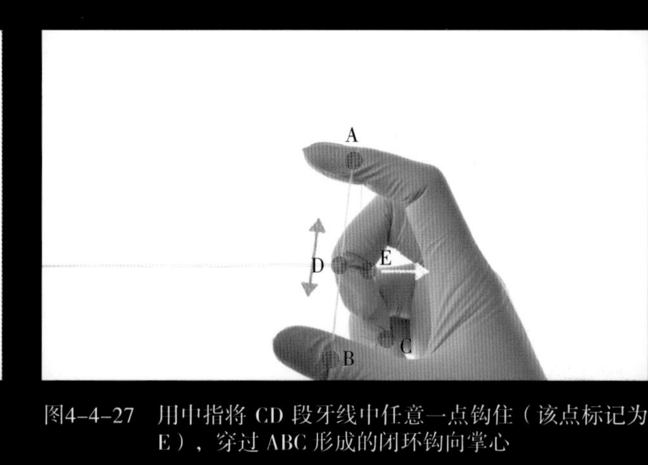


图4-4-27　用中指将 CD 段牙线中任意一点钩住（该点标记为 E），穿过 ABC 形成的闭环钩向掌心

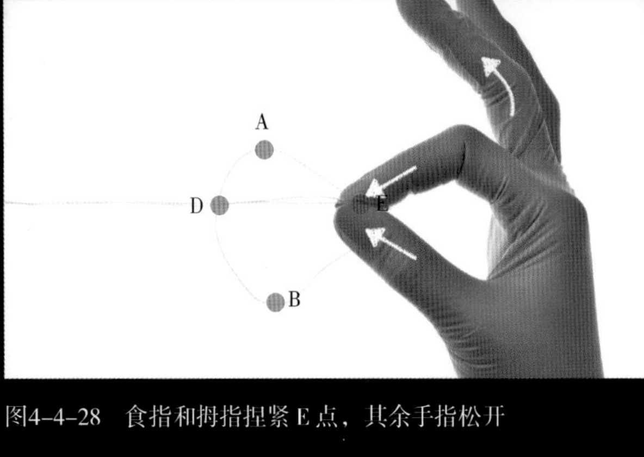


图4-4-28　食指和拇指捏紧 E 点，其余手指松开

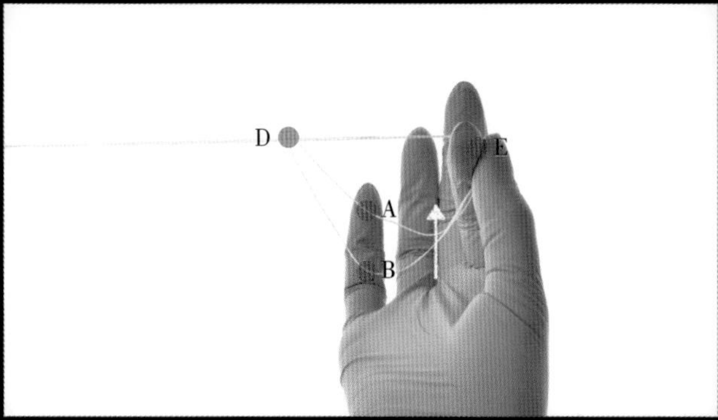

图4-4-29　保持捏住 E 点，翻转手掌，使掌心向上，此时形成 ADE、BDE 双线闭环

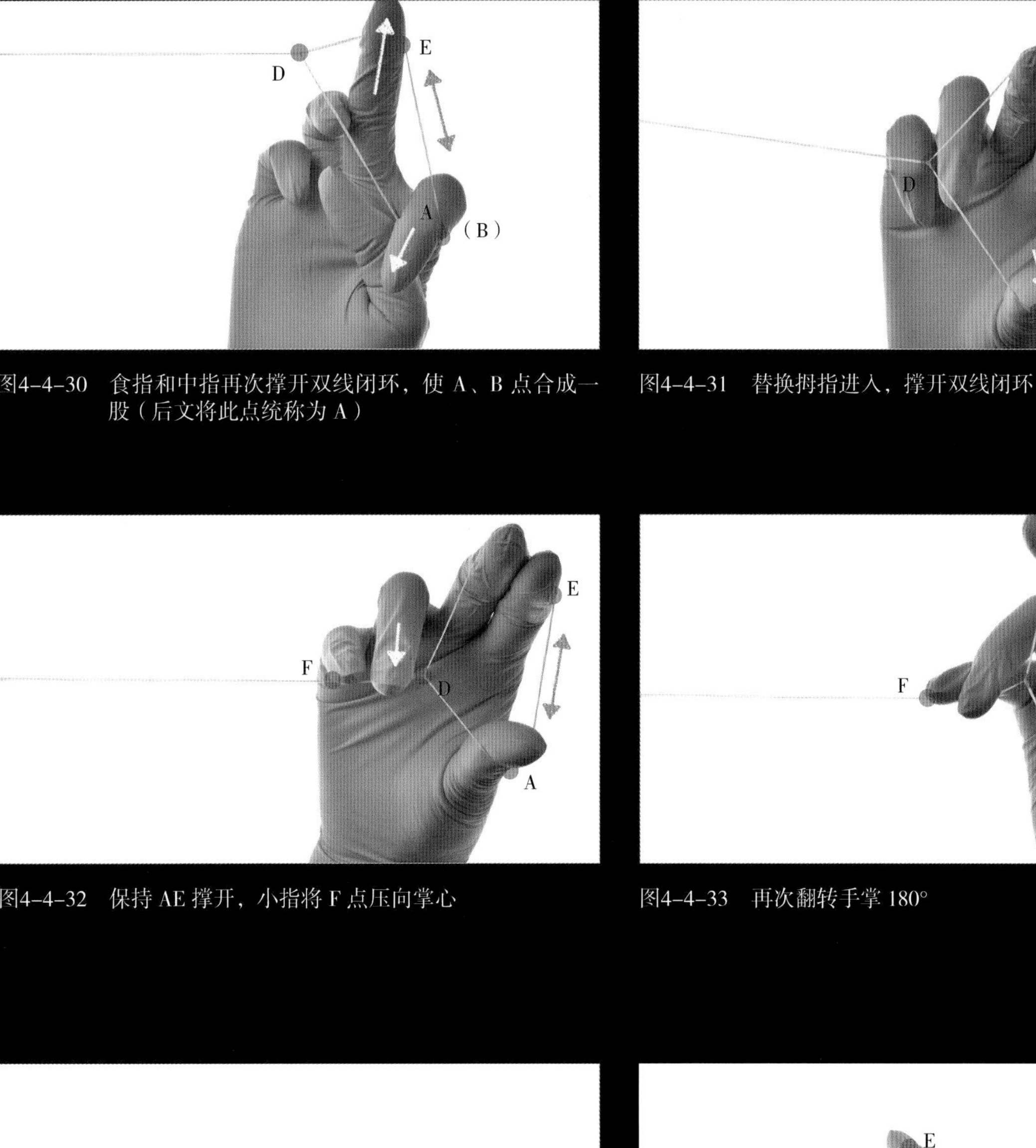


图4-4-30　食指和中指再次撑开双线闭环，使 A、B 点合成一股（后文将此点统称为 A）



图4-4-31　替换拇指进入，撑开双线闭环



图4-4-32　保持 AE 撑开，小指将 F 点压向掌心

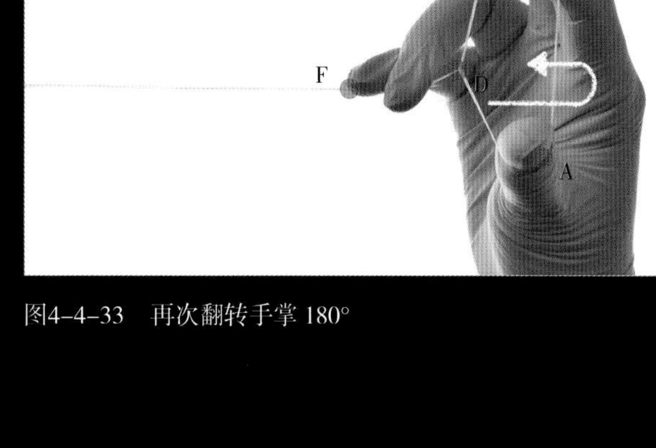


图4-4-33　再次翻转手掌 180°



图4-4-34　翻转后掌心向下，使 AE 段牙线与 G 点接触，并轻微压迫

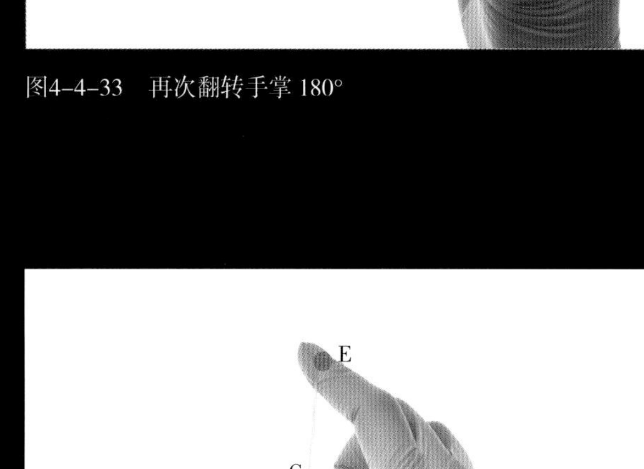


图4-4-35　用中指将 FG 段牙线中任意一点钩住（该点标记为 H），穿过 ADE 形成的闭环钩向掌心

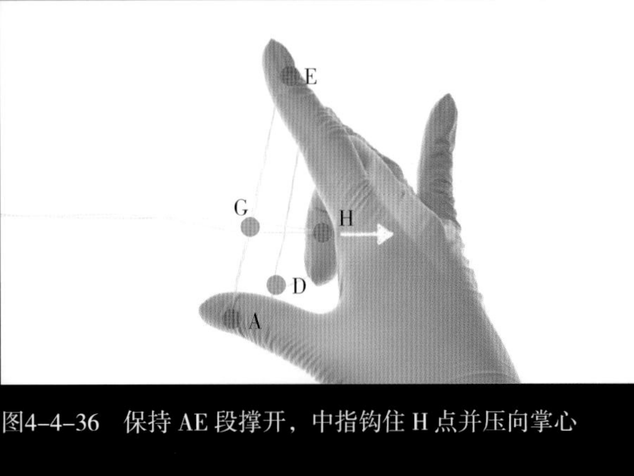


图4-4-36　保持 AE 段撑开，中指钩住 H 点并压向掌心

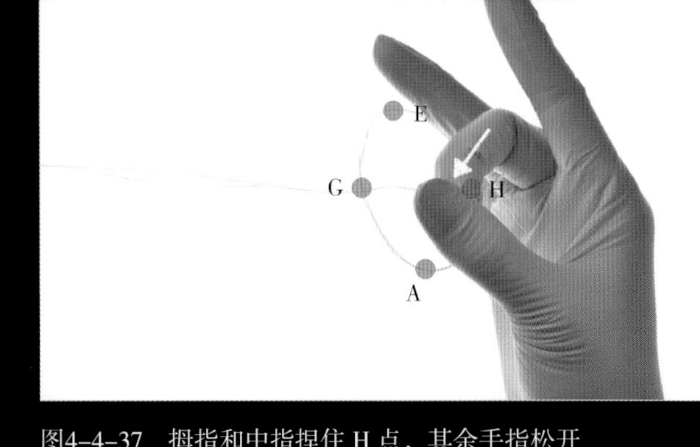


图4-4-37　拇指和中指捏住 H 点，其余手指松开

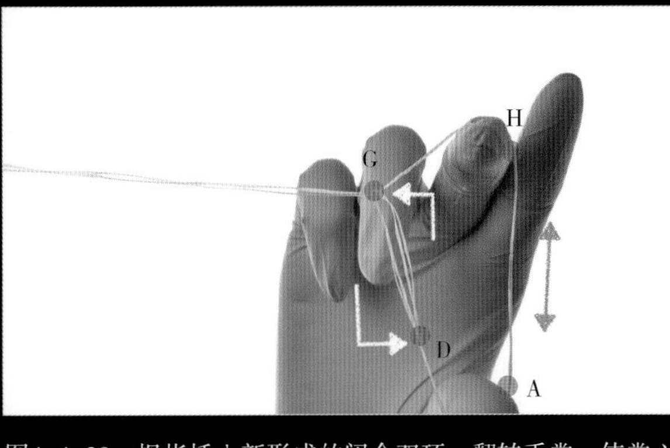


图4-4-38　拇指插入新形成的闭合双环，翻转手掌，使掌心朝上，可见 D、G 双结

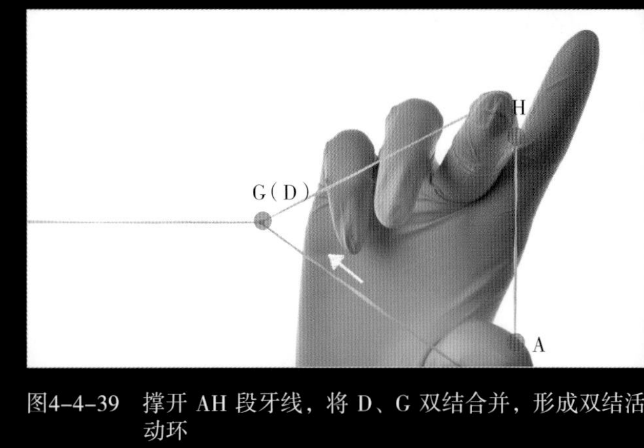


图4-4-39　撑开 AH 段牙线，将 D、G 双结合并，形成双结活动环

图4-4-40　左手弧形摆动并牵拉末端牙线，缩紧双结闭环

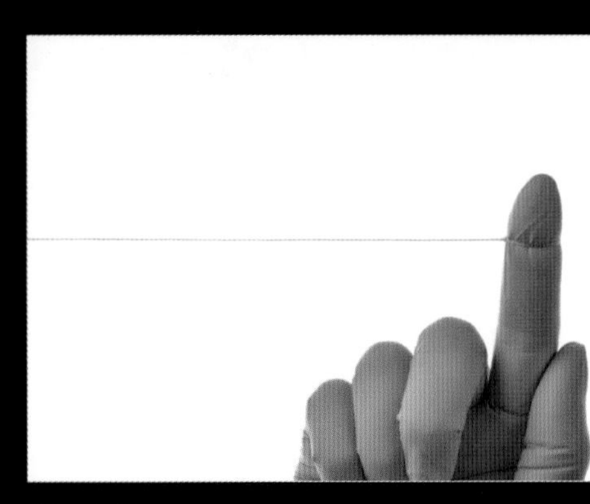

图4-4-41

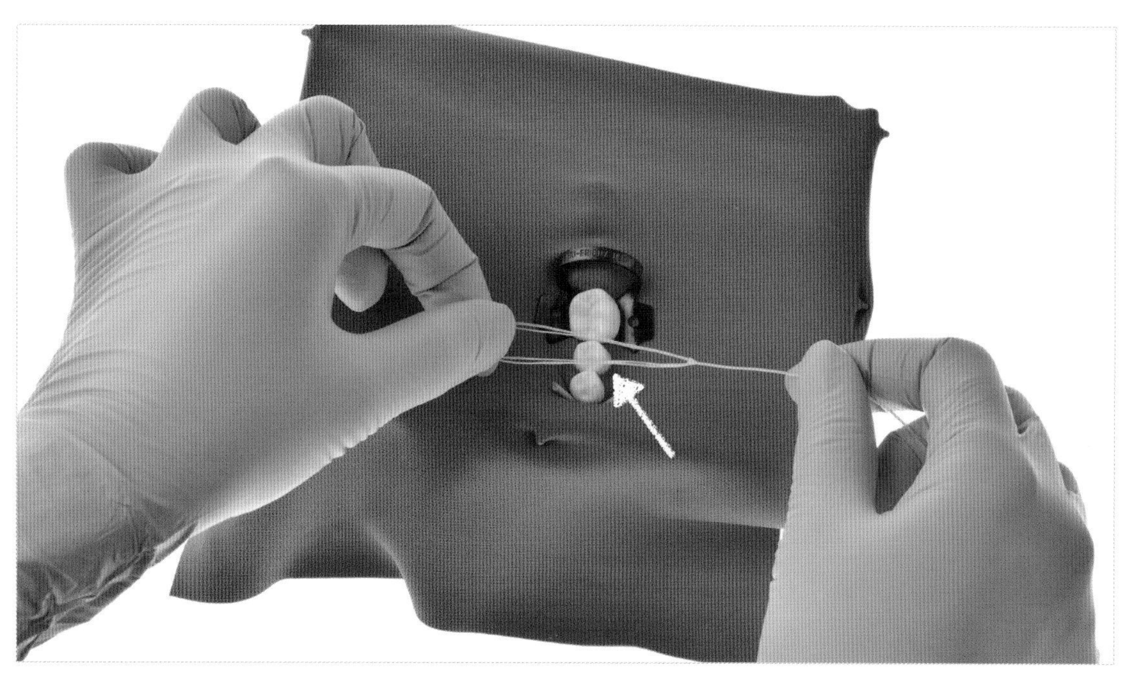

图4–4–42　捆绑牙线前被捆绑牙体不能使用橡皮障夹，将双结活动环置于捆绑牙体的外围

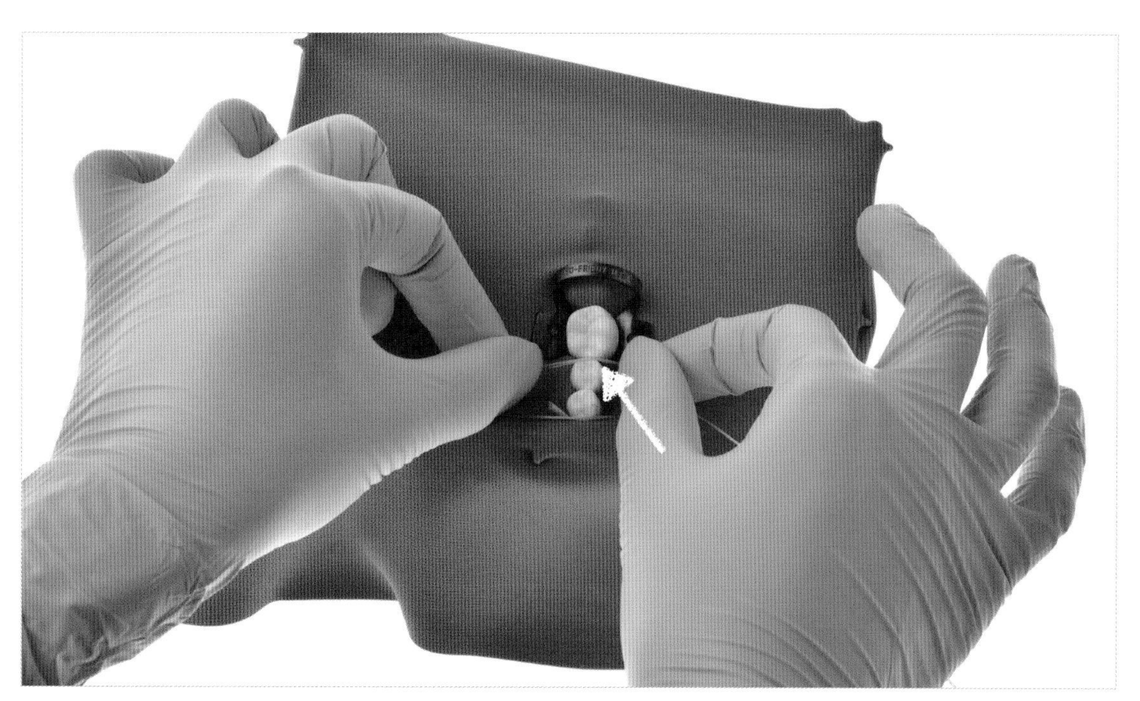

图4–4–43　通过牙体的远中邻接

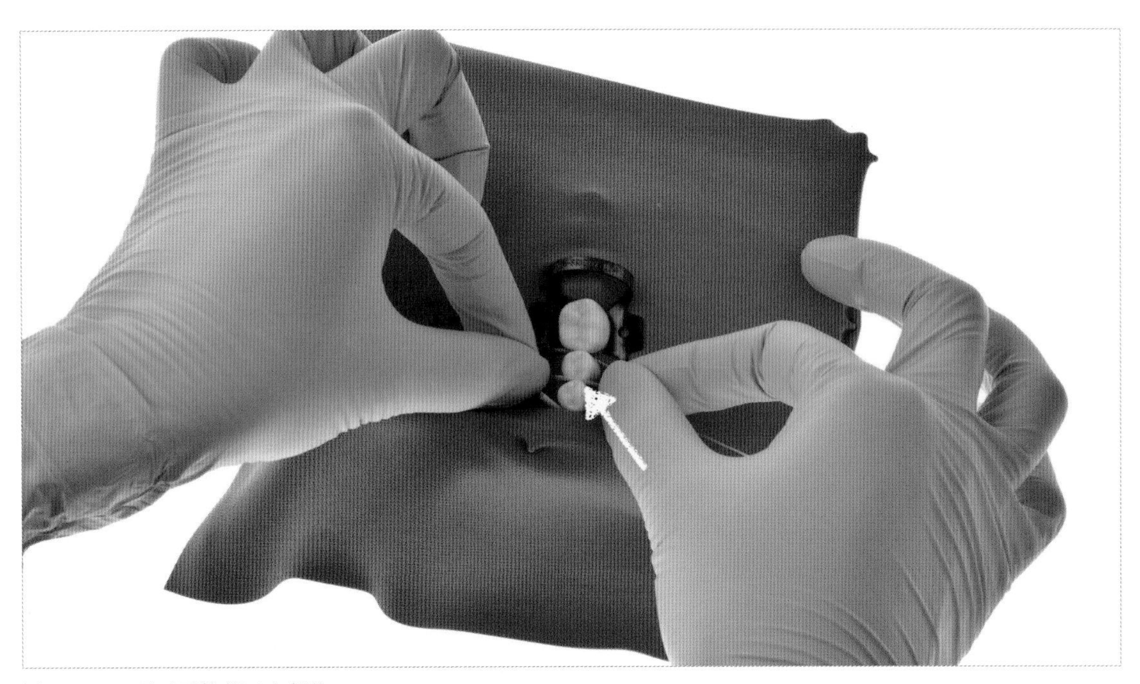

图4-4-44　通过牙体的近中邻接

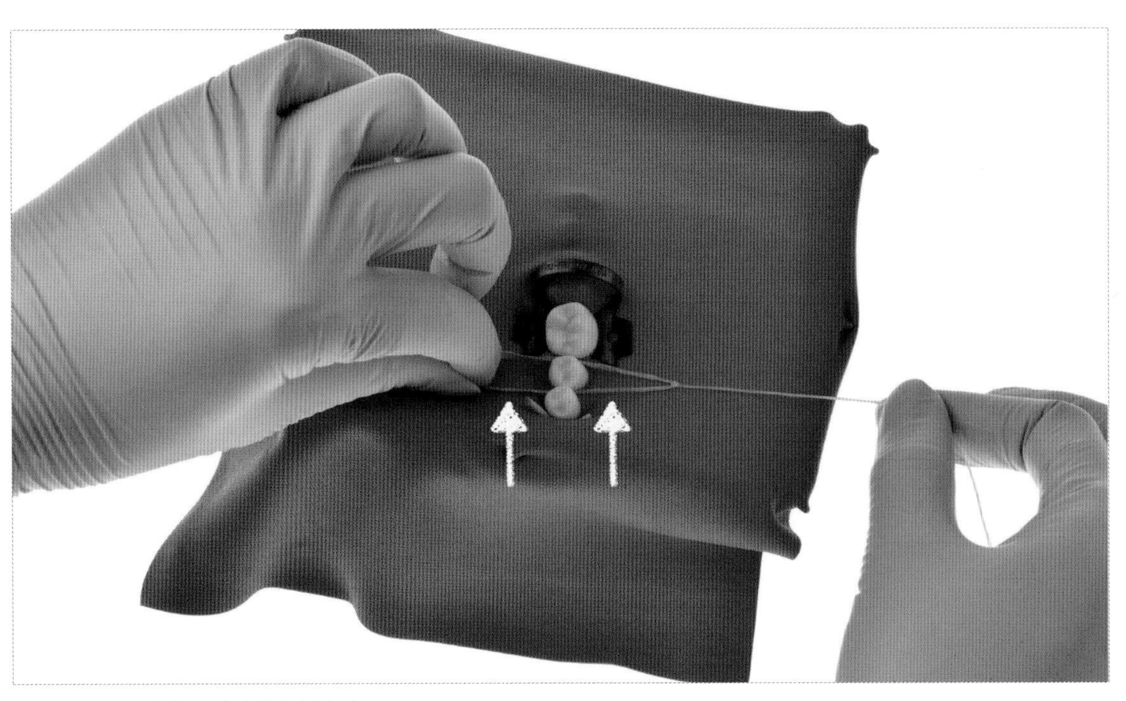

图4-4-45　预留颊、舌（腭）侧空隙

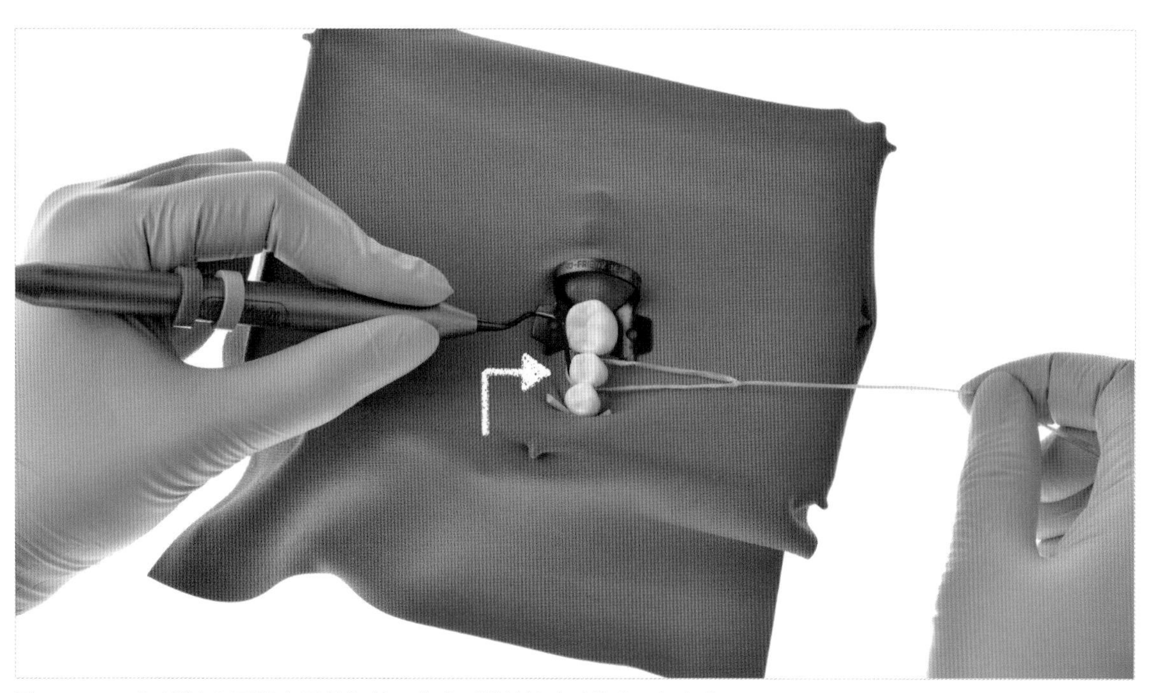

图4-4-46　舌（腭）侧牙线与牙体间插入薄片型器械辅助牙线进入龈沟内

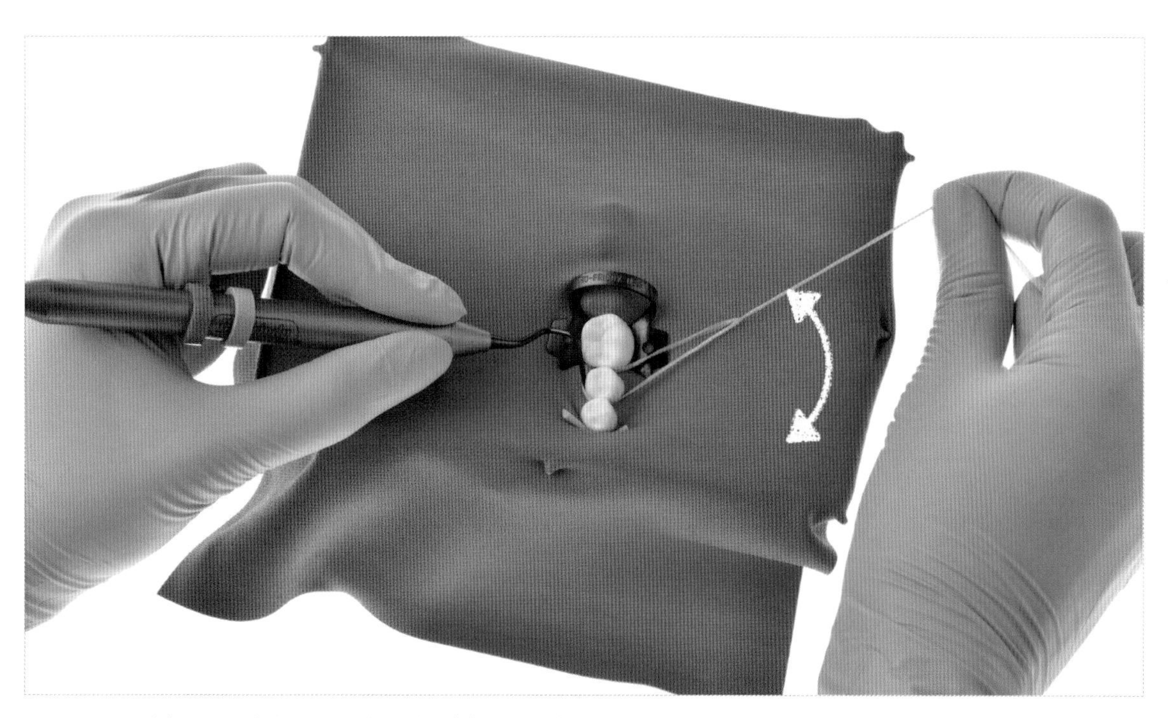

图4-4-47　牙线近、远中向弧形运动的同时牵拉牙线，使双结活动环缩小

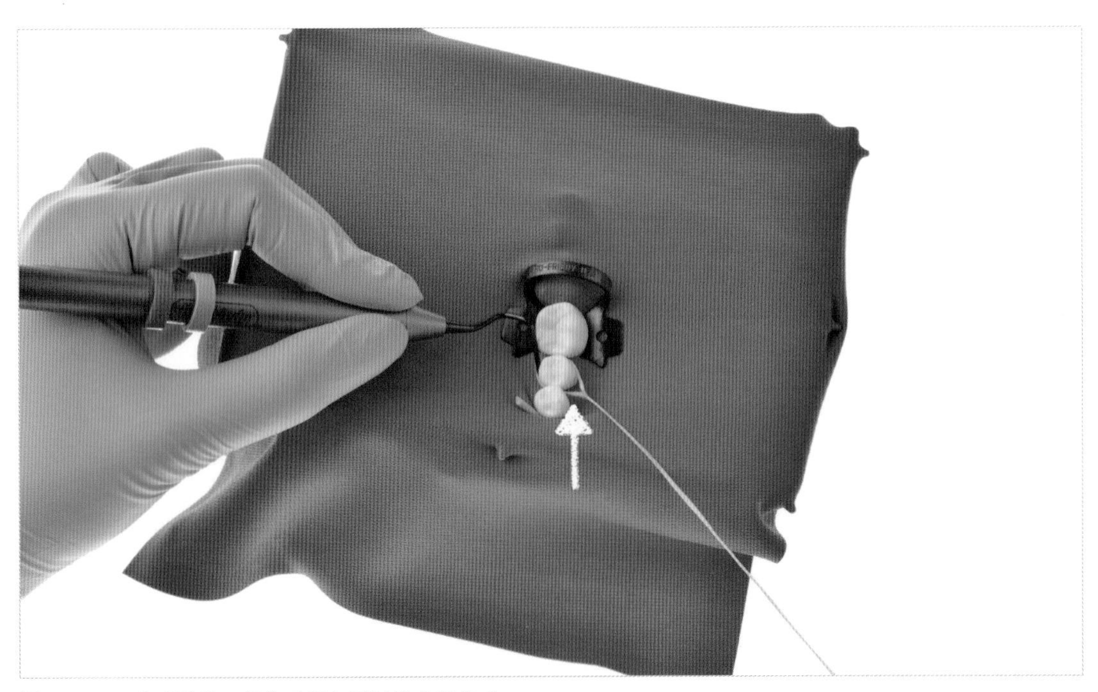

图4-4-48　此时牙线一般位于龈上不易进入龈沟内

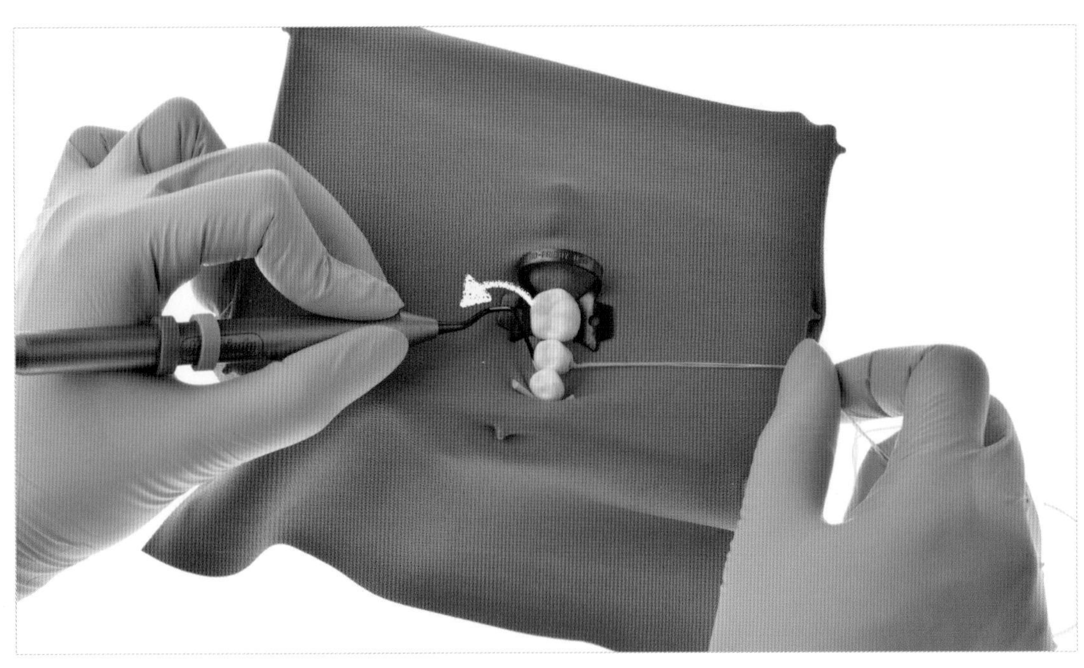

图4-4-49　调整舌（腭）侧薄片器械的倾斜角度

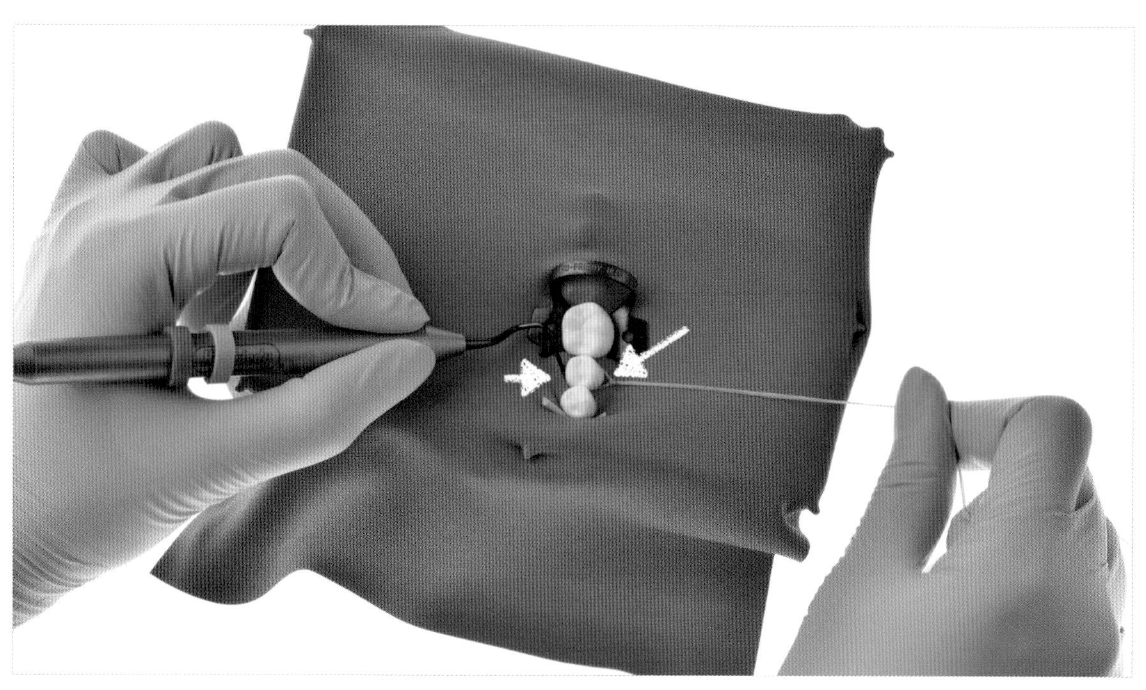

图4-4-50　继续近、远中向运动并牵拉牙线，牙线将顺着薄片型器械滑入龈下，由于牙线进入缩窄区，此时颊侧出现小空隙

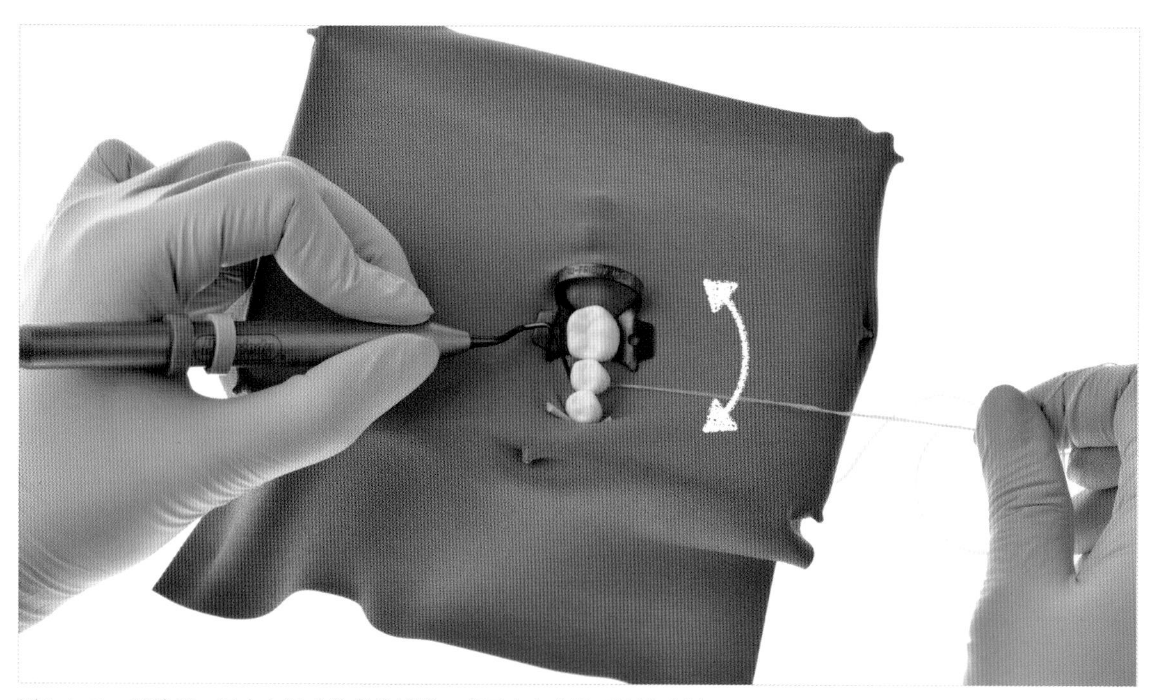

图4-4-51　继续近、远中向运动并牵拉牙线，直至完全收紧双结活动环

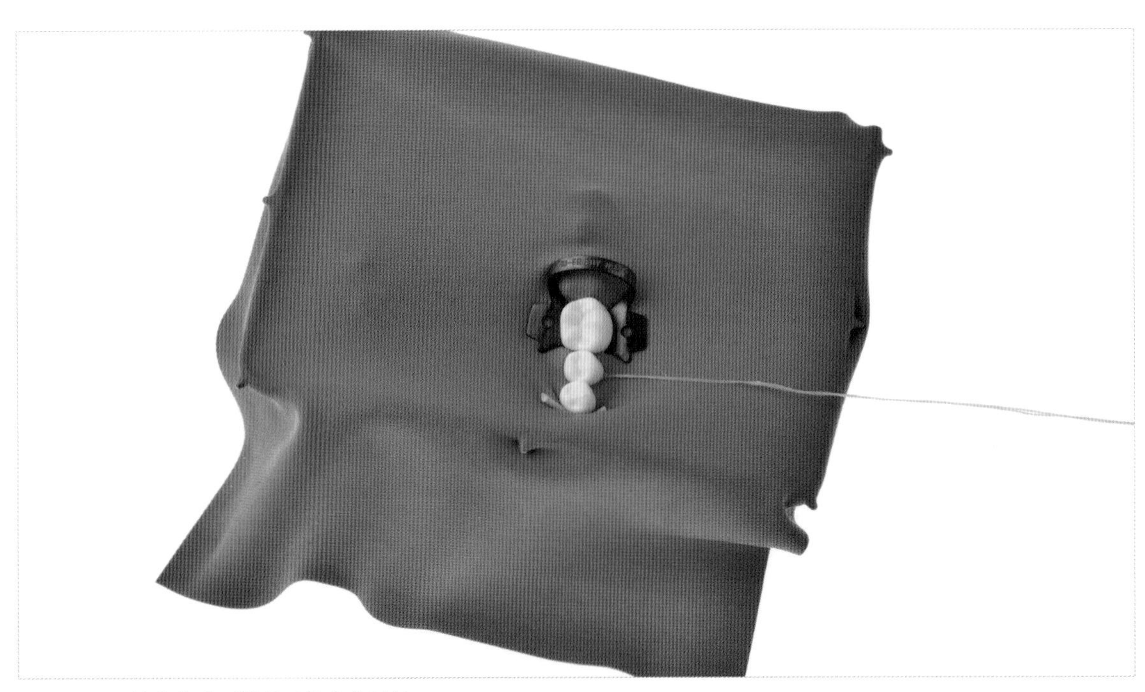

图4-4-52　抽出薄片型器械后检查密闭性

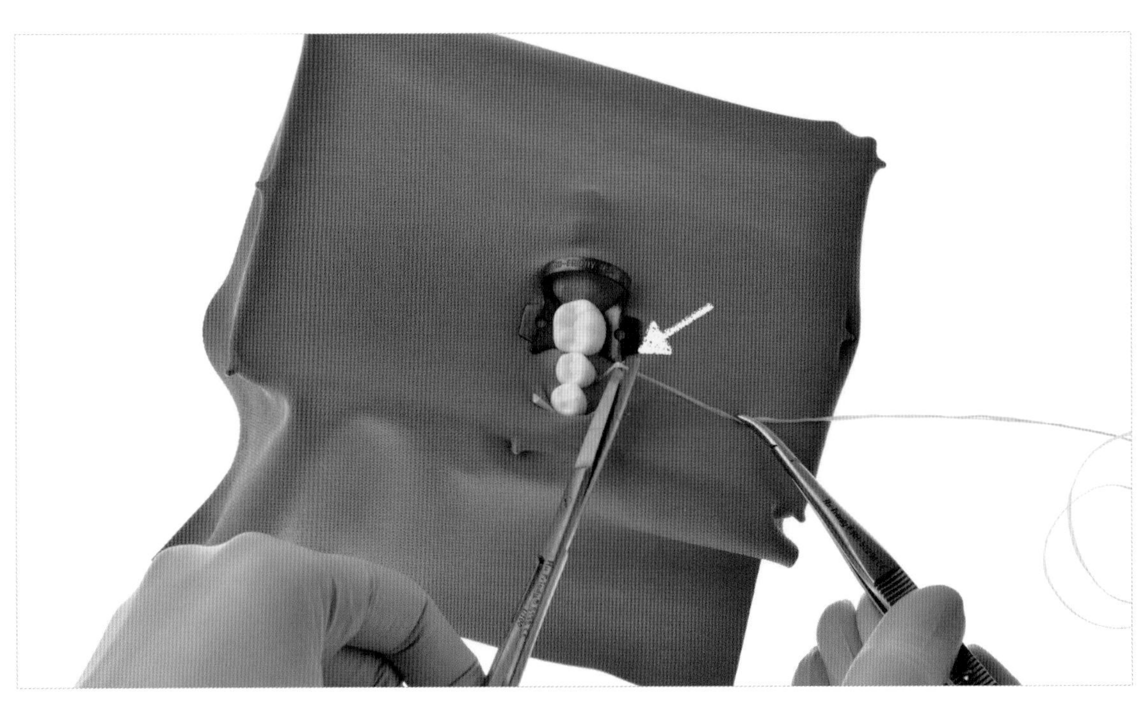

图4-4-53　如影响操作可剪去多余牙线

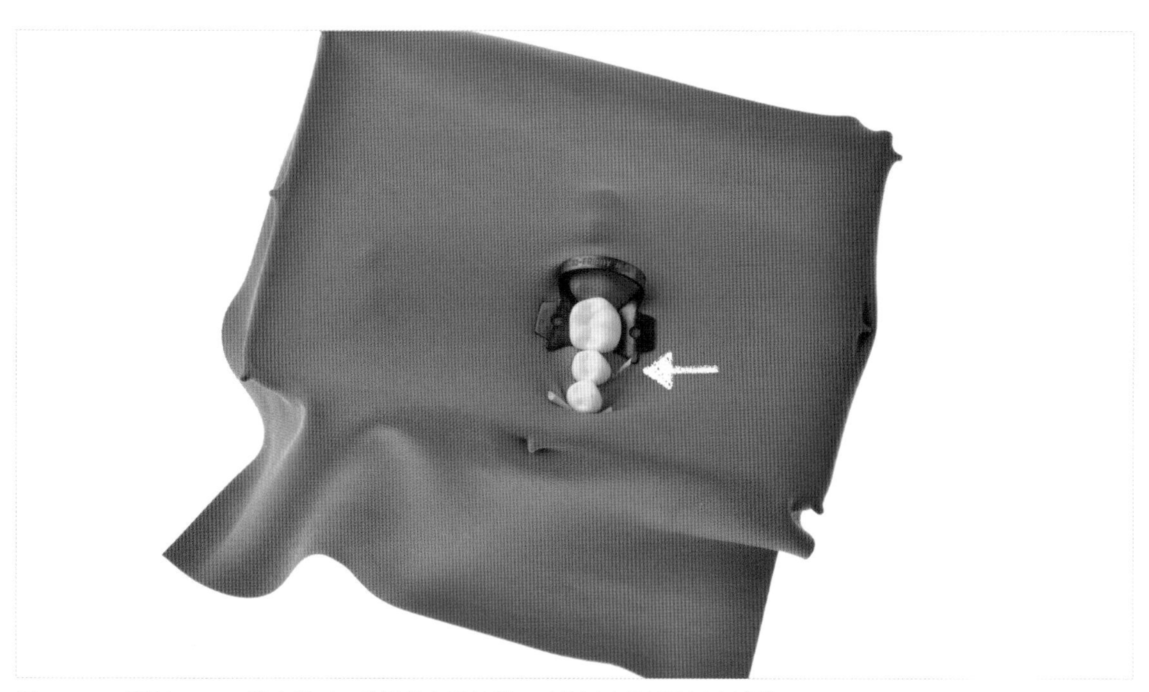

图4-4-54　预留5~10mm线头即可，若线结容易松脱，可使用流体树脂固定线结

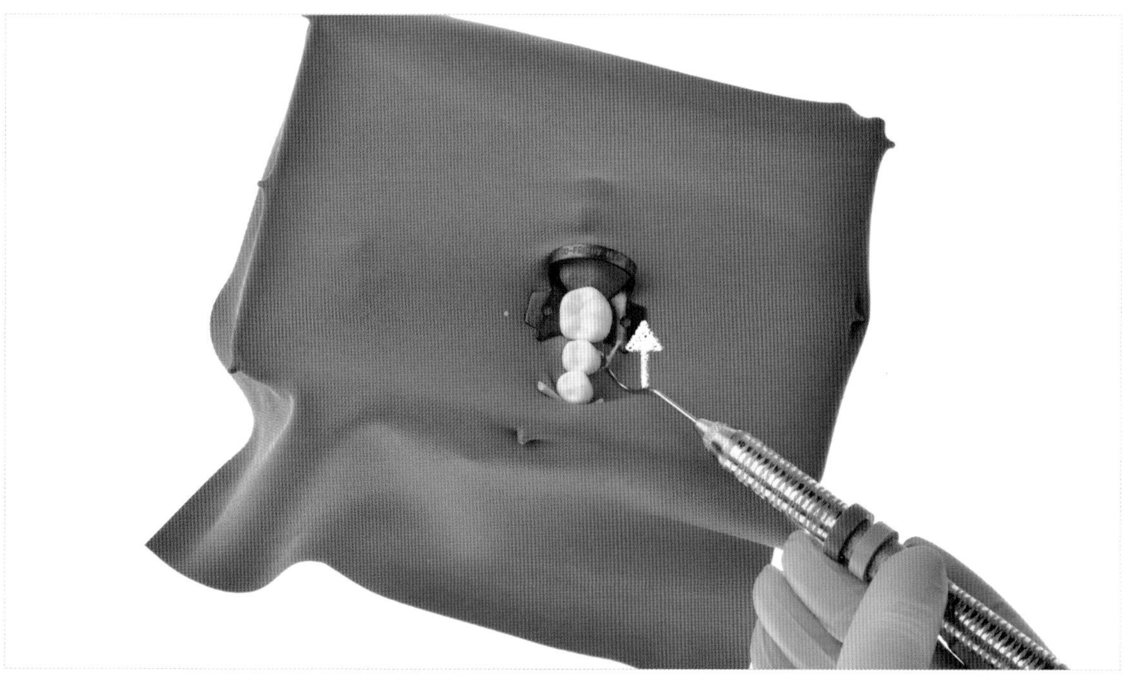

图4-4-55　粘接性修复中线结往往会被粘接剂粘固不容易解开，拆除时用钩形器械将牙线钩出龈沟，器械尖端尽量朝向冠方，注意不要损伤软组织

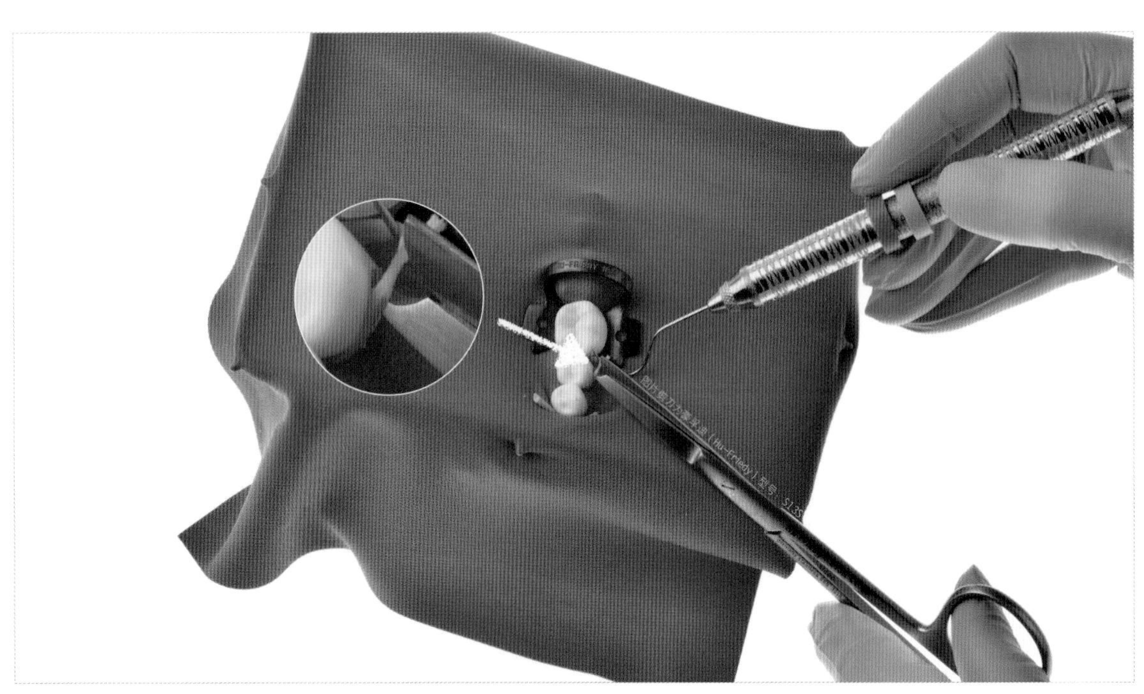

图4-4-56　牙线与牙体之间的间隙较小，建议使用带有弧形凹槽的尖头剪刀将其剪断

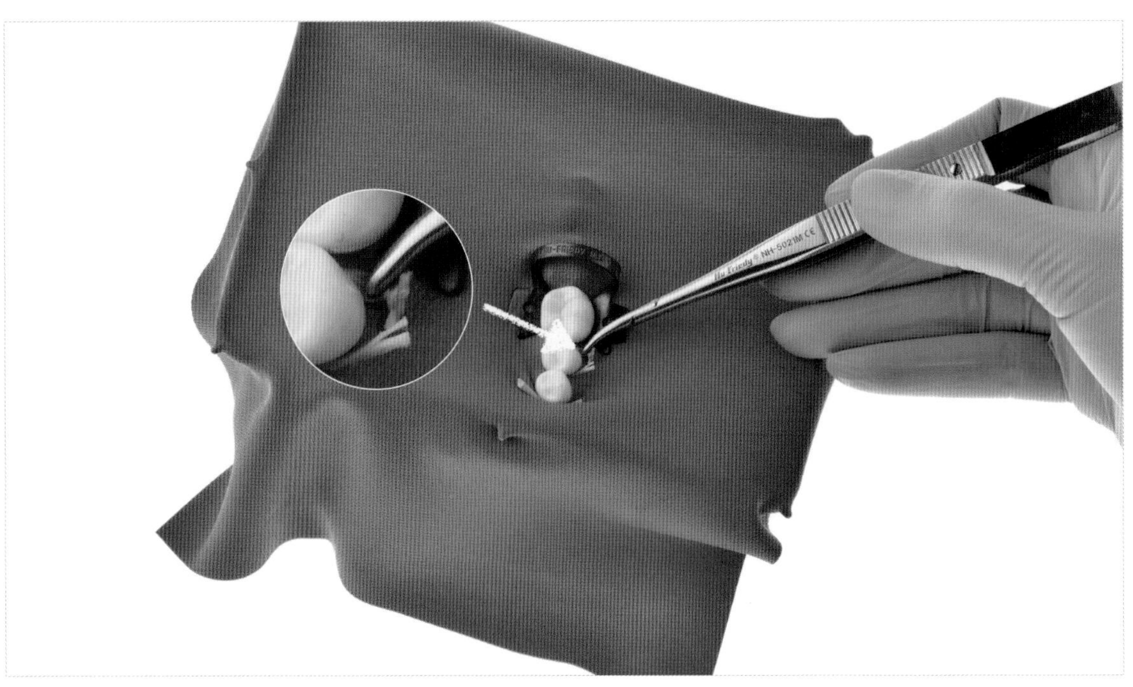

图4-4-57　使用持针器或者锁镊子等夹持力较强的器械夹住线结一端

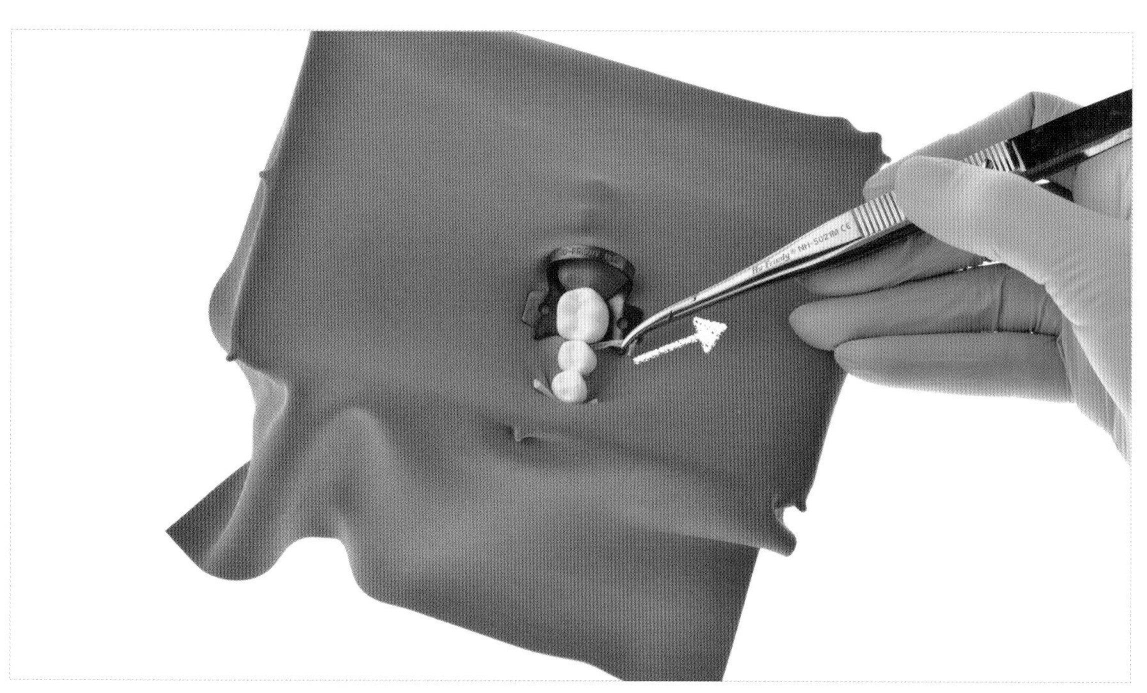

图4-4-58　将牙线从线结一端抽出

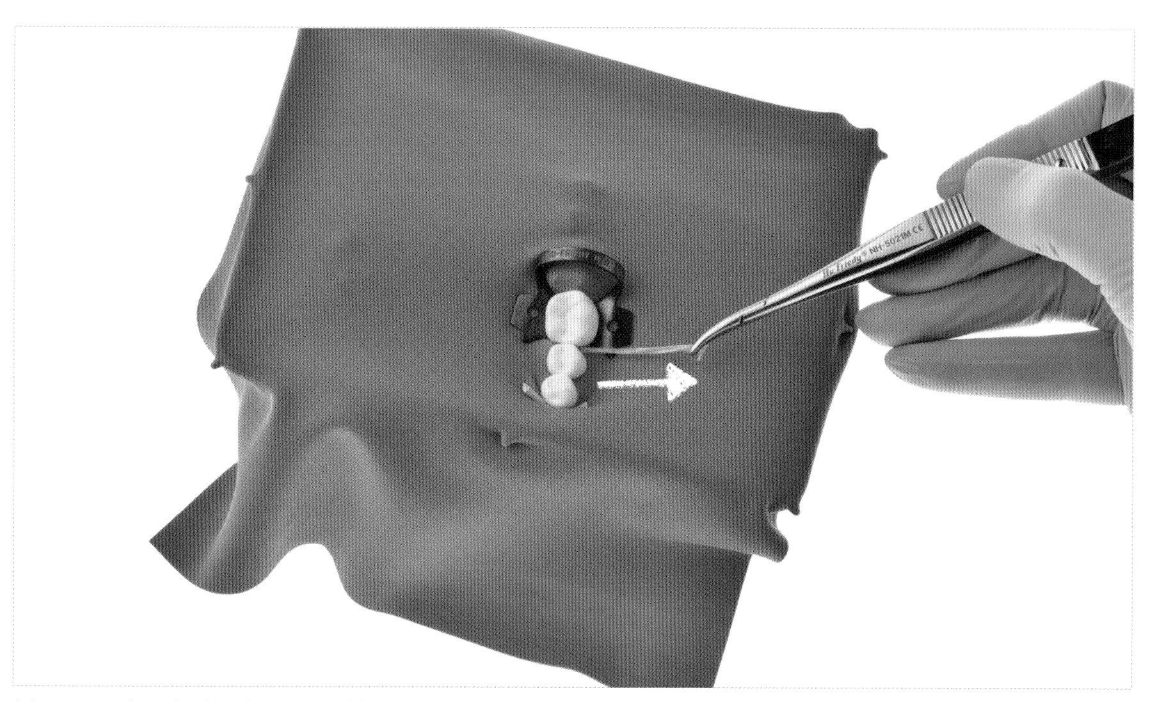

图4-4-59　如遇粘接剂将牙线与牙体黏合可稍微施力抽出

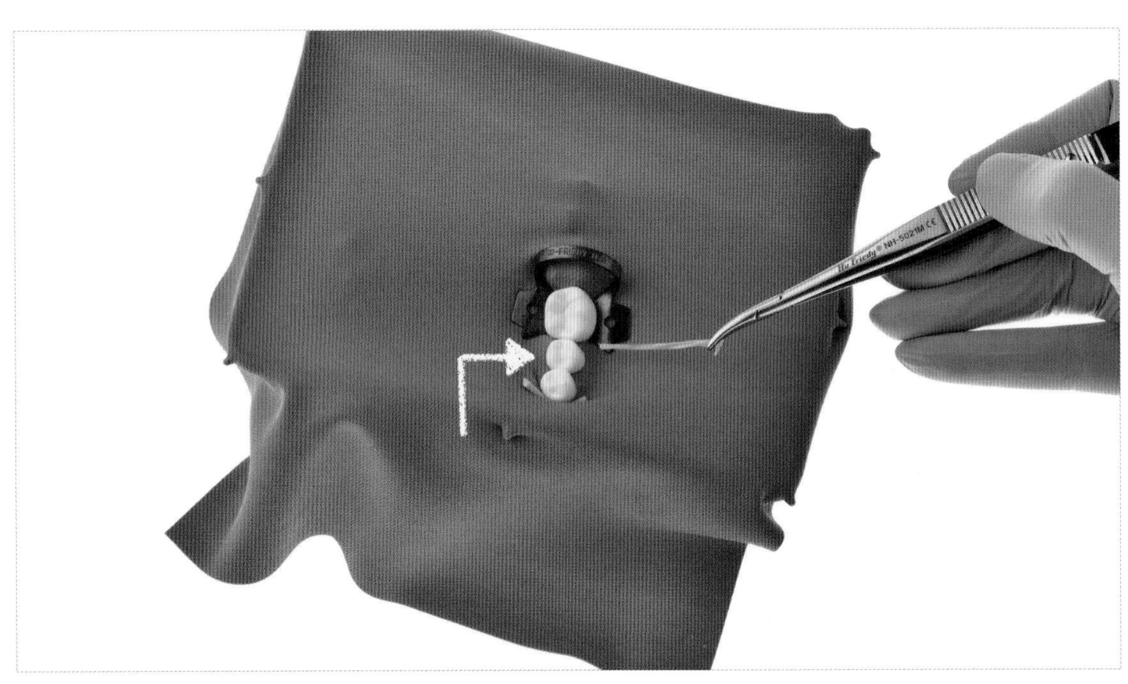

图4-4-60 抽出后必须检查是否有线絮残留

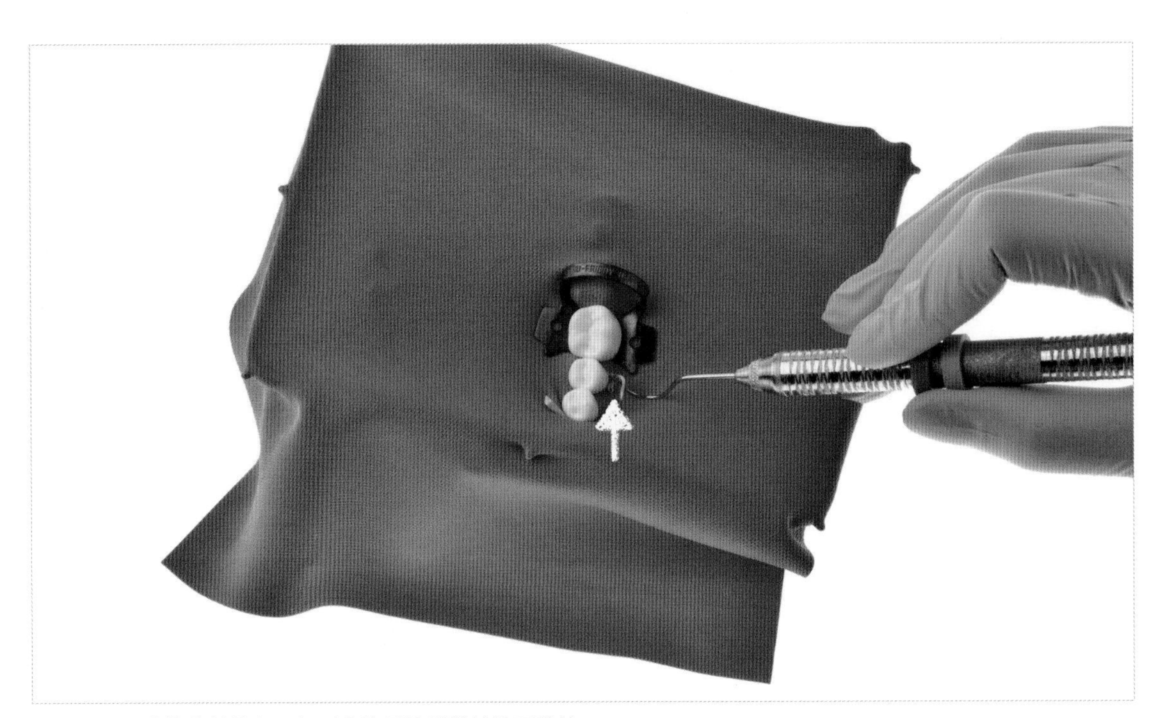

图4-4-61 非粘接性修复一般可直接用钩形器械挑开线结

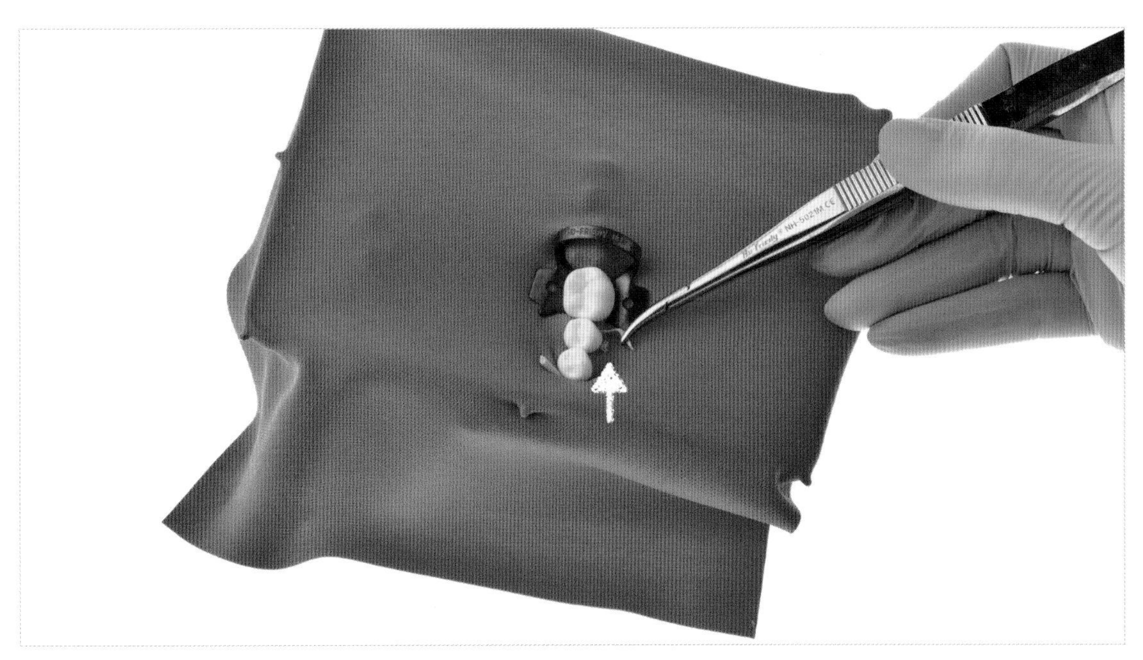

图4-4-62　此时无线结阻挡脱位，可夹持牙线任意一端

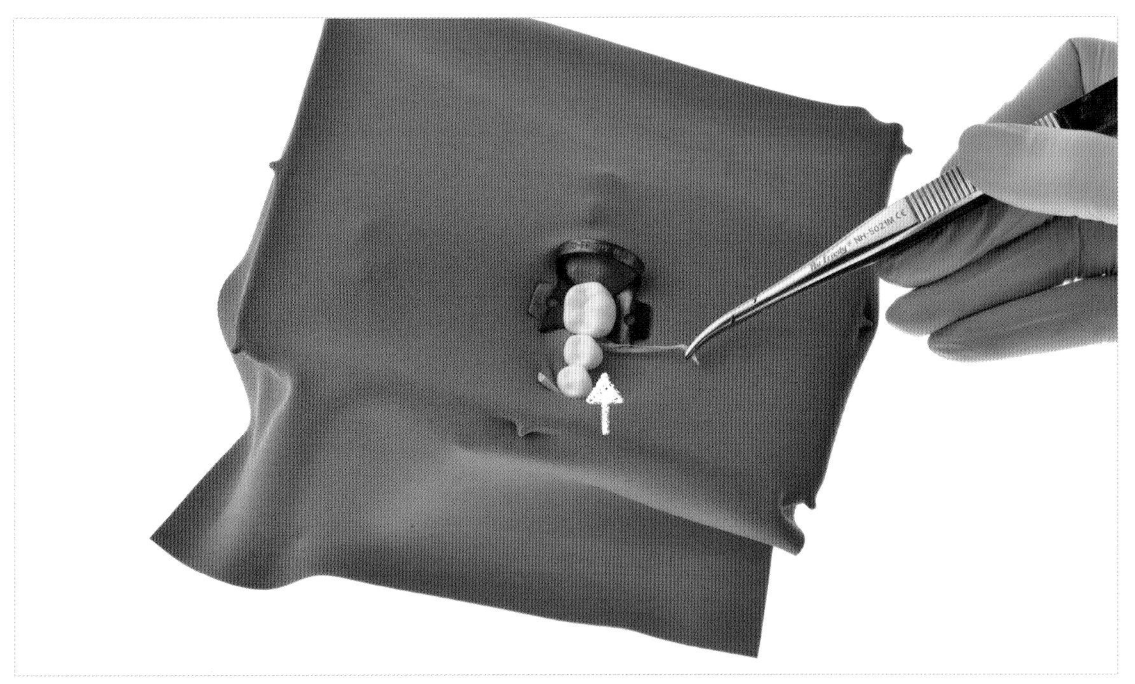

图4-4-63　牙线抽出过程动作轻柔，避免软组织损伤

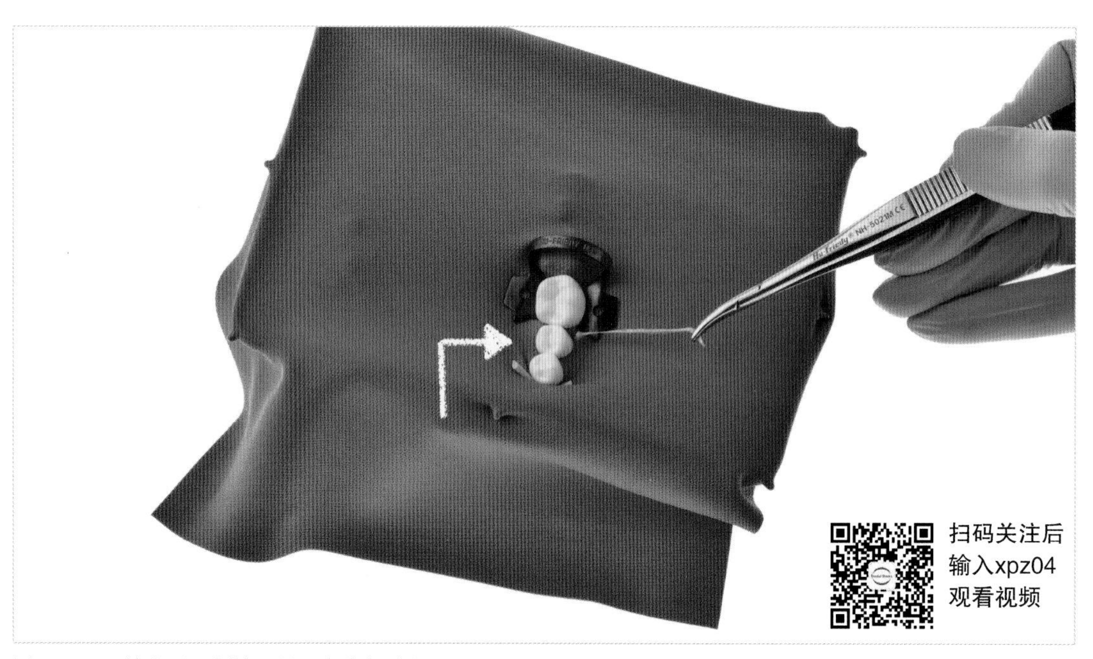


图4-4-64　抽出后必须检查是否有线絮残留

## 4.5　隔离带

隔离带一般用于橡皮障布无法完全封闭的缝隙填补，特别是牙颈部非龋性病损龈缘处的隔离（图4-5-1）。

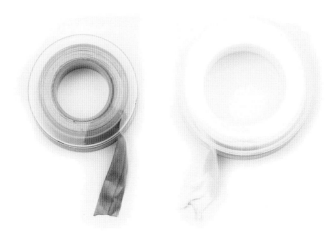

图4-5-1

## 4.6　橡皮障楔线

橡皮障楔线的作用是固定橡皮障布于邻间隙，使已通过邻接的橡皮障布不再向𬌗方脱位，可以在一定程度上代替橡皮障夹。橡皮障楔线一般为不同粗细的乳胶材质，富有弹性，通过邻接前拉伸使其变细，向龈方通过邻接后松手回弹，使其回到原有粗细方可固定橡皮障布。一般取长为20～30mm，根据被通过邻接松紧度及邻间隙大小，选择不同直径的橡皮障楔线使用（图4-6-1～图4-6-3）。

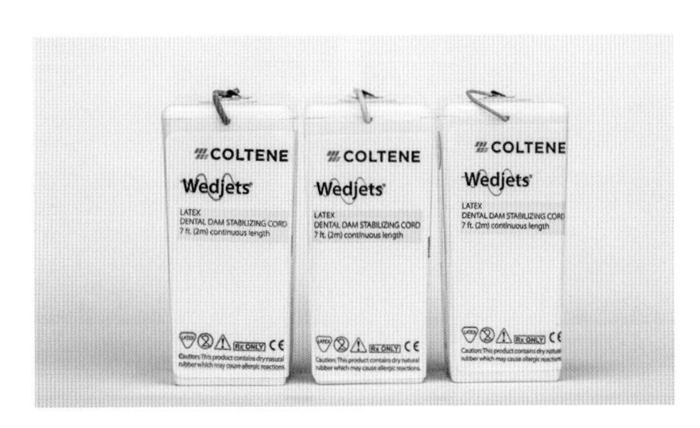

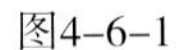
图4-6-1

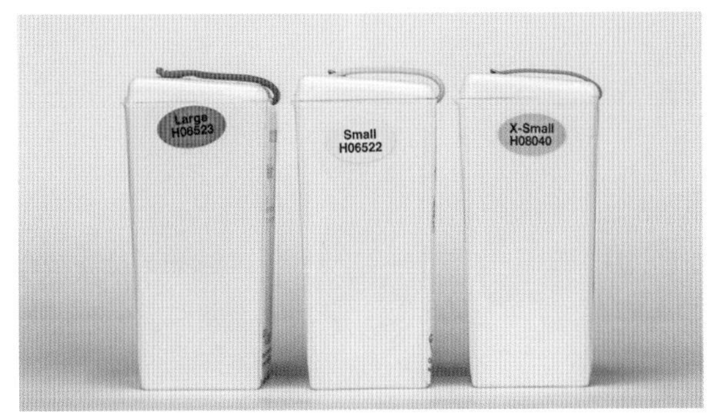

图4-6-2

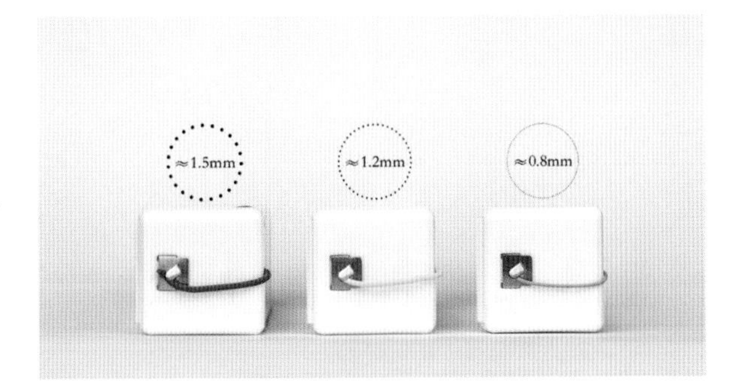

图4-6-3

## 4.7 橡皮障润滑剂

橡皮障润滑剂的作用是当邻接过紧时起到润滑楔线、橡皮障布以及牙线等作用，使其更容易通过邻接。若要进行粘接治疗的隔离，必须选用水溶性、易去除的润滑剂，否则可能影响粘接效果（图4-7-1~图4-7-5）。

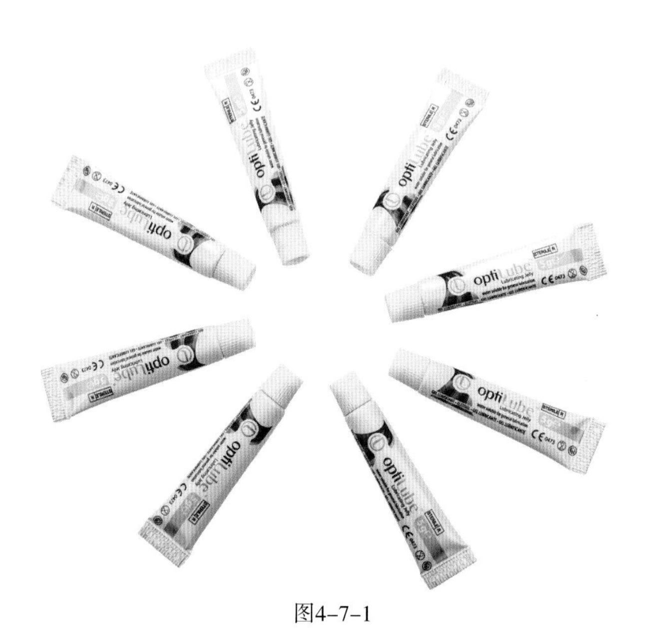

图4-7-1

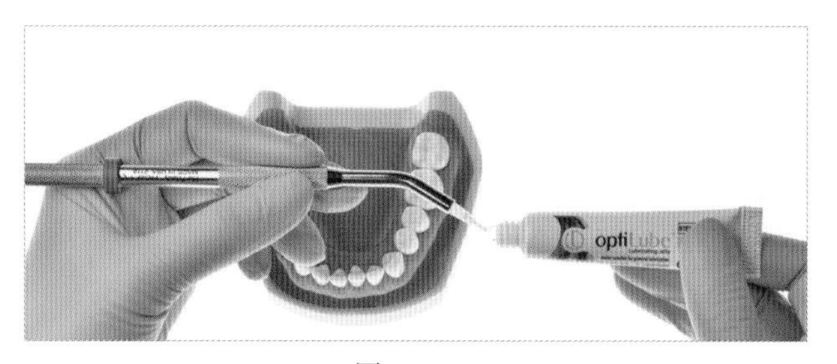

图4-7-2

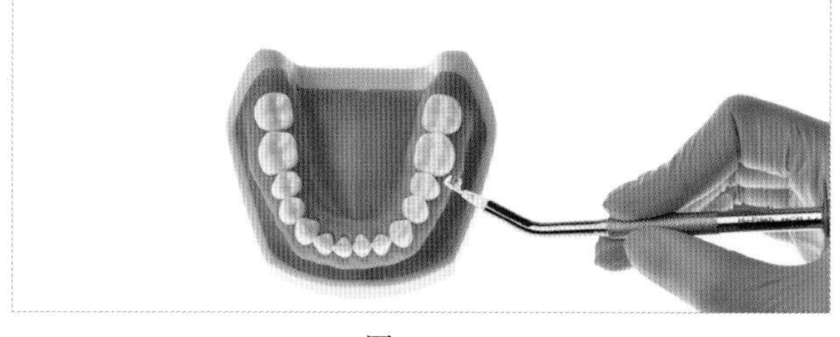
图4-7-3

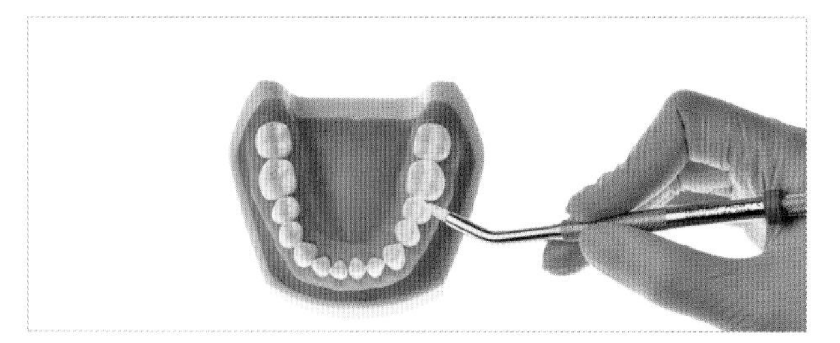
图4-7-4

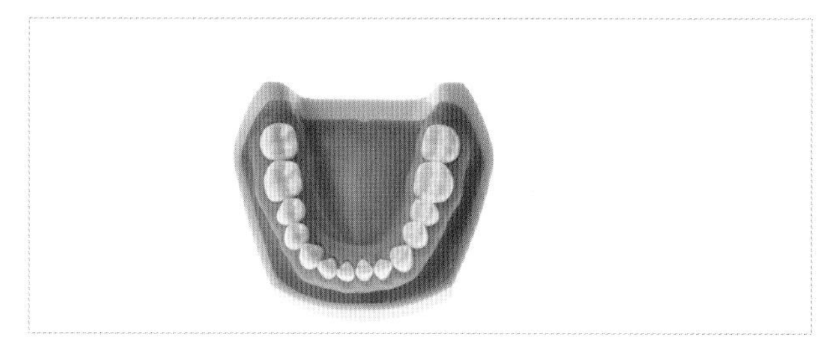
图4-7-5

## 4.8 分牙器

分牙器可以在邻接过紧时用作打开邻接（图4-8-1）。

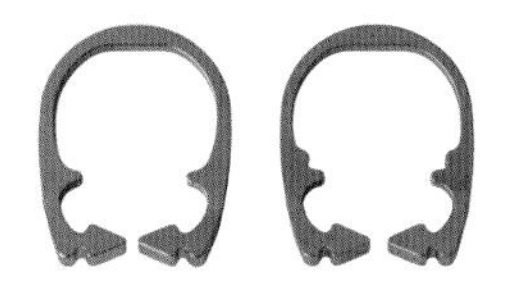

图4-8-1

## 4.9 剪刀

剪刀在橡皮障隔离技术中的应用范围较广，例如前文提到的使用成捆橡皮障布就需要剪刀；在牙颈部捆绑了牙线，拆除时也是选择剪开线头；后文会提到当使用劈障法上障时也需要使用剪刀；拆除橡皮障布，尤其是粘接类治疗后的橡皮障布拆除时，推荐使用剪刀剪掉而非暴力撕扯；橡皮障安置完成后，如果鼻部被橡皮障布覆盖而呼吸不畅，需修整橡皮障布，此时也会使用到剪刀。

不论是拆除橡皮障布还是拆除牙线，都建议使用剪刀。如图4-9-1~图4-9-3所示，使用尖端带弯钩的剪刀，可以防止橡皮障布与牙线从剪刀尖端滑脱，可一次性将其剪断。

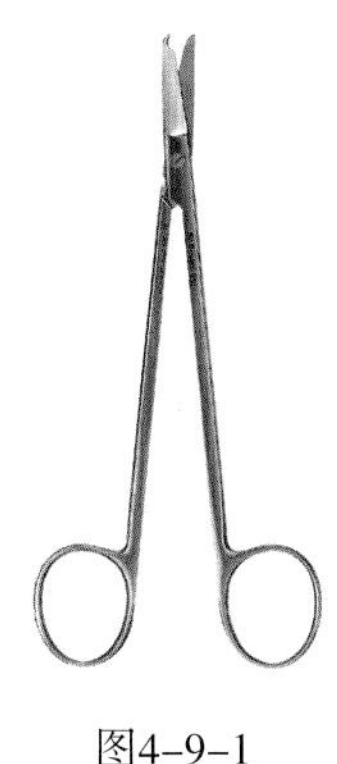

图4-9-1

图片型号：豪孚迪 S13

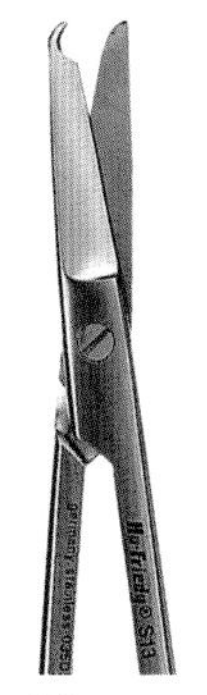

图4-9-2

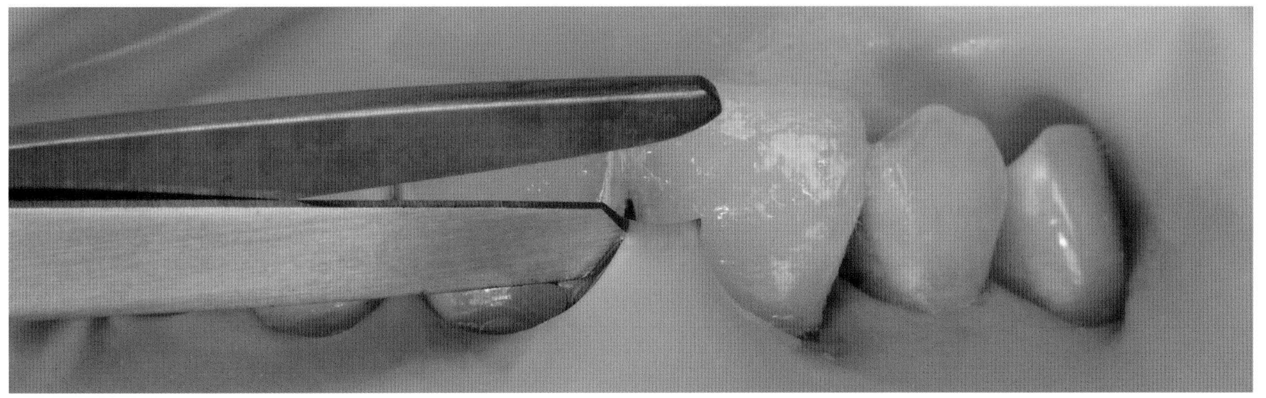

图4-9-3

# 第5章　橡皮障隔离技术操作前的准备

PREPARATION BEFORE OPERATION

由于橡皮障隔离技术操作过程中存在一定的损伤风险。操作开始前要保证环境整洁、宽敞。并且一定要做好术者以及患者的防护：

术者应着装整齐、洗手，戴手套、口罩、帽子以及面罩或者护目镜。

患者应该至少佩戴护目镜作为防护，润唇，如需进行龈下橡皮障夹夹持时建议局部麻醉下进行。清洁隔离牙的牙石，检查邻接松紧度，必要时分牙或者润滑邻接。如遇锐利的牙体边缘可以先行调磨圆钝，避免割破橡皮障布。

调整到舒适的治疗体位，一般建议治疗下颌时下颌与地面水平，治疗上颌时上颌与地面垂直。也可根据术者的治疗习惯进行椅位调节。

准备好必备工具，其中包括橡皮障布、橡皮障布打孔器、橡皮障夹、橡皮障夹安置钳和橡皮障支架（图5-1）。

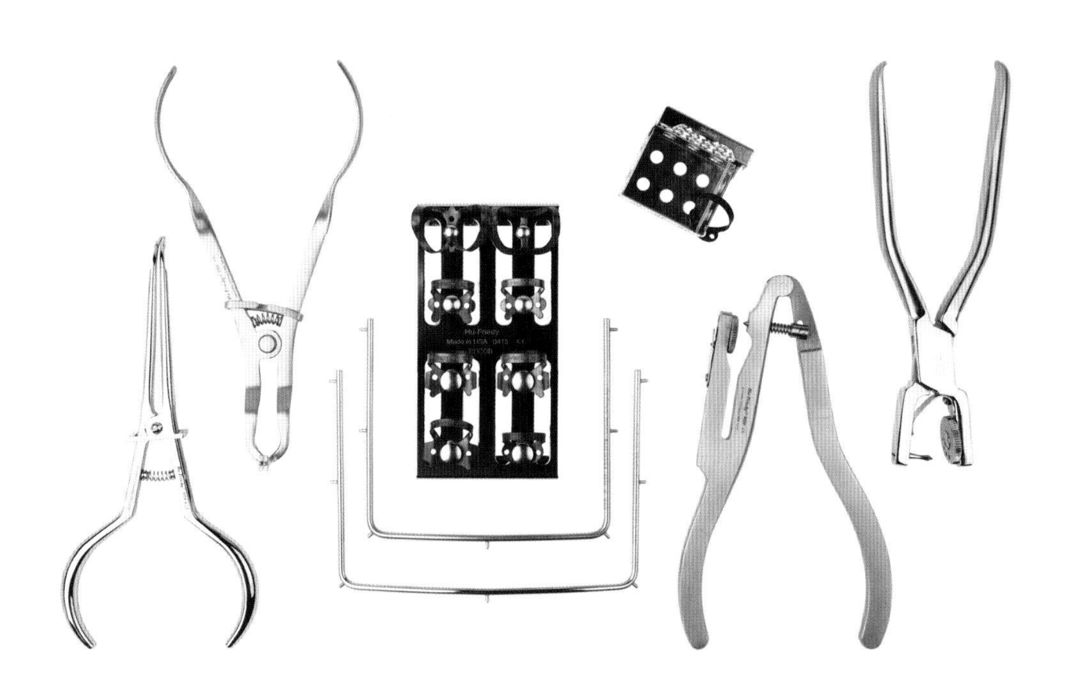

图5-1

辅助工具包括橡皮障定位板、牙线、橡皮障润滑剂、橡皮障楔线、边缘封闭剂、吸唾器、剪刀、钝头剥离器、橡皮障面巾纸、咬合垫等。

橡皮障夹根据使用牙位分区，至少识别：前牙橡皮障夹1种；前磨牙橡皮障夹2种；不同用途的磨牙橡皮障夹6种。

一般橡皮障夹以标记的型号作为唯一识记标志。

根据具体病例情况选择不同薄厚度的橡皮障布，打孔时确保正中标记点未偏移，两牙标记点正常间距2~3mm，打孔数目合适，圆润，无破损。

必须熟练掌握单颗牙和多颗牙不同情况下的隔离技巧，动作轻柔熟练，并将爱伤理念以及无菌理念贯穿全程。

# 第6章　橡皮障支架及橡皮障布的两种常见上法操作细节解析

## TWO COMMON METHODS OF RUBBER DAM SHEET AND FRAME PLACEMENT

临床中，我们根据操作过程中的出水量以及被隔离液体的危险程度可以分别使用两种不同的方法结合橡皮障布与橡皮障支架。

一般情况下两种方法中“U”形支架的开口端均朝鼻部，橡皮障布固定于橡皮障支架的小钉突上；橡皮障夹放置稳定后，可以调整橡皮障布在橡皮障支架上的位置，使张力适中，完全覆盖口腔，应注意橡皮障布的上缘不能阻塞鼻孔。但在临床中为了避免超声荡洗下的高浓度次氯酸钠这类带腐蚀性的药剂侵犯软组织，防止备牙以及水气混合冲洗时水雾进入患者鼻腔等情况，我们需要有意地将橡皮障布遮挡住患者的鼻部甚至使用孔巾覆盖患者面颈部。

### 6.1　置橡皮障布于支架上方：操作简单，容纳空间小（图6-1-1）

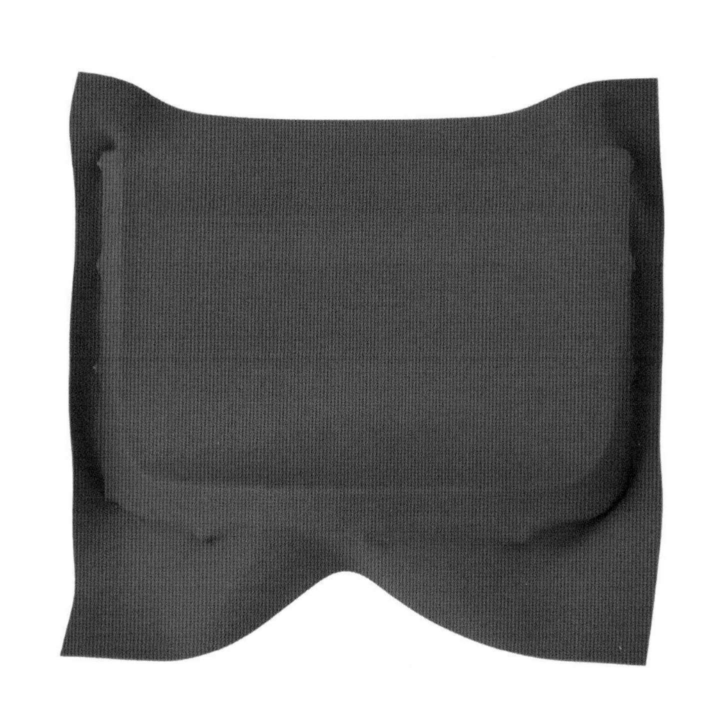

适用于：

- 后牙根管预备
- 玻璃充填
- 种植基台的上部修复

……

图6-1-1

操作方法如图6-1-2~图6-1-10所示。

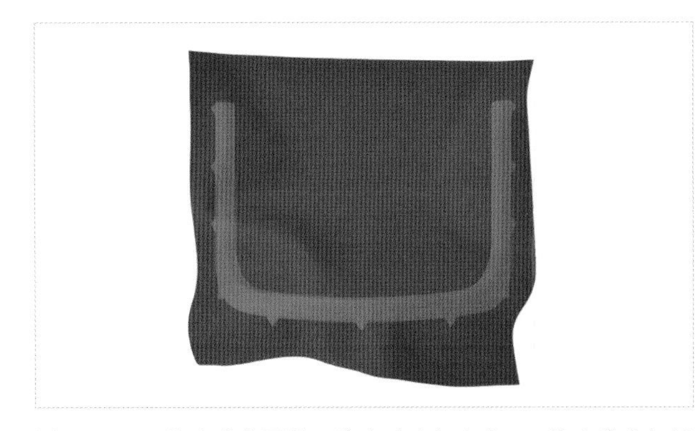

图6-1-2　1.橡皮障布覆盖于橡皮障支架上方；2.橡皮障支架置于橡皮障布的中心

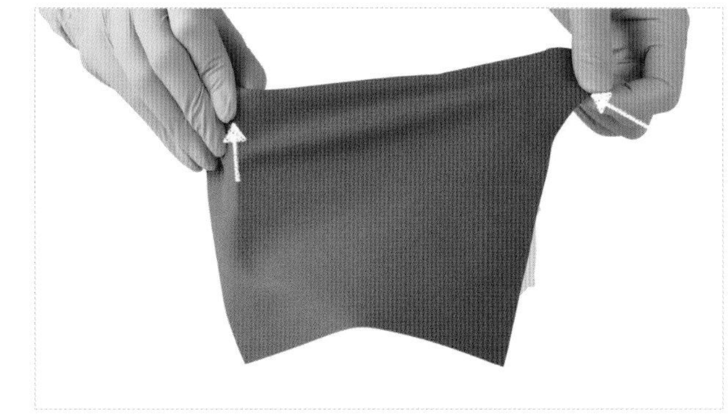

图6-1-3　1.先将橡皮障布挂在橡皮障支架上方左右两个小钉突上；2.切勿过度牵拉，避免橡皮障布偏移

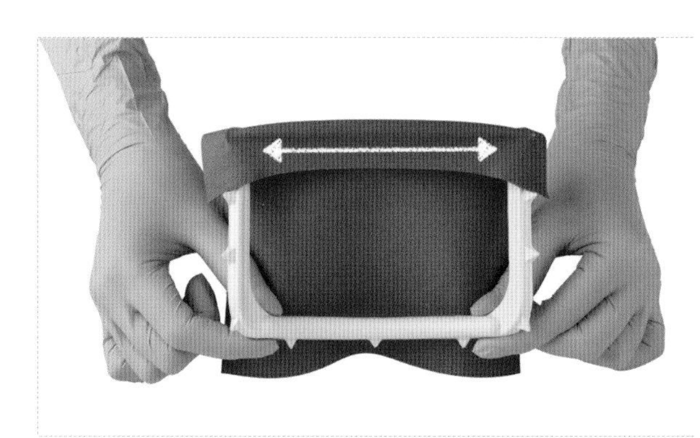

图6-1-4　挂好上方两侧橡皮障布后，橡皮障布应均匀分布橡皮障支架上且不易脱落

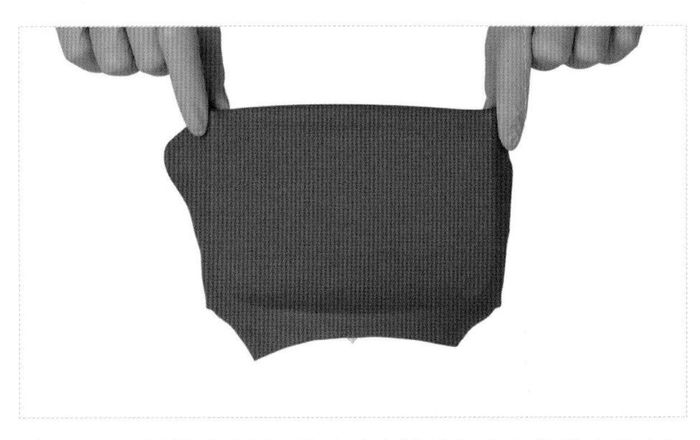

图6-1-6　同样需要保证橡皮障布被均匀分布在橡皮障支架上，避免向一侧偏移

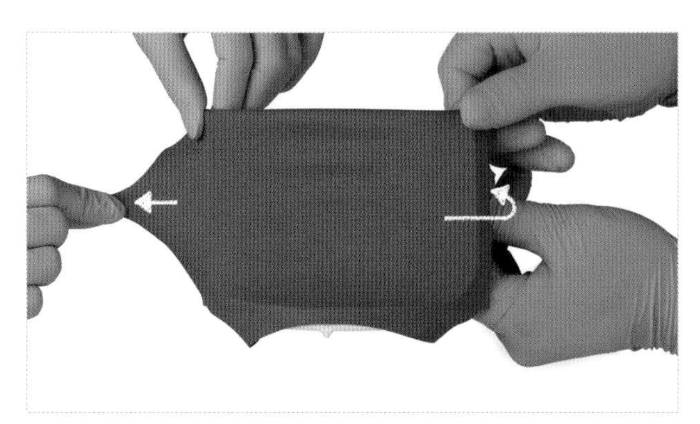

图6-1-7　1.两边同时向外拉开；2.顶住橡皮障支架向后包绕小钉突，使橡皮障布挂上

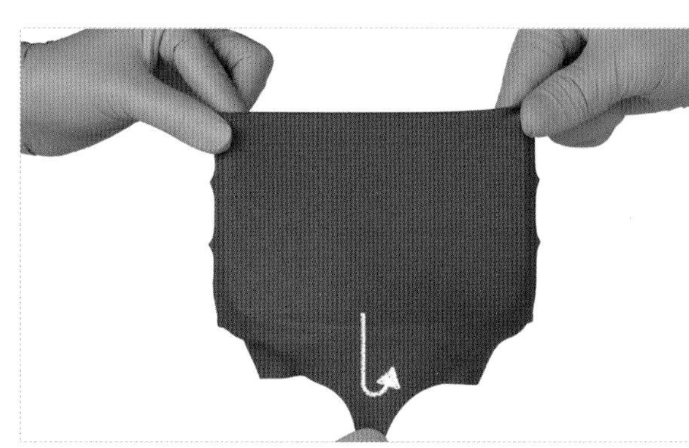

图6-1-8　向下牵拉并向后包绕小钉突，使橡皮障布挂上

所示。

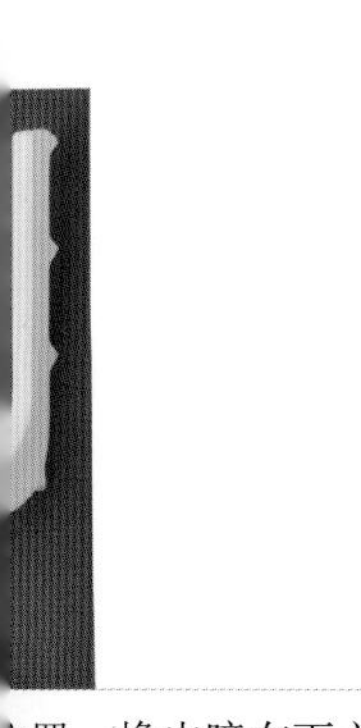

立置，橡皮障布下方
倒置支架使“U”形
.倒置时橡皮障布下

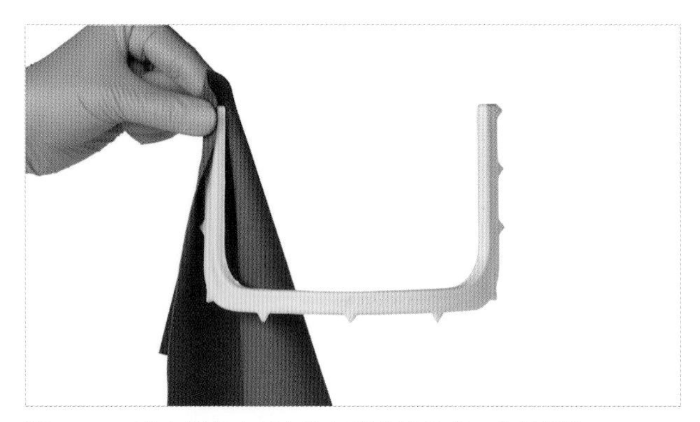

图6-2-3　橡皮障布由后向前包裹支架任意一角并捏住

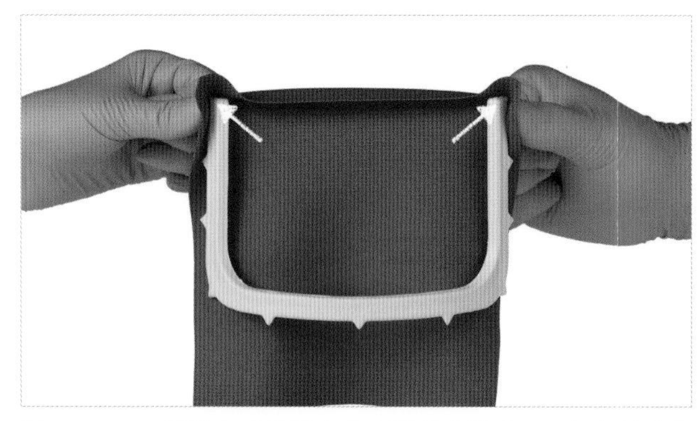

图6-2-4　1.同样方式挂好上方双侧橡皮障布；2.切勿过度拉伸，避免橡皮障布偏移

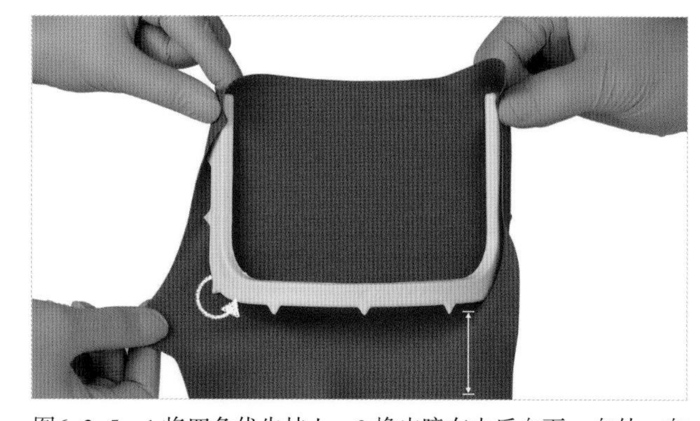

图6-2-5　1.将四角优先挂上；2.橡皮障布由后向下、向外、向前包绕小钉突，挂上橡皮障布；3.橡皮障布下方预留空间

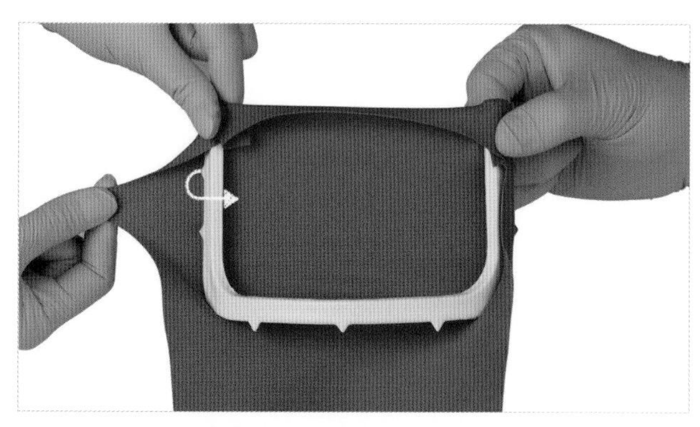

图6-2-6　使橡皮障布挂上两侧其余小钉突

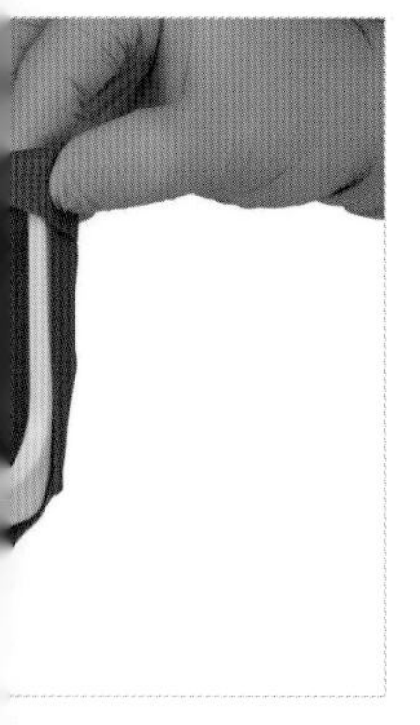

，由后向前包绕住一
勾

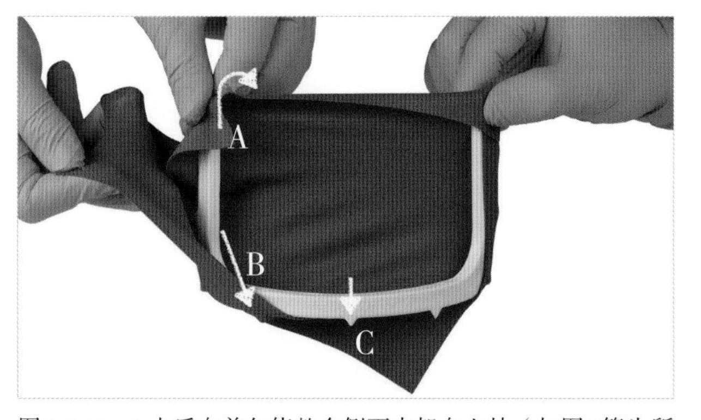


图6-2-8　1.由后向前包绕整个侧面支架向上挂（如图A箭头所示）；2.B小钉突需包绕在内；3.无须包绕中点C小钉突

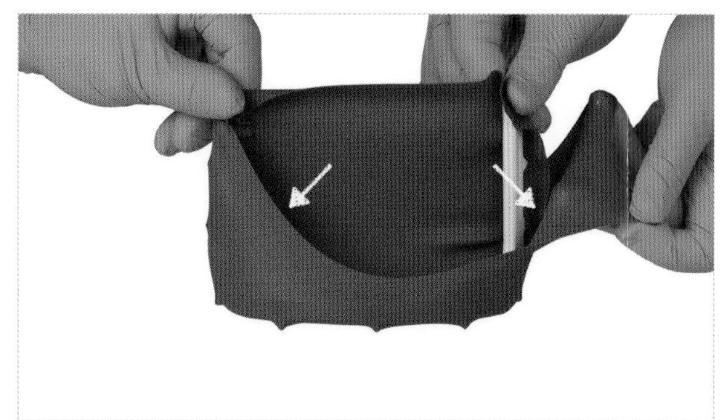

图6-2-9　对侧同样方式包绕，形成网兜状

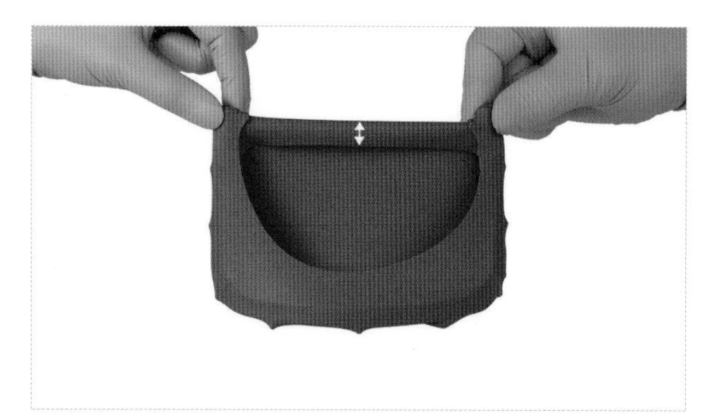

图6-2-10　上部预留部分橡皮障布必要时向上牵拉以挡住鼻孔

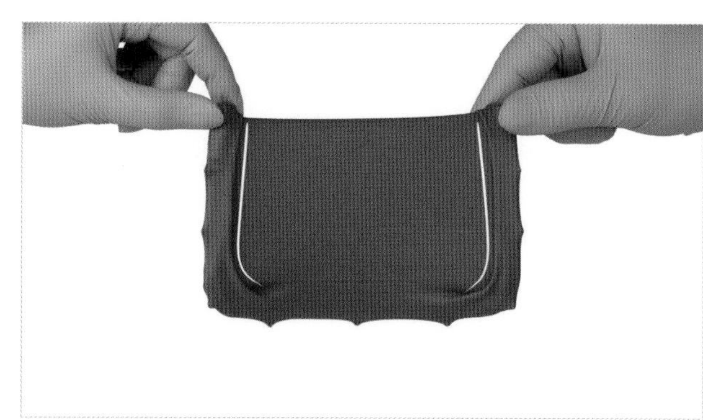

图6-2-11　检查支架两侧及背面包裹程度，避免漏水

扫码关注后
输入xpz06
观看视频

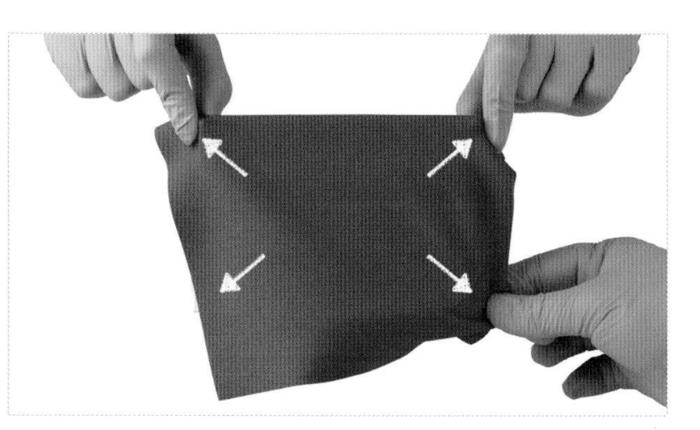

图6-1-5　余下对角挂上

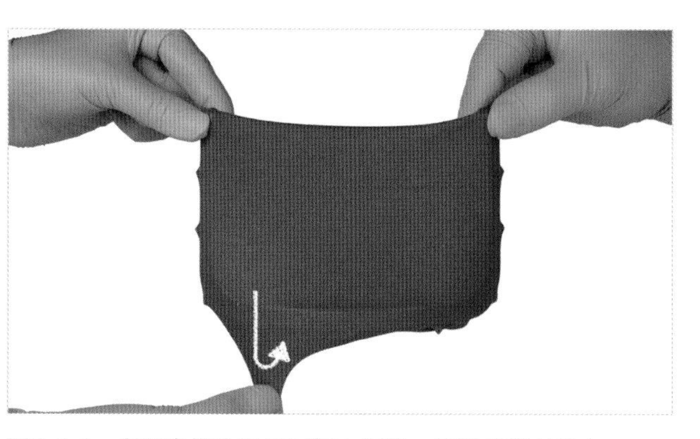

图6-1-9　向下牵拉并向后包绕小钉突，使橡皮障布挂上

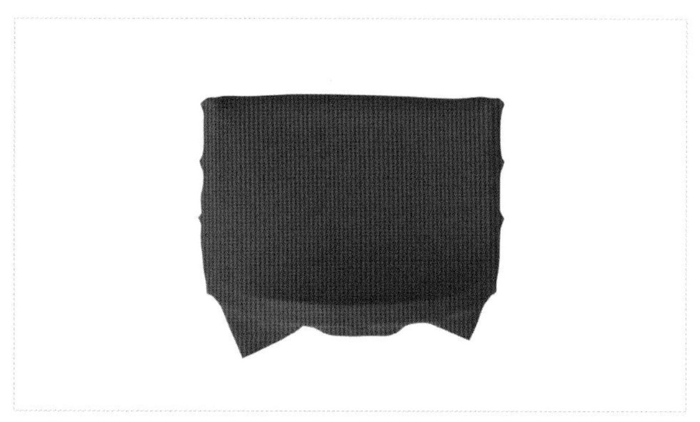

图6-1-10　完成

扫码关注后
输入xpz05
观看视频

## 6.2 置橡皮障布于支架下方：操作复杂，容纳空间大（图6-2-1）

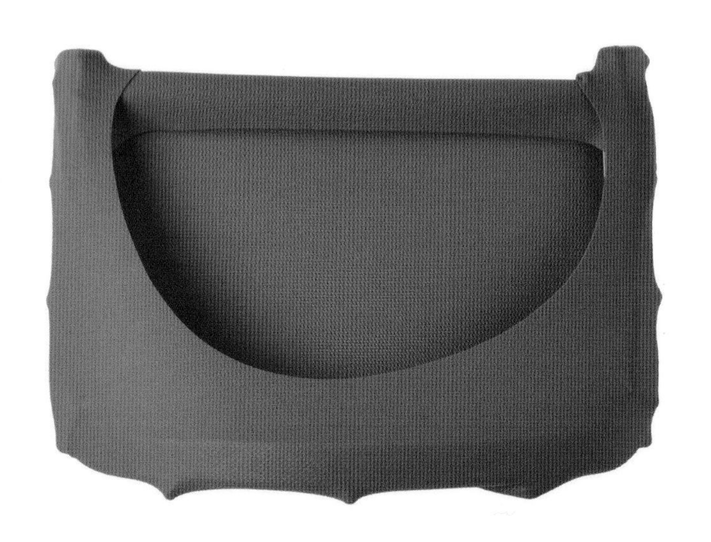

适用于：

· 根管治疗的开髓

· 去龋过程的隔离

· 树脂充填

· 牙体预备

· 拆除修复体

· 正畸托槽、附件、保持器粘接

· 基牙上全瓷冠的树脂粘接

……

图6-2-1

操作方法如图6-2-2~图6-

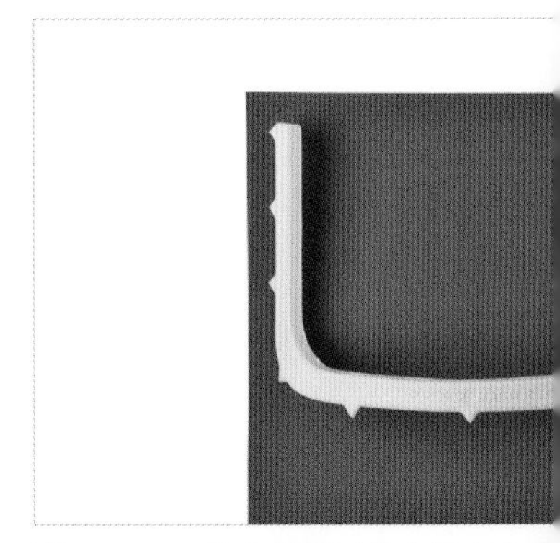

图6-2-2 1.将支架置于橡皮障布中心
预留空间；2.上前牙隔离时
开口朝向颏部，用以悬挂牙
方同样预留空间

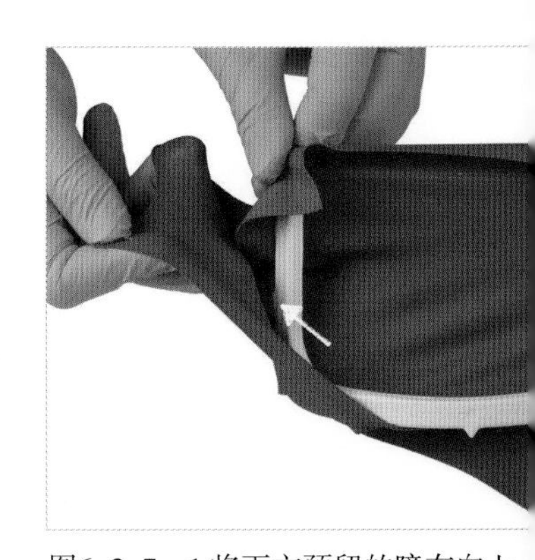

图6-2-7 1.将下方预留的障布向上、
侧支架；2.注意侧面挂布不

# 第7章　4种橡皮障隔离技术操作细节解析

# DETAIL OPERATION OF FOUR RUBBER DAM PLACEMENT TECHNIQUES

临床治疗时，根据口内情况及使用不同的橡皮障夹可分4种上障方法：橡皮障布优先法；橡皮障夹优先法；弓法；翼法。其中翼法仅适用于有翼的橡皮障夹安置。不论哪种方法，橡皮障夹的中线和牙弓方向应基本一致。具体操作方法如下：

## 7.1　橡皮障布优先法

橡皮障布优先法是优先将橡皮障布套入待隔离牙后，再使用橡皮障夹或楔线等工具，固定橡皮障布的上障方式。常用于多颗前牙隔离，使用前牙无翼的龈下夹时此方法也适用。邻接较难通过的后牙使用此方法时，先将橡皮障布撑薄后再通过邻接，使后牙的橡皮障隔离更轻松。此方法在橡皮障布套入牙体的过程中视野受橡皮障布阻挡，仅能通过橡皮障布上被撑大的孔洞寻找待隔离牙，需反复确认牙位。

具体操作步骤如图7-1-1~图7-1-24所示。

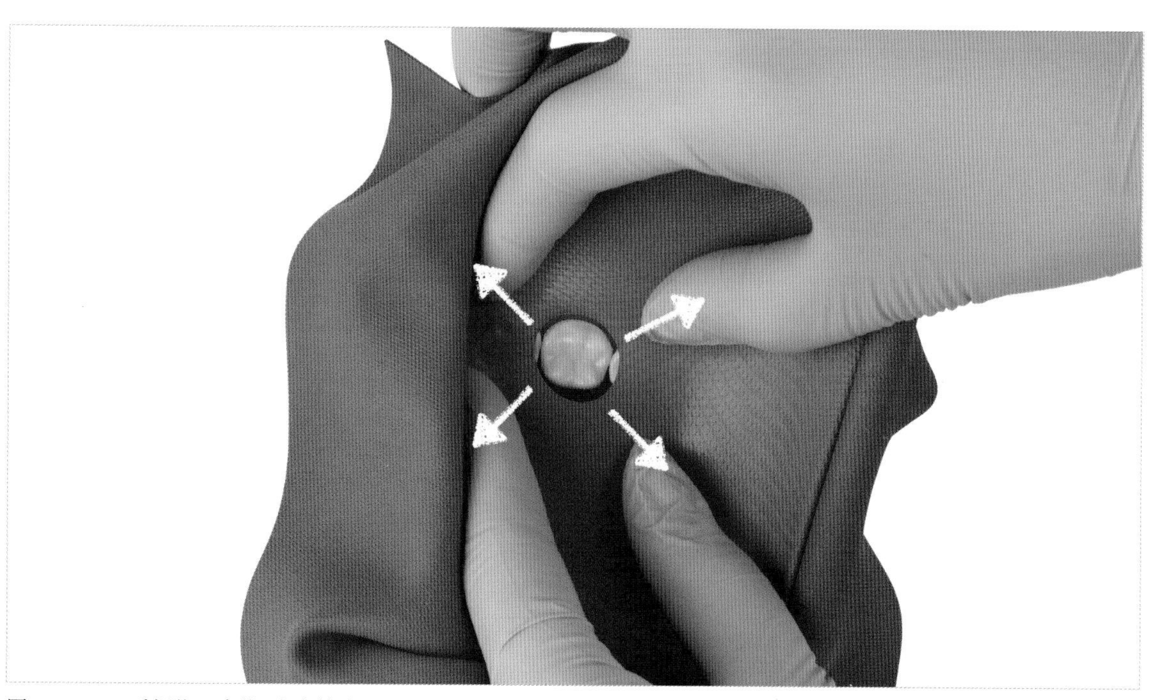

图7-1-1　双手拇指、食指4点向箭头所指方向施力，将橡皮障布向四周撑开，通过被撑开的孔洞寻找待隔离牙

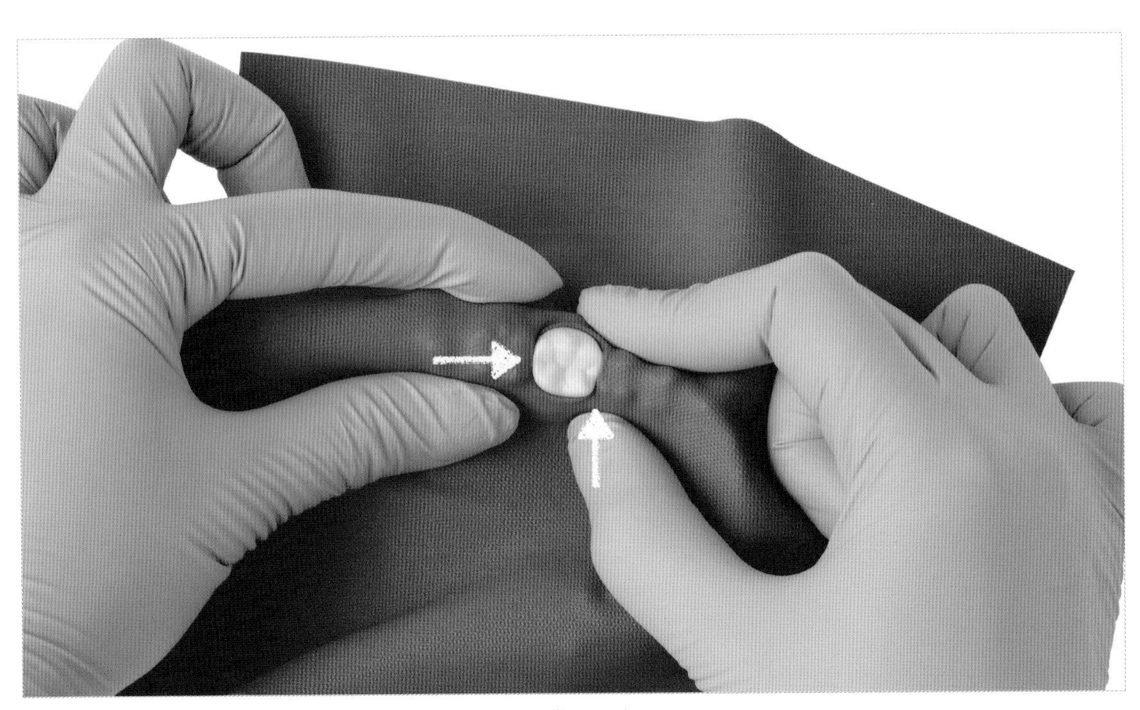

图7-1-2 1.将橡皮障布套入牙体；2.通过邻接必要时可借助牙线

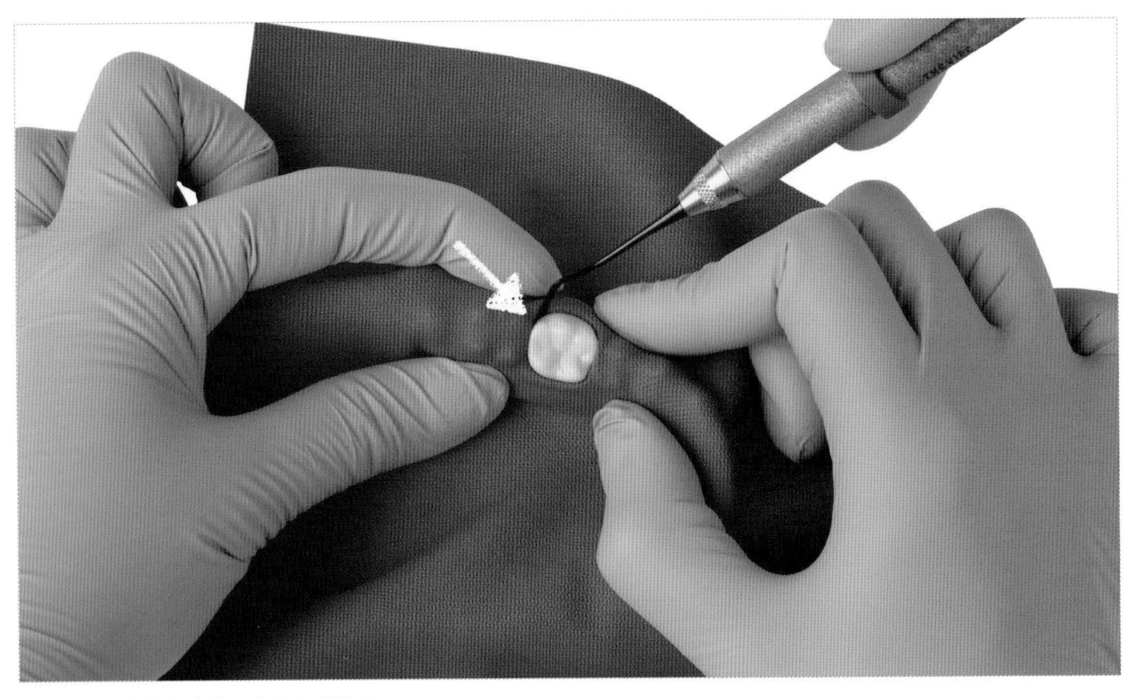

图7-1-3 将橡皮障布边缘塞入龈沟内

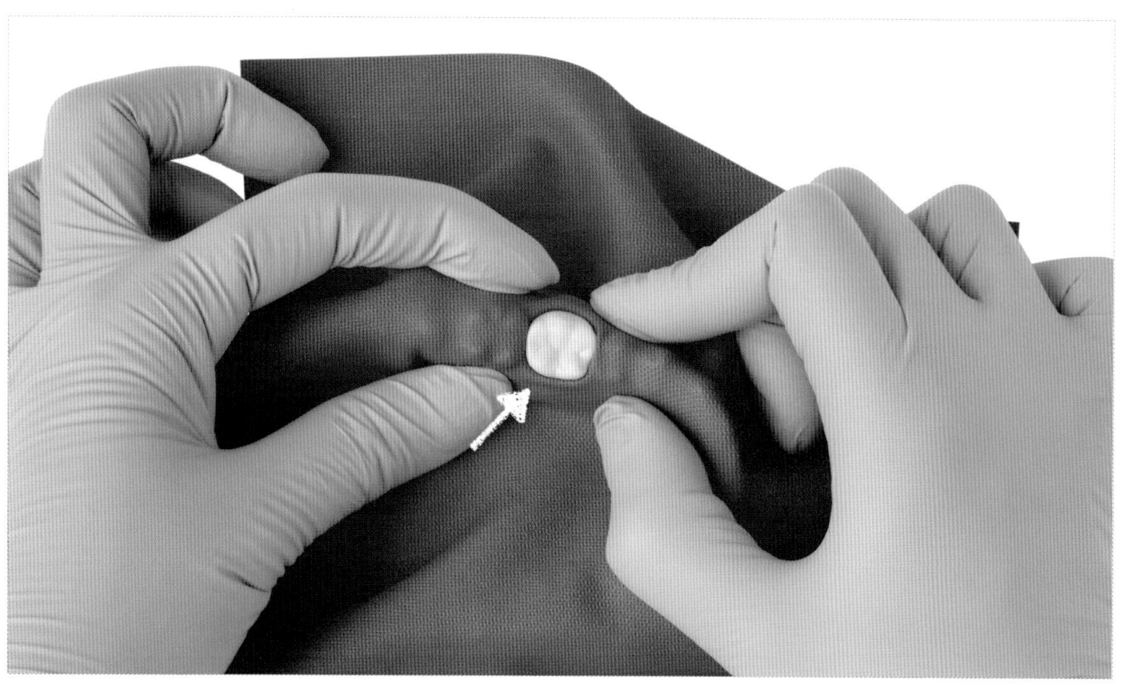

图7-1-4　确保橡皮障布孔洞边缘全部翻折朝向龈方，以减少渗漏

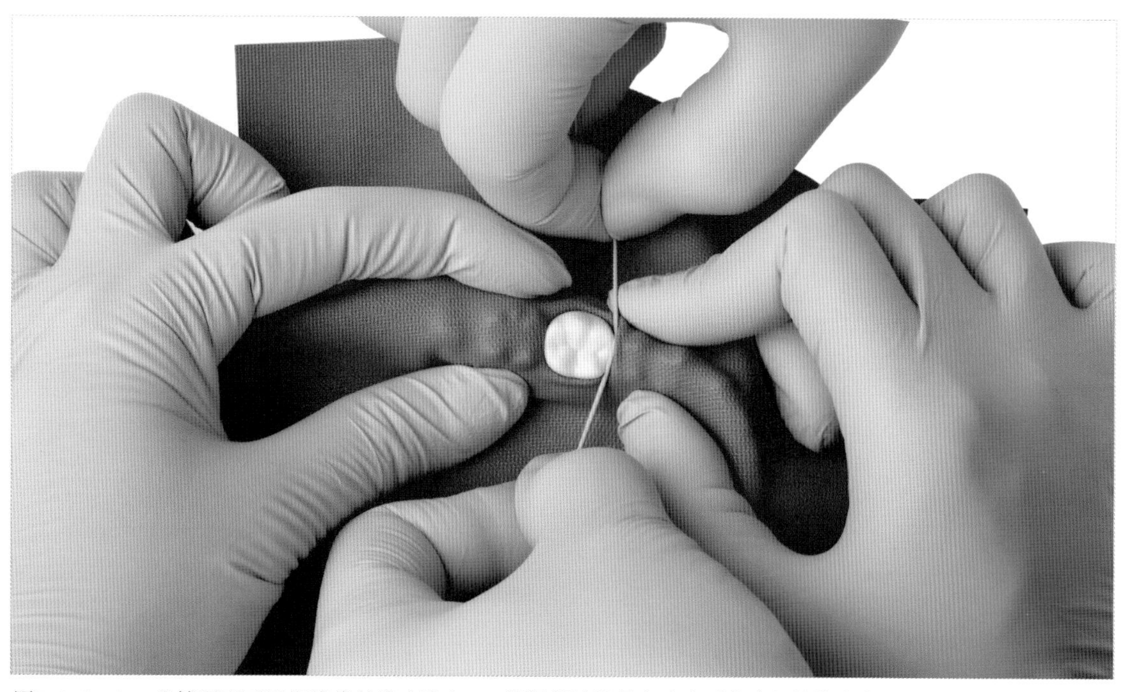

图7-1-5　1.一些情况下可用楔线代替橡皮障夹；2.根据邻接松紧度选取适宜直径的橡皮障楔线；3.将楔线拉长拉细以便通过邻接

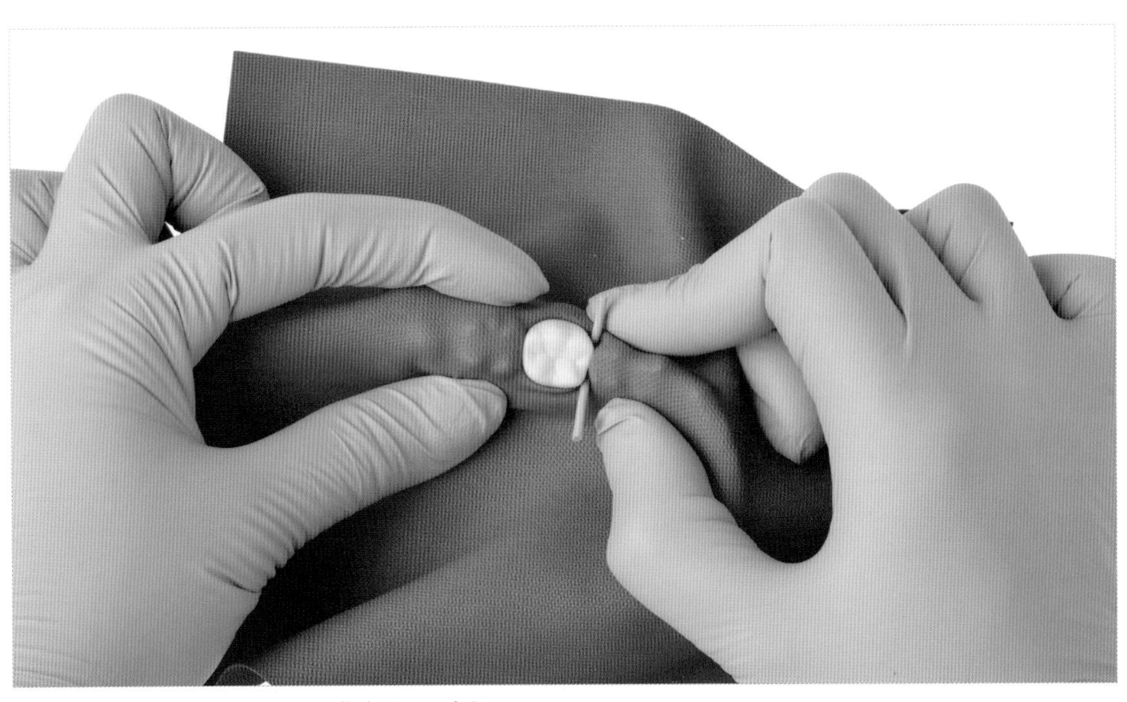

图7-1-6　截取楔线长度一般为1.5倍磨牙近远中径

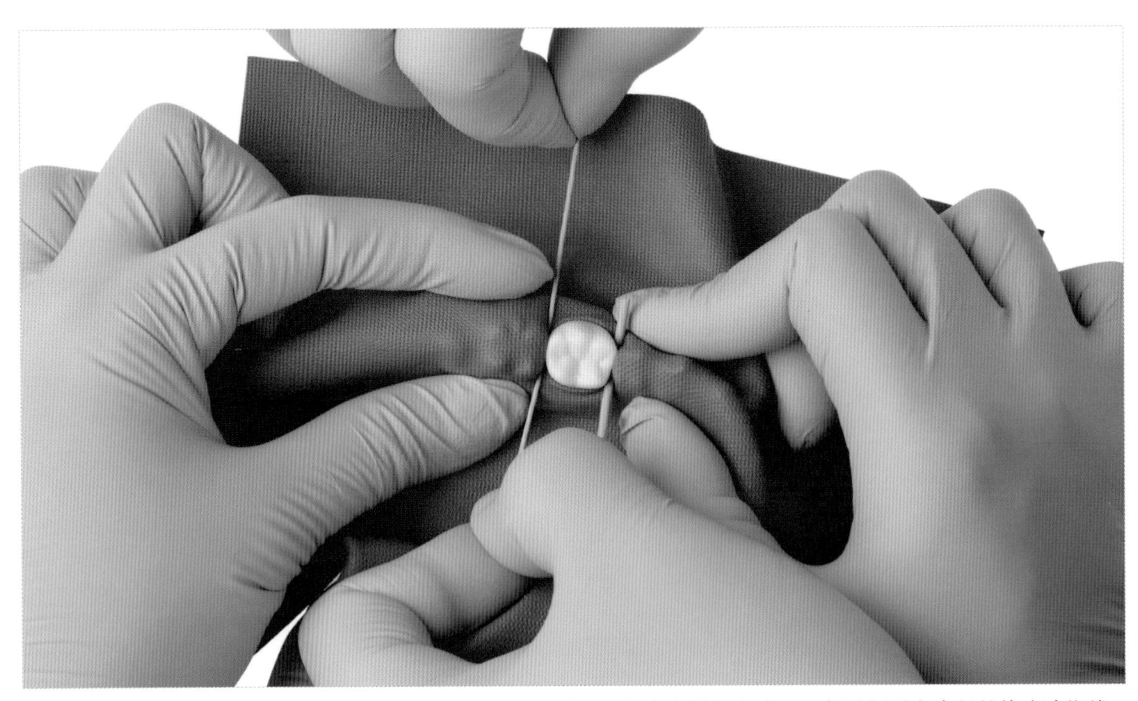

图7-1-7　依据牙线或橡皮障布通过邻接的阻力或使用间隙塞尺判断邻接松紧度，以便选择适宜直径的橡皮障楔线

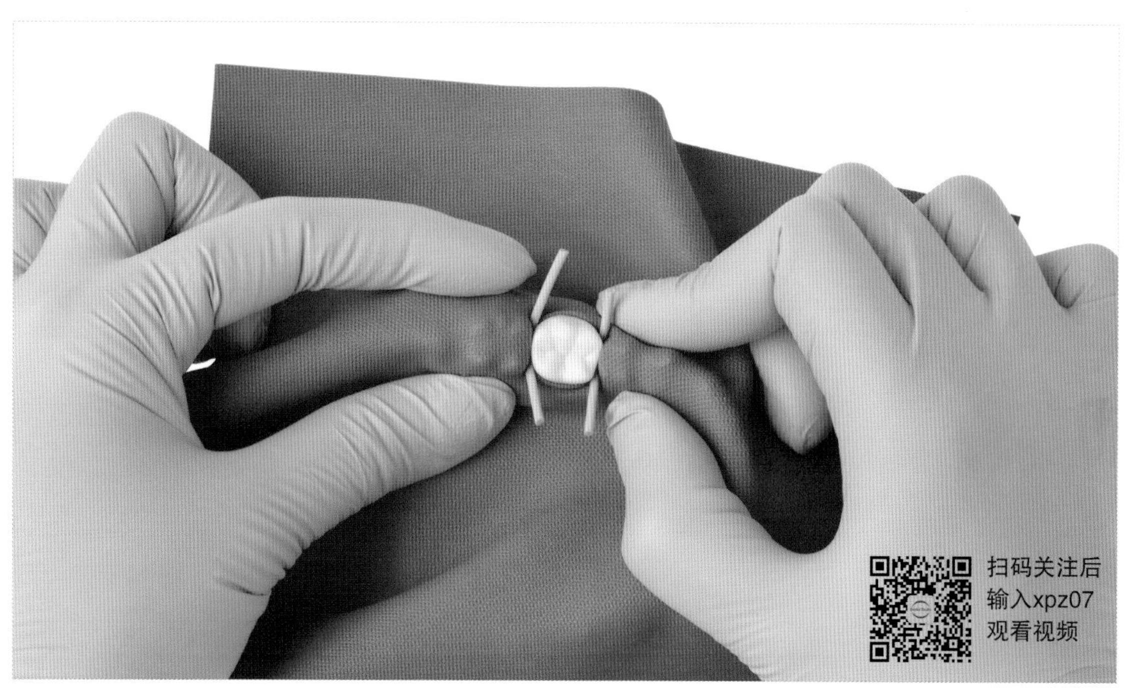


图7-1-8　楔线固定橡皮障布仅适用于被隔离牙有临牙的情况

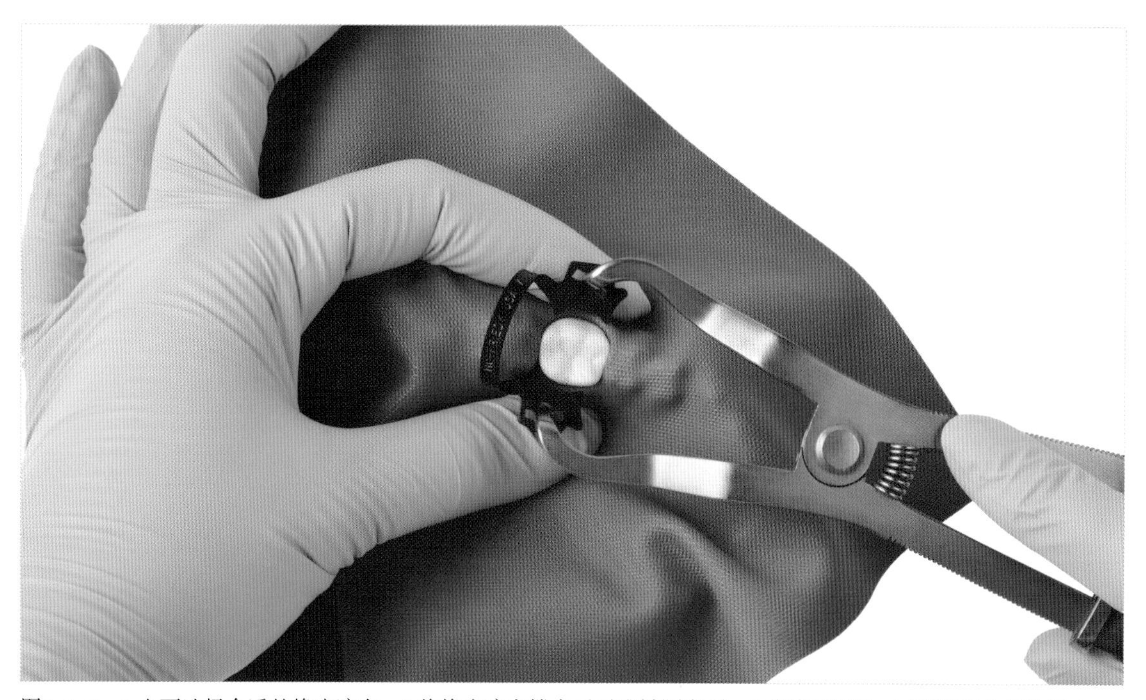

图7-1-9　1.也可选择合适的橡皮障夹；2.将橡皮障夹撑大后对准被隔离牙；3.非特殊情况，弓部需朝向牙的远中

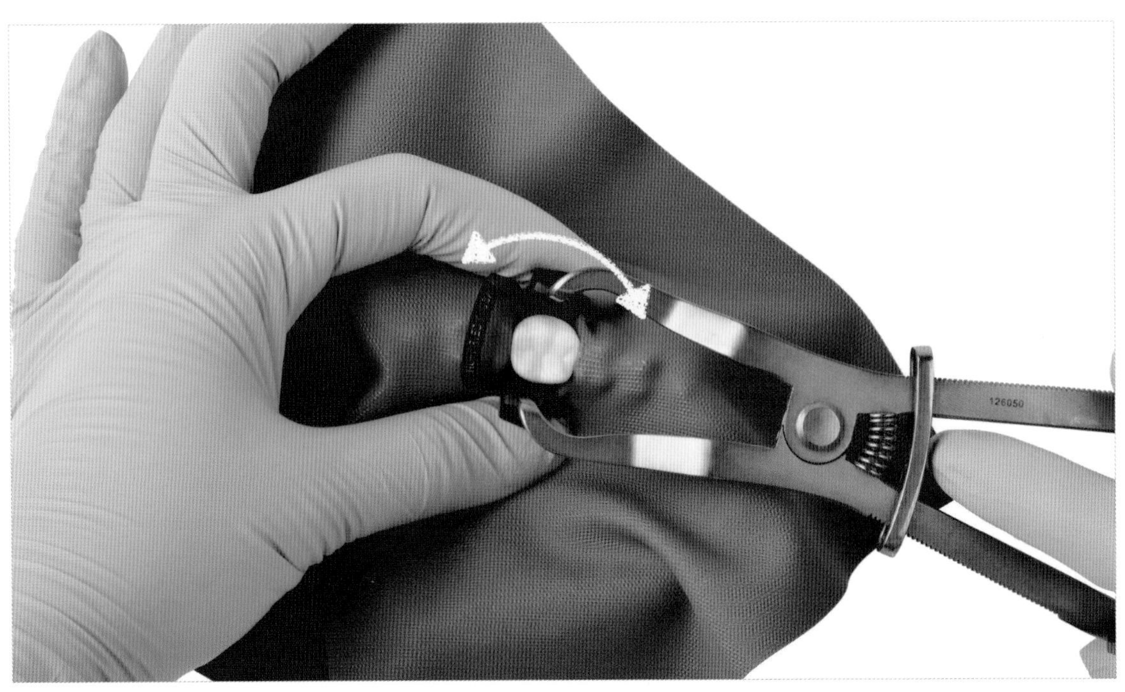


图7-1-10 橡皮障夹夹到牙体上以后，可以稍做旋转找到稳定夹持的角度

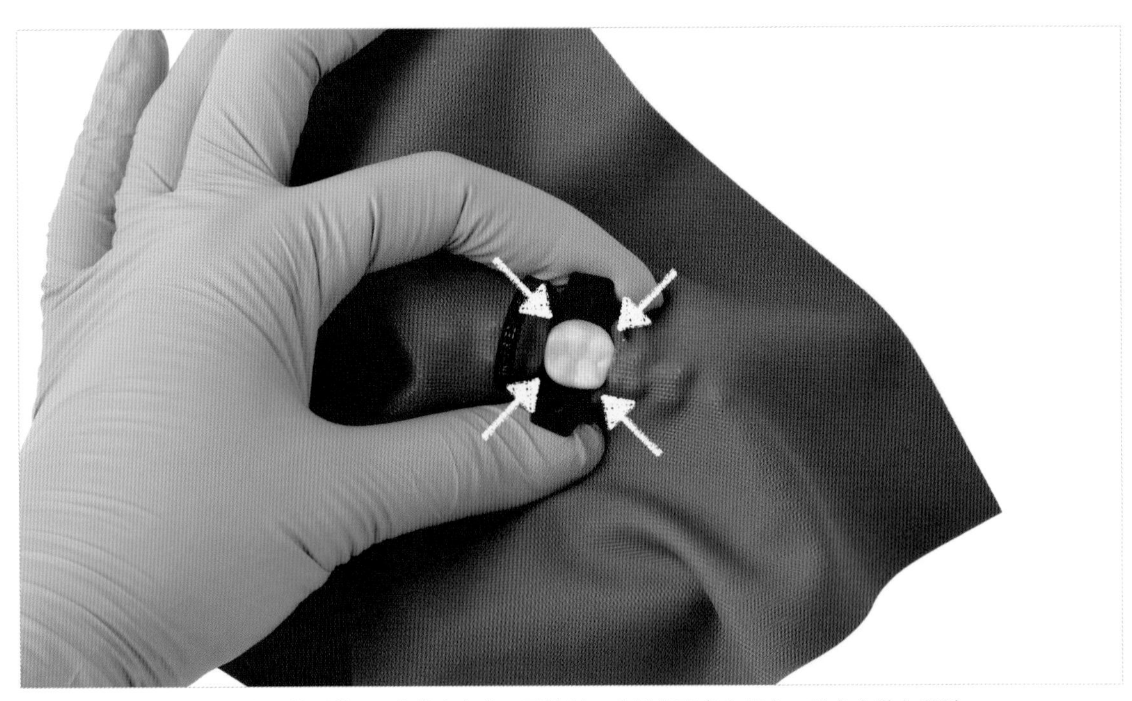

图7-1-11 1.保证4点稳定夹持牙体；2.夹持点应位于牙体颊、舌侧外形高点龈方，避免向𬌗方滑脱

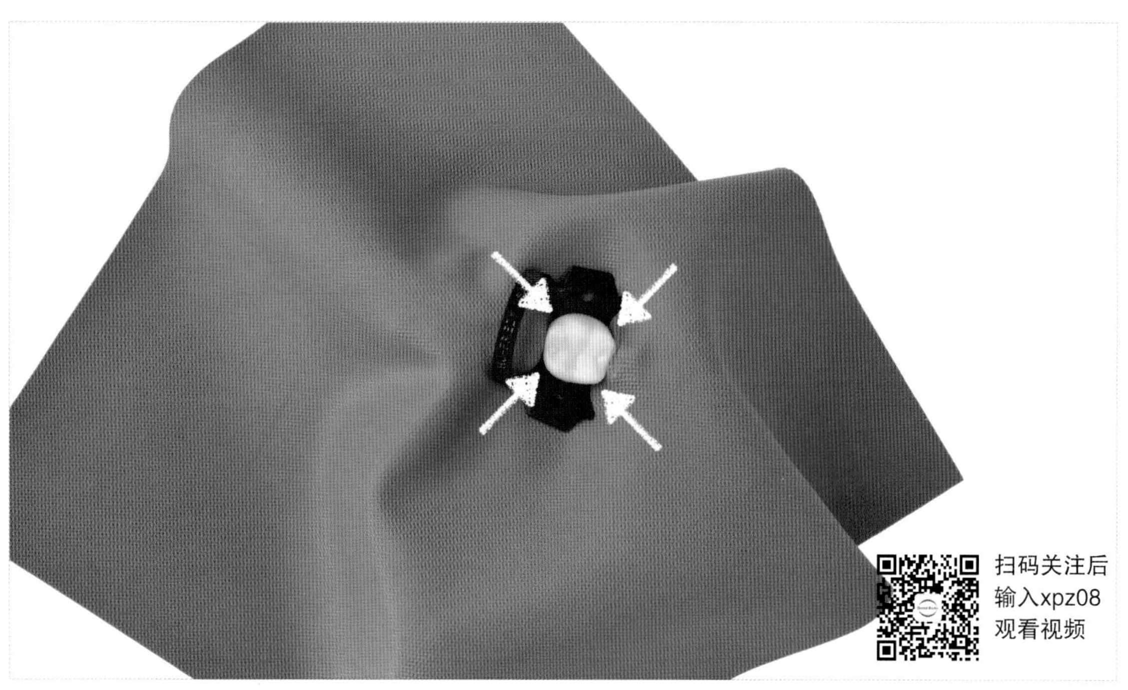


图7-1-12　1.检查边缘密闭性；2.必要时可借助橡皮障夹的喙部，将橡皮障布推向龈方；3.喙部尽量不要夹到橡皮障布，避免破裂

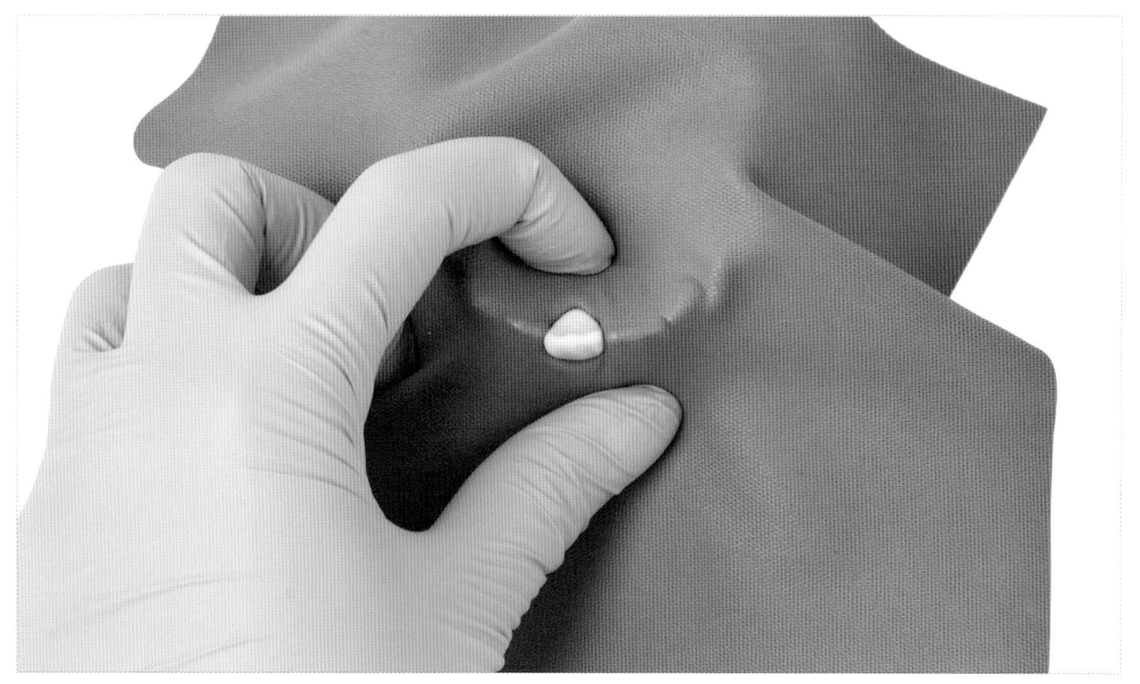

图7-1-13　1.单颗前牙上障常用于根管治疗、充填等情况；2.如果涉及邻面需同时暴露邻牙

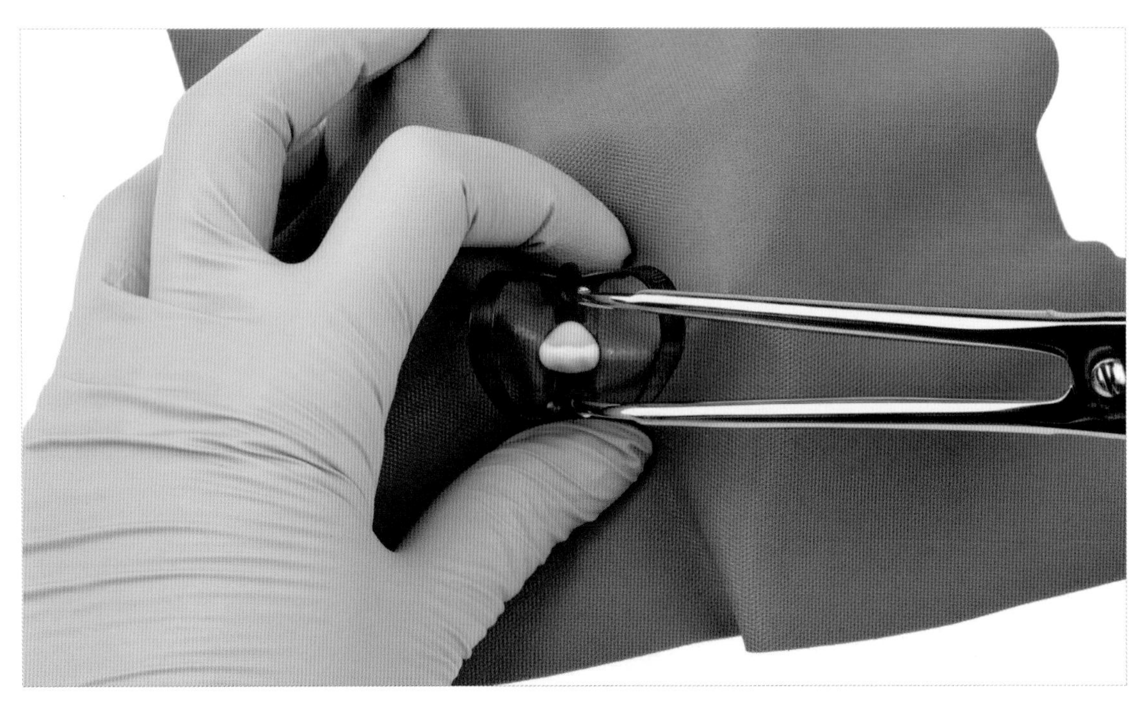

图7-1-14　1.选择前牙适用的橡皮障夹；2.舌侧夹持于舌隆突龈方

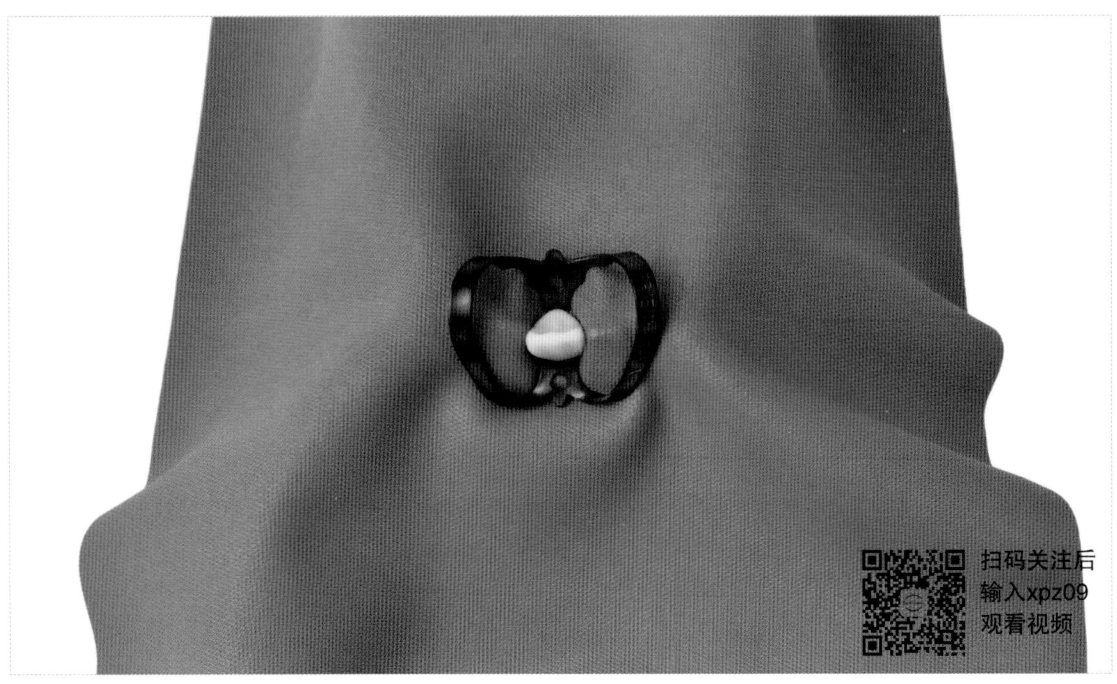


图7-1-15　前牙牙体及橡皮障夹的喙部较小，但仍需保持4点稳定夹持

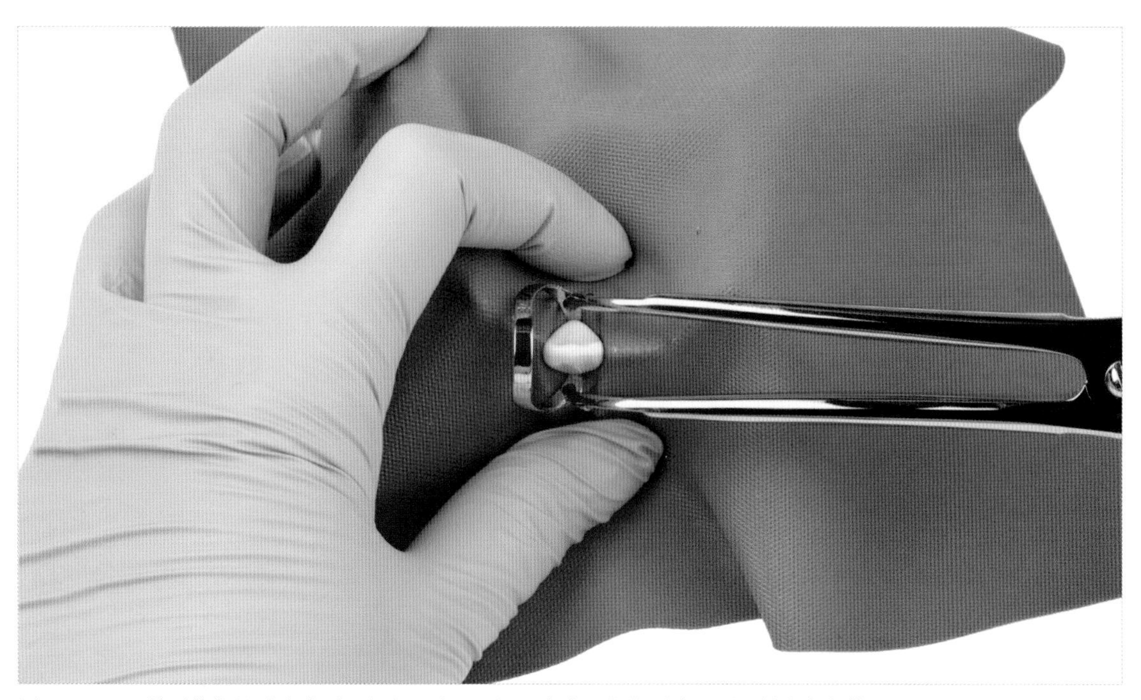

图7-1-16　1.前牙修复性治疗常需选择龈下夹；2.龈下夹喙口往往更小，更不易稳定夹持

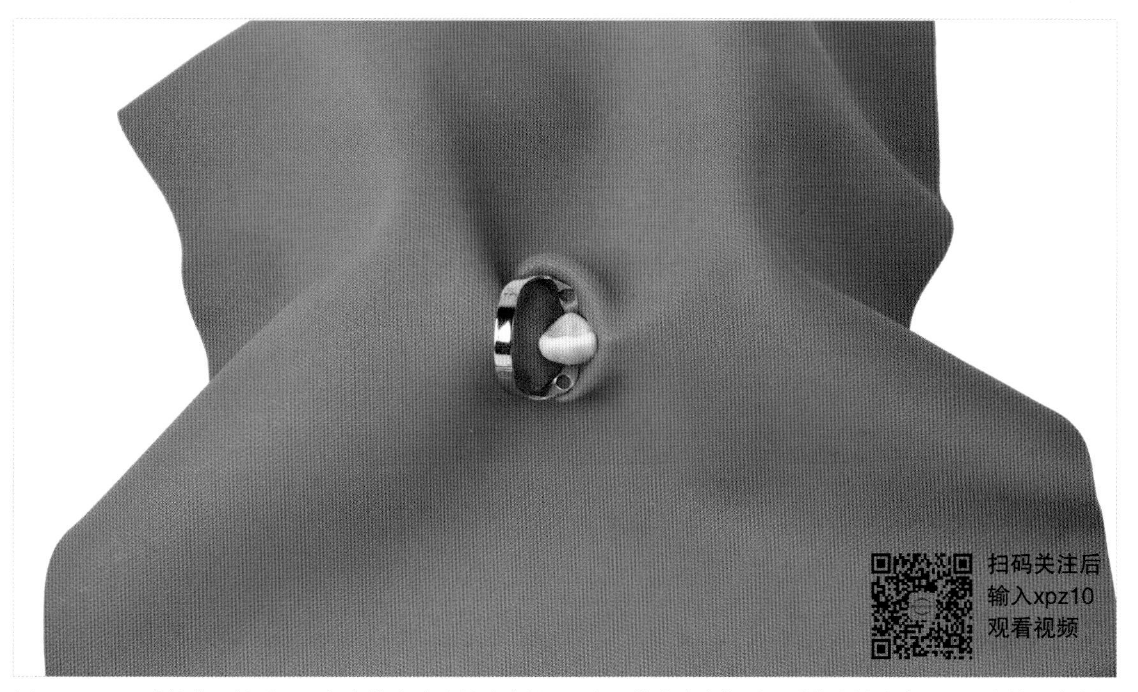


图7-1-17　1.建议使用辅助工具提高橡皮障夹的稳定性；2.安置橡皮障支架时用手扶稳橡皮障夹，避免橡皮障布拉扯，导致橡皮障夹飞出

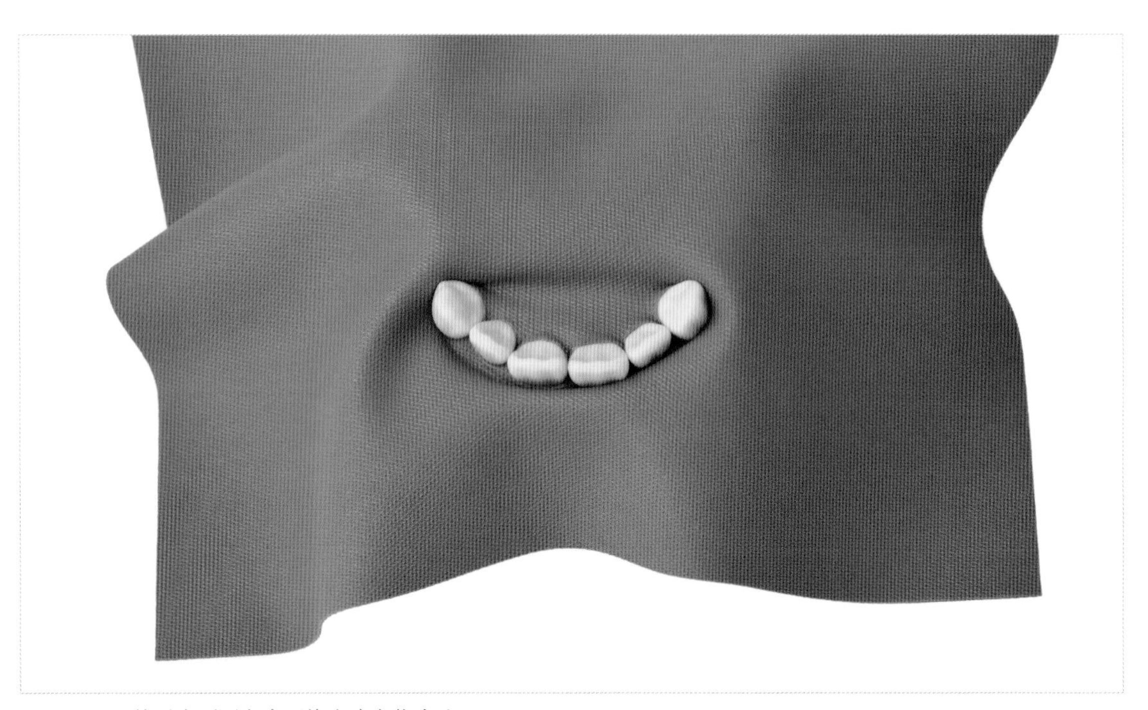

图7-1-18　前牙多颗隔离常用橡皮障布优先法

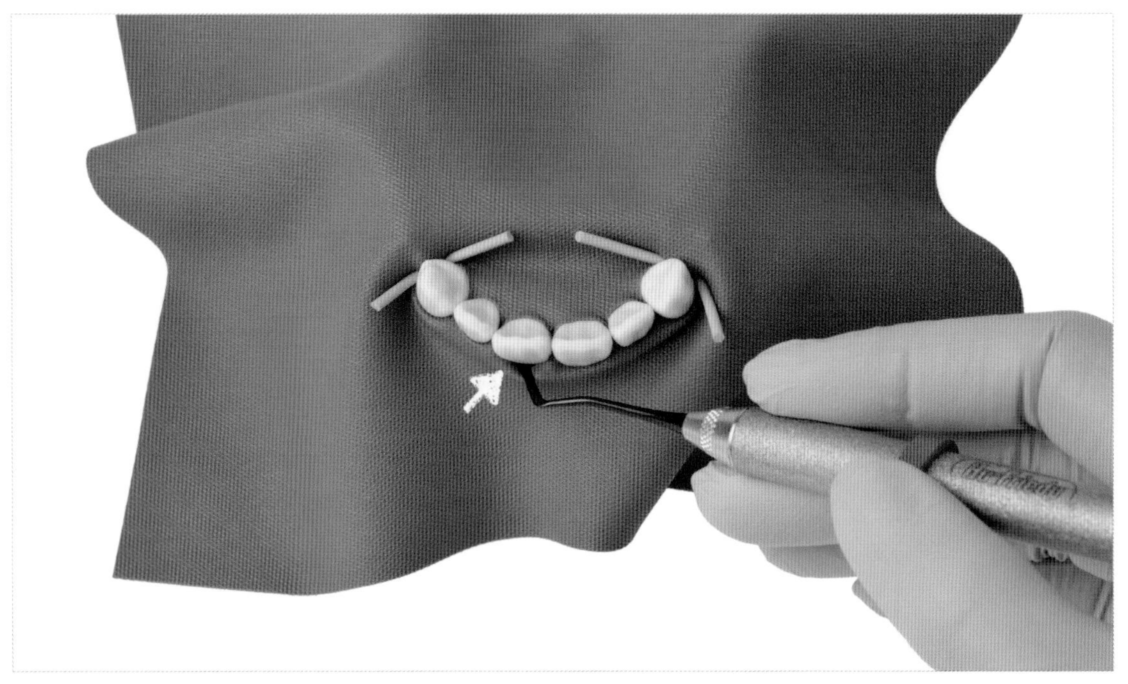

图7-1-19　前牙常用橡皮障楔线固定橡皮障布，橡皮障布孔洞边缘的翻折非常重要

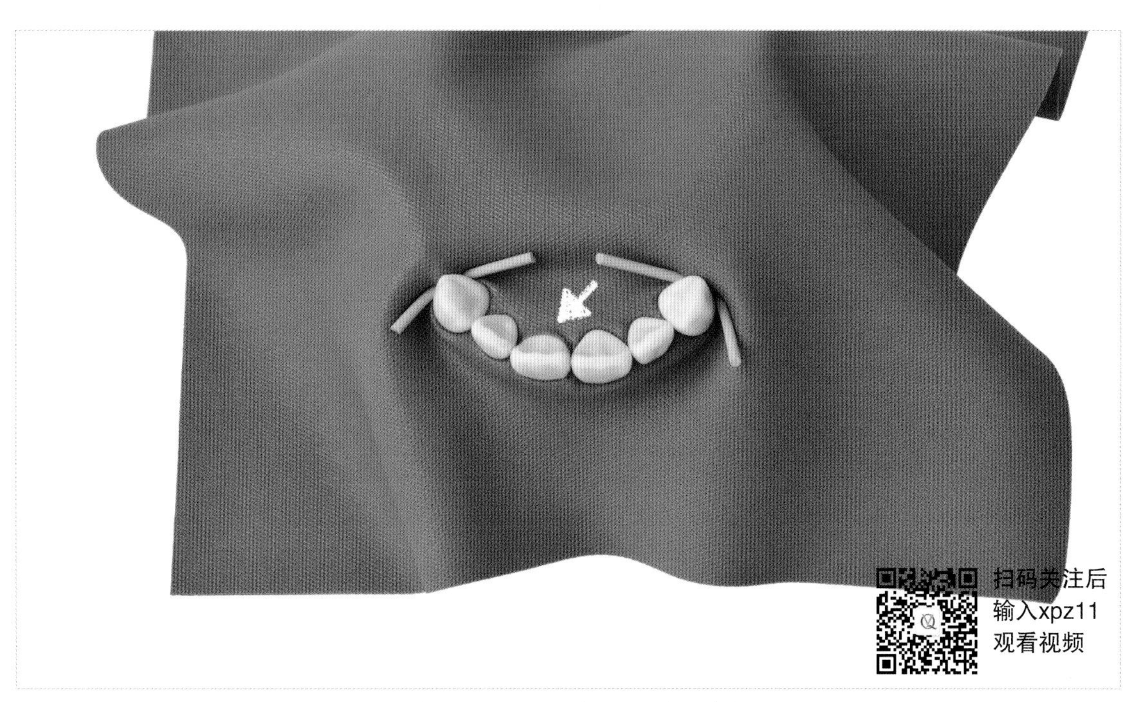


图7-1-20　如遇不易翻折的边缘时，可以使用牙线捆绑牙齿，辅助橡皮障布翻折或进入龈下

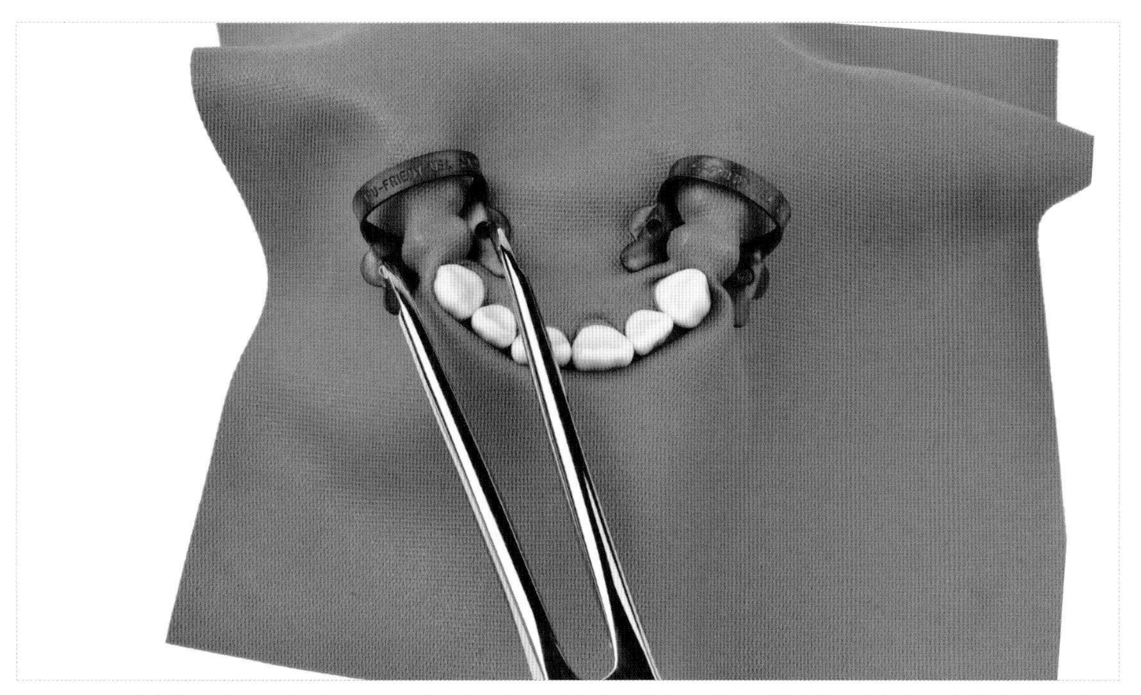

图7-1-21　使用橡皮障夹固定时，也可直接夹持在橡皮障布上，该方式无法直视软硬组织情况，应尽量避免夹持时造成伤害

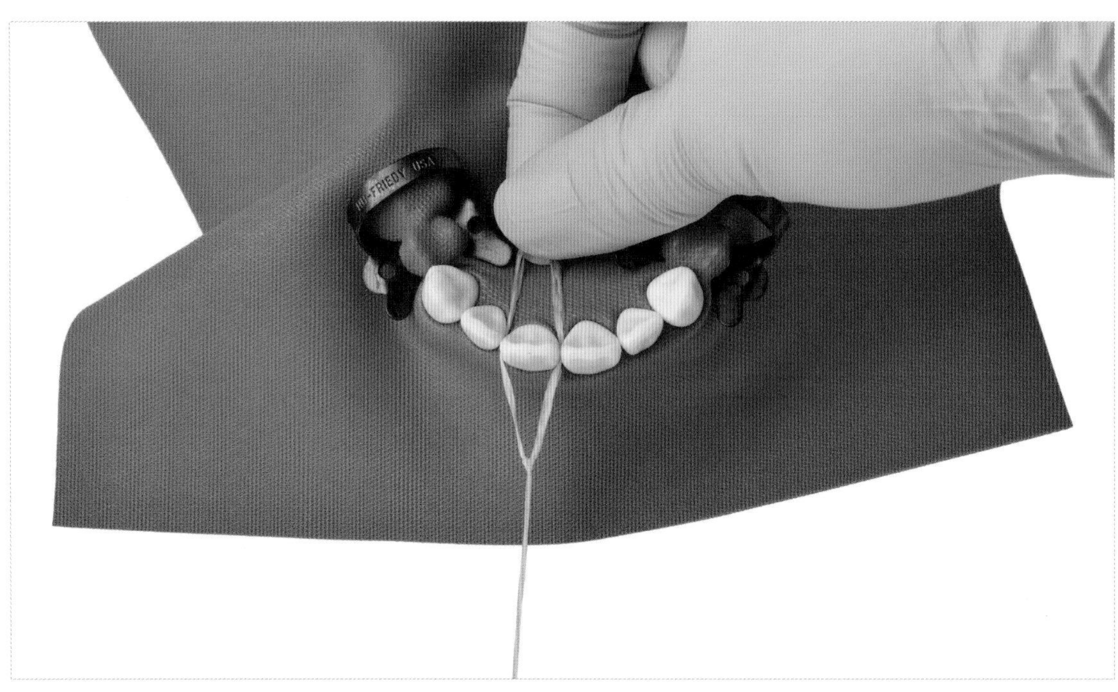

图7-1-22　可使用牙线辅助橡皮障布进入龈沟内

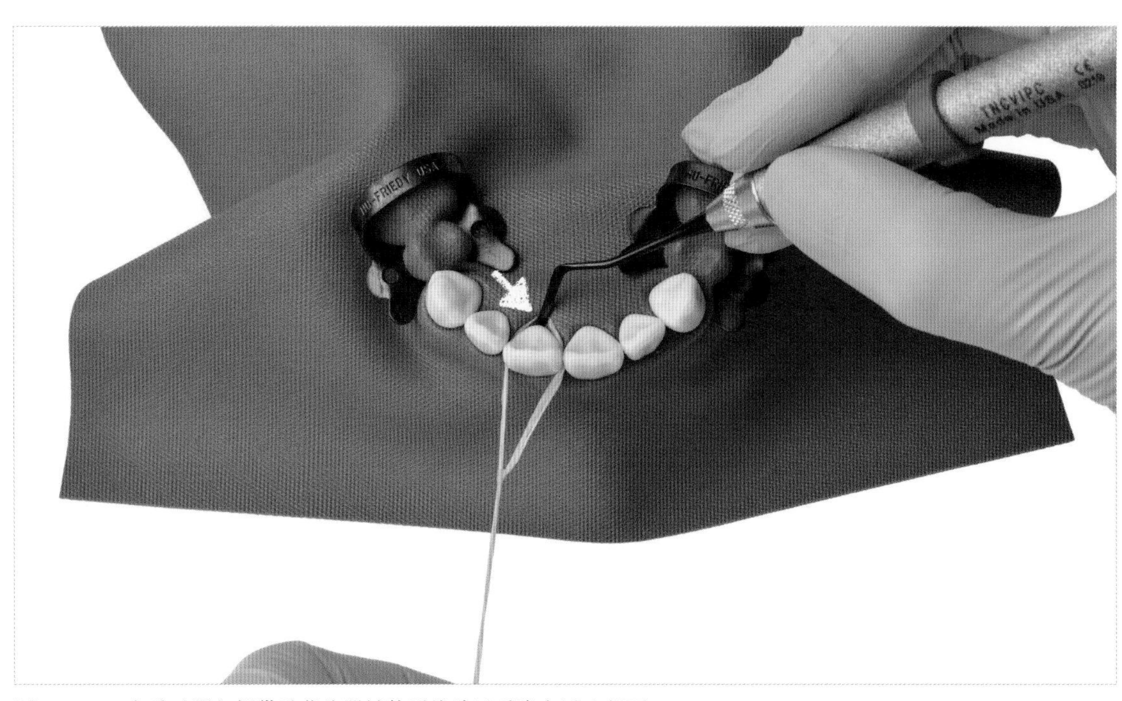

图7-1-23　在舌（腭）侧借助薄片器械使牙线跨过舌隆突进入龈下

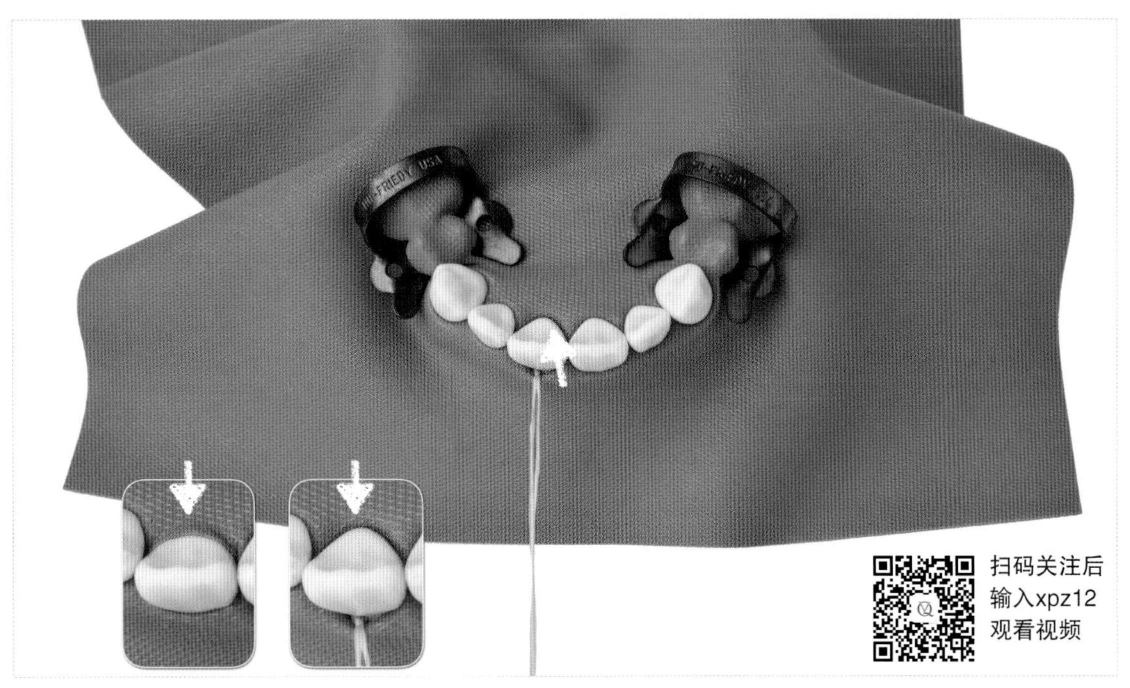


图7-1-24　1.如果是环形支架或者使用“U”形支架倒置的方式，多余的牙线可挂于支架上，对橡皮障布起到牵拉压迫的作用；2.可将牙线线头藏入邻面区域；3.切勿进入龈下过深，避免造成不可逆性软组织损伤

## 7.2　橡皮障夹优先法

橡皮障夹优先法是优先将橡皮障夹固定在牙体上，再安置橡皮障布及橡皮障支架的上障方式。此方法可在直视下放置橡皮障夹，适用于牙体缺损较大或牙体形态异常等橡皮障夹难以安放的情况。橡皮障夹固定后需要套入橡皮障布及安置橡皮障支架，因此对橡皮障夹的夹持稳定性要求较高，也对橡皮障布的弹性及抗撕裂性能要求较高。无翼的橡皮障夹体积较小，橡皮障布更容易通过，特别适用于此方法。

具体操作步骤如图7-2-1~图7-2-12所示。

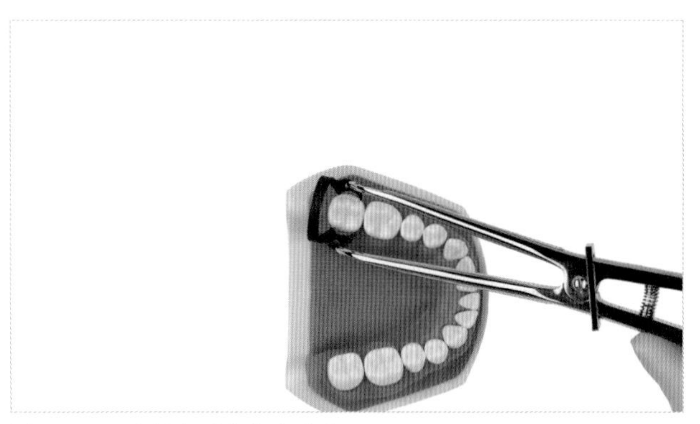

图7-2-1 选择合适的橡皮障夹

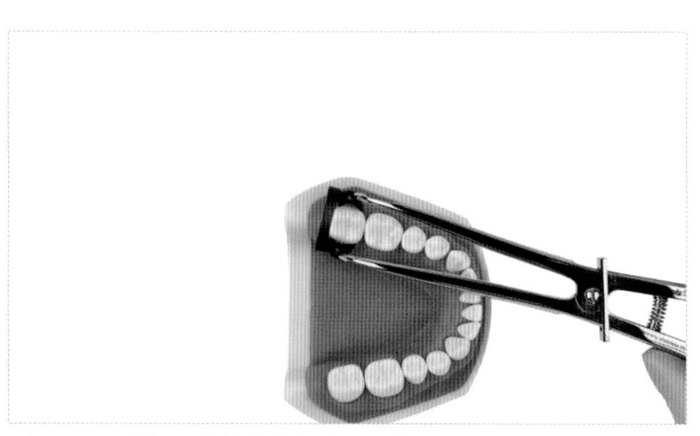

图7-2-2 确保牙体被夹持部位的牙体强度

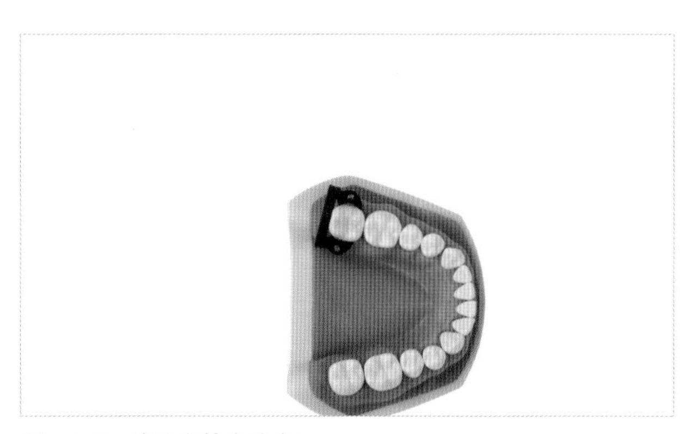

图7-2-3 确认夹持点稳定

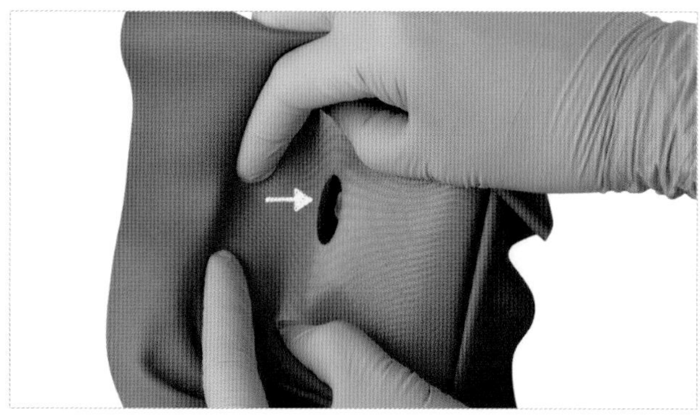

图7-2-4 将预先打好孔洞的橡皮障布撑大，从孔洞中寻找橡皮障夹的弓部

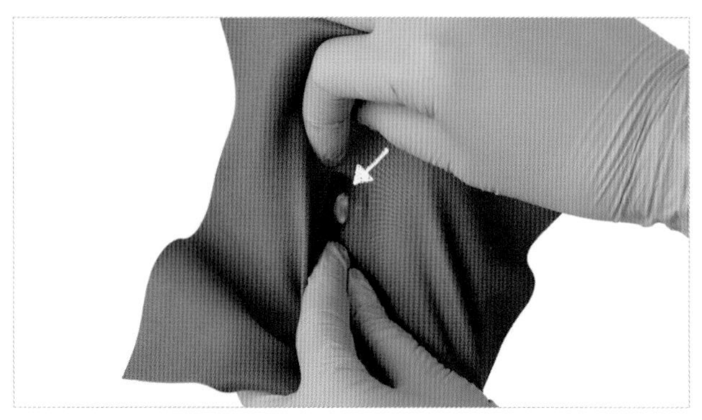

图7-2-5 1.将橡皮障布套于弓上；2.避免橡皮障夹向龈方滑动，损伤牙龈

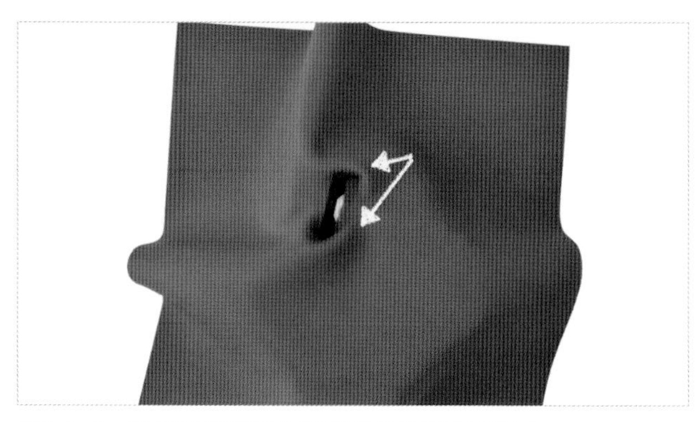

图7-2-6 橡皮障布要完全套在弓的外形高点龈方

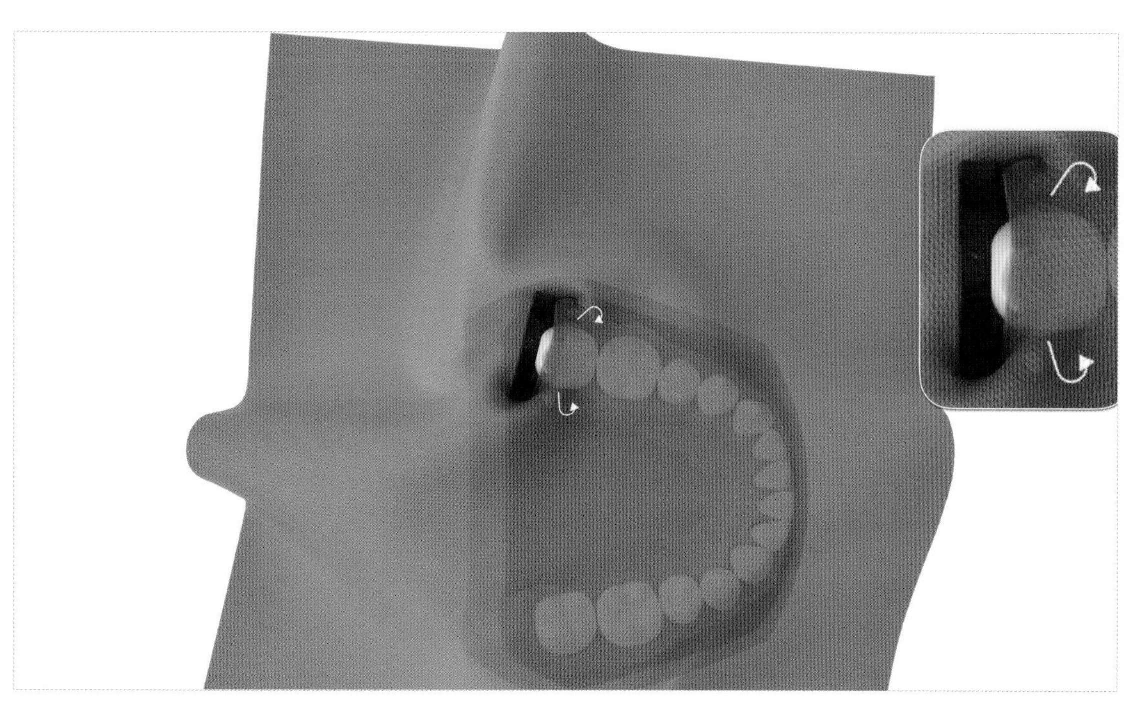
图7-2-7　将橡皮障布牵拉至橡皮障夹龈方

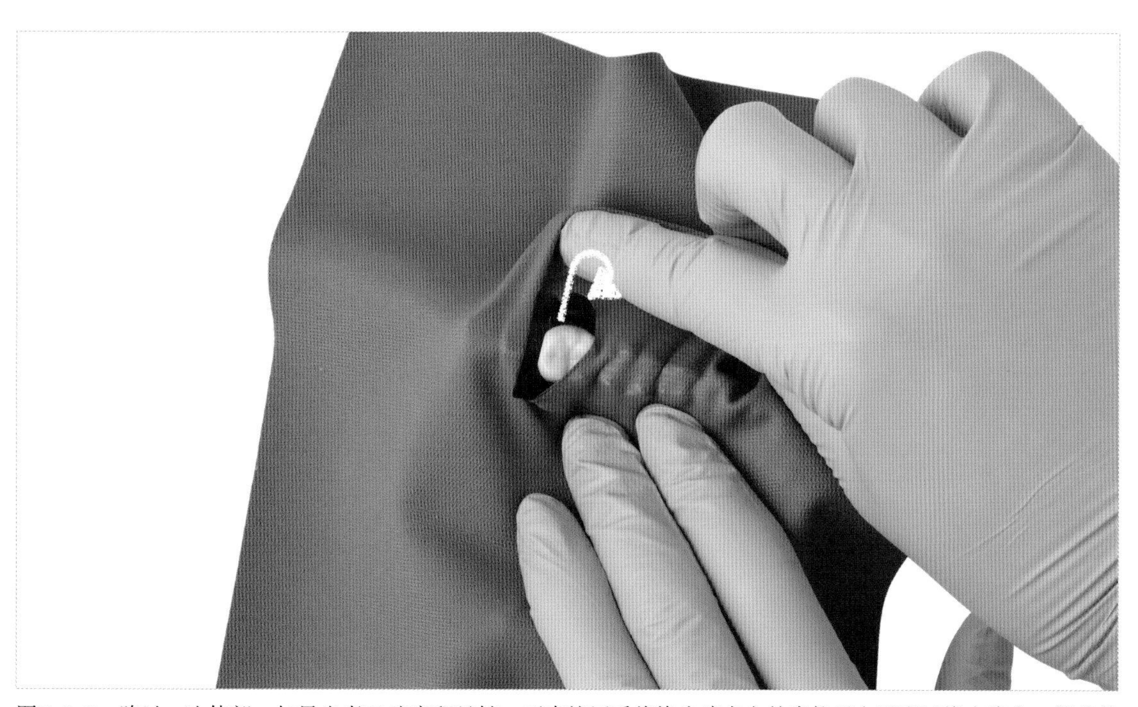
图7-2-8　跨过一边体部，如果患者口腔容积足够，可直接用手将橡皮障布向外牵拉后向下翻过橡皮障夹，能有效避免橡皮障布破损，稳定扶持橡皮障夹，避免滑脱

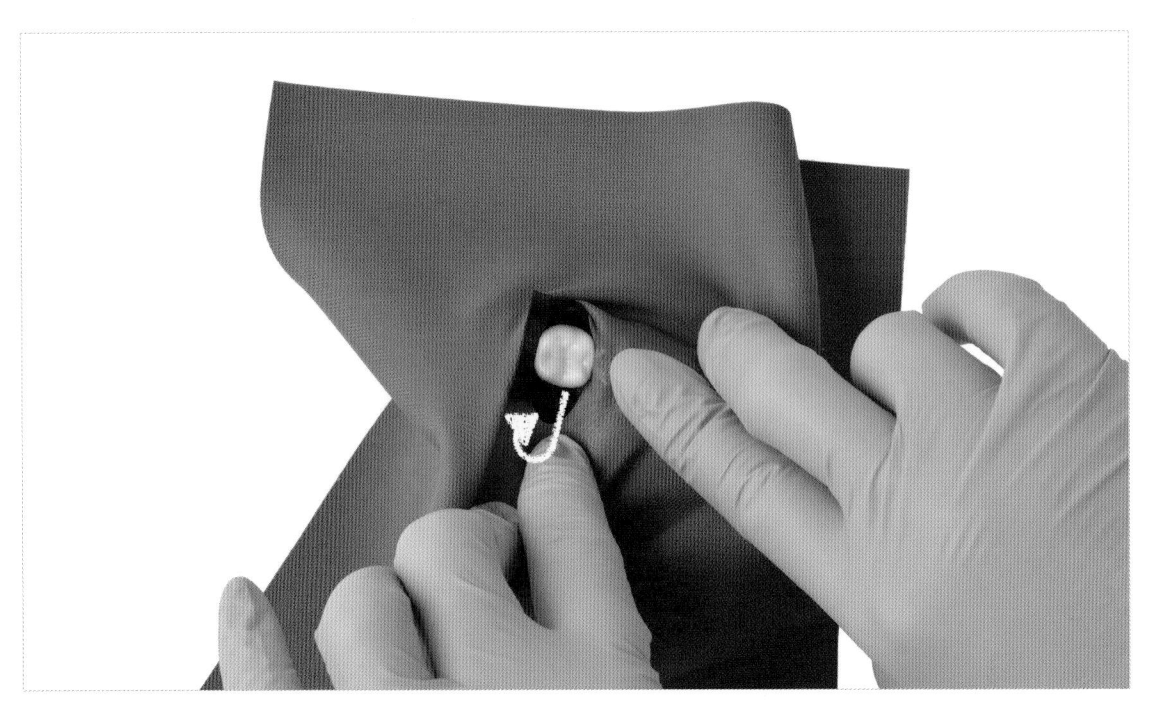

图7-2-9　跨过另一边体部，对橡皮障布施加向外、向下的力，使其跨过橡皮障夹

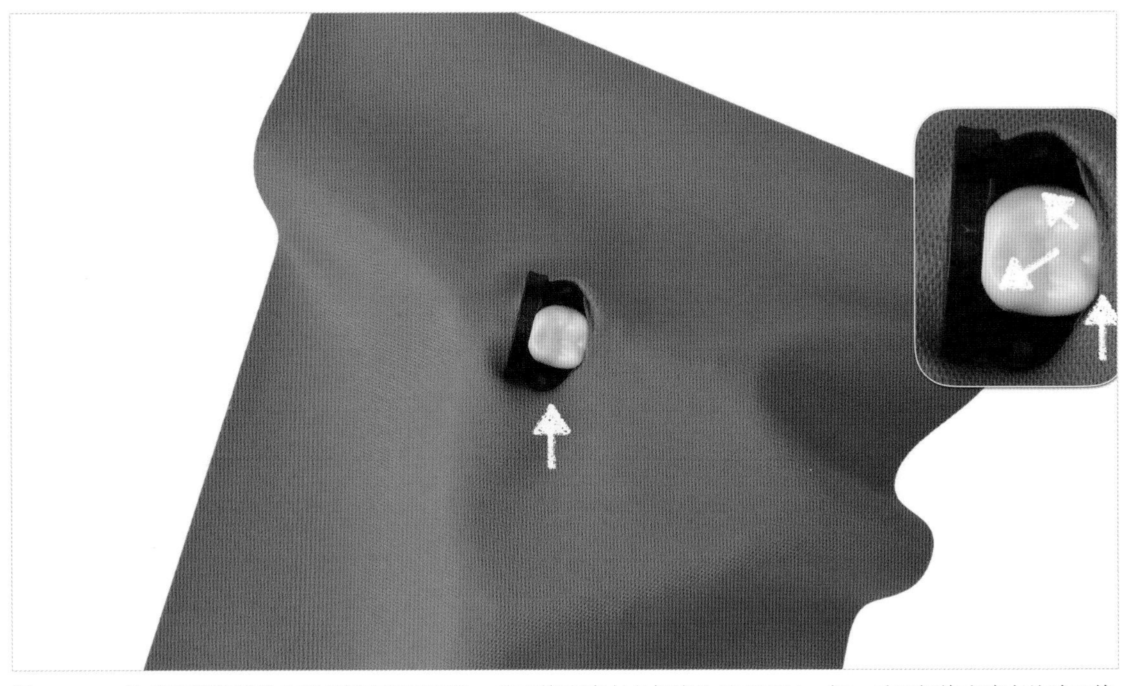

图7-2-10　检查喙部龈下橡皮障布隔离是否到位，检查橡皮障布在邻接处是否通过，颊、舌两侧橡皮障布均跨于橡皮障夹龈方

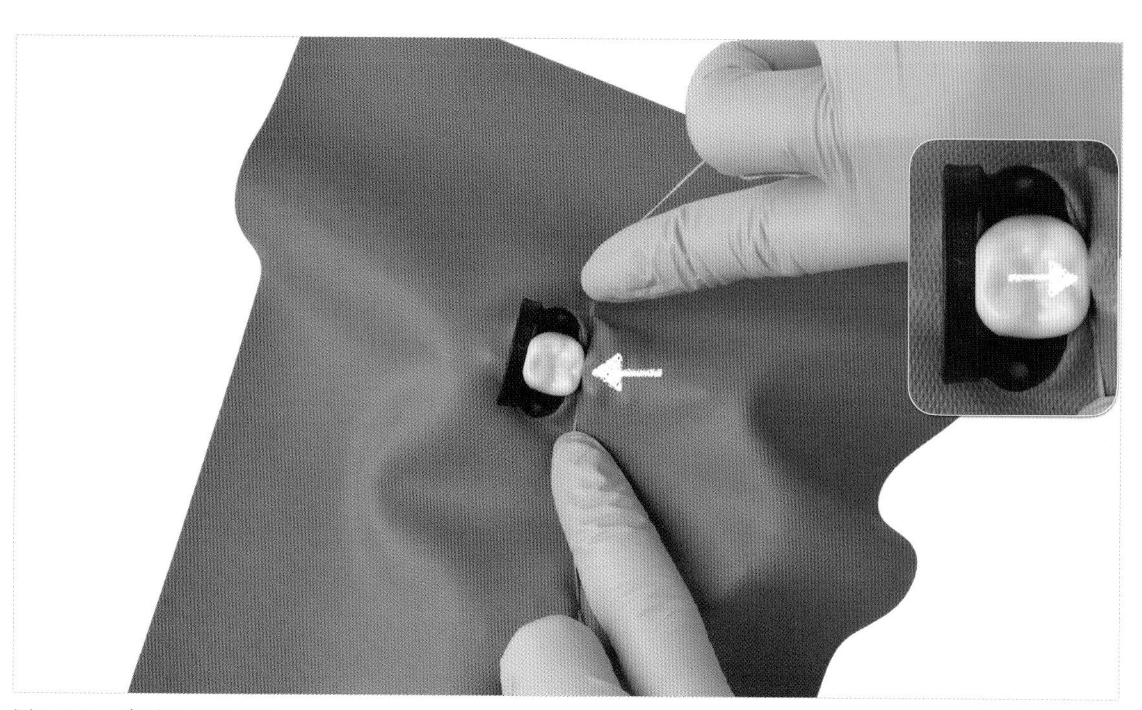

图7-2-11　邻接处牙线通过

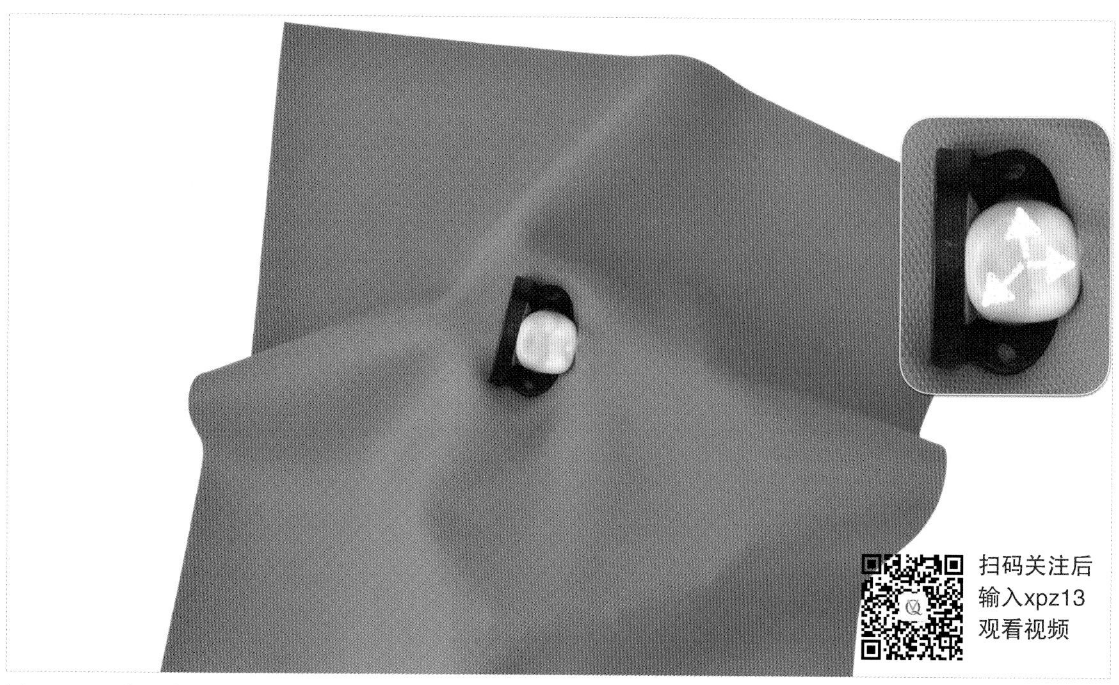


图7-2-12　橡皮障布被橡皮障夹阻挡而出现空隙时，轻微松动橡皮障夹即可使橡皮障布回弹封闭

## 7.3 弓法

弓法是一种在口外优先将橡皮障布套入橡皮障夹的弓上，再于口内准确安置橡皮障夹及橡皮障布的一种上障方式。此方法在口内安放橡皮障夹的视野相对清晰，利于橡皮障夹的稳定安置，同橡皮障夹优先法一样适用于橡皮障夹难以安放的情况。同样对橡皮障夹的夹持稳定性要求较高，对橡皮障布的弹性及抗撕裂性能要求较高。无翼橡皮障夹更便于操作。图7-3-1所示前牙夹存在双弓且弓较大，不适用此方法。

具体操作步骤如图7-3-2~图7-3-9所示。

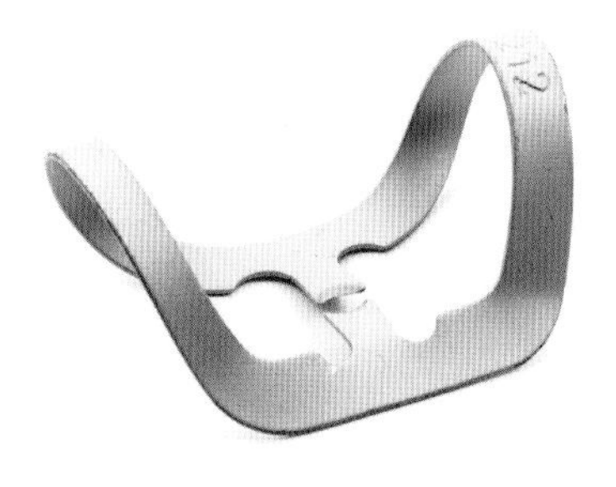
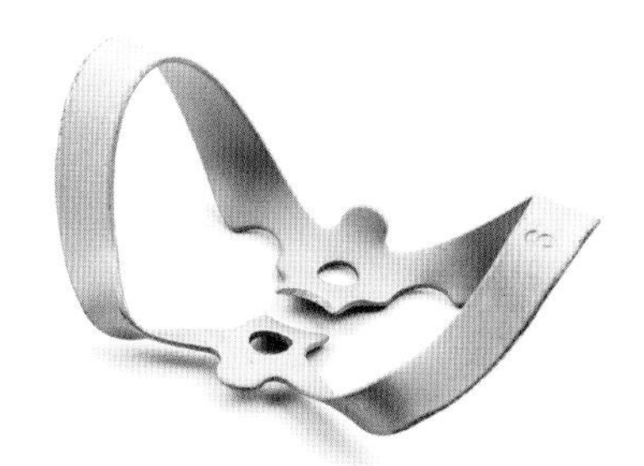

图7-3-1

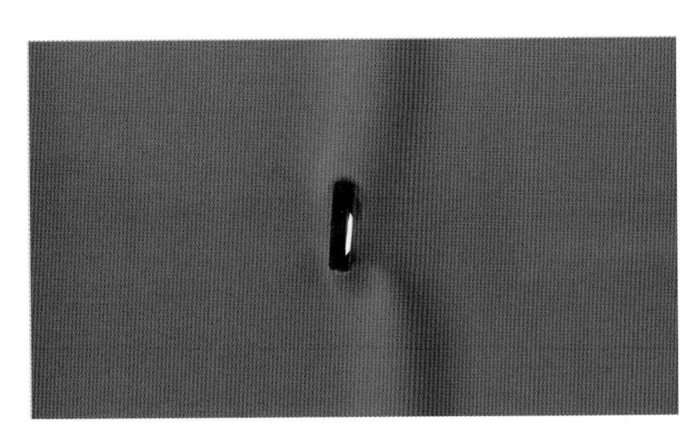

图7-3-2　将橡皮障布套于弓上

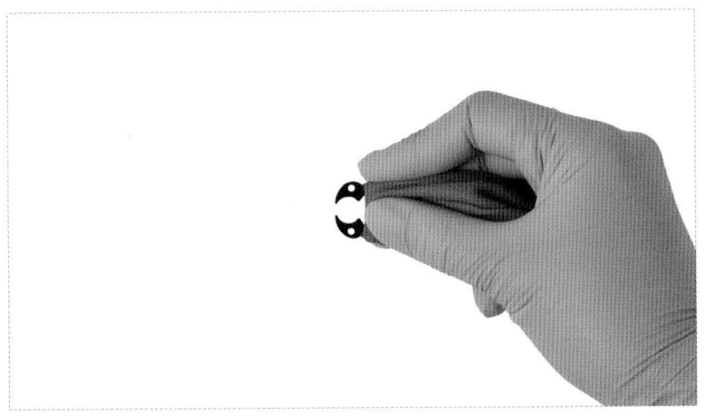

图7-3-3　此手法捏住橡皮障布，暴露夹子其余部分，可在两侧体部及撑开孔处捆绑牙线，防止橡皮障夹被误吞

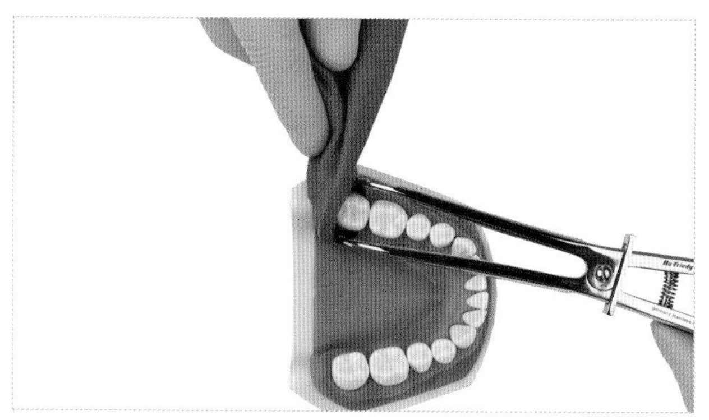

图7-3-4　一手拉住橡皮障布保证视野，另一手安置橡皮障夹，确保牙体被夹持部位的牙体强度

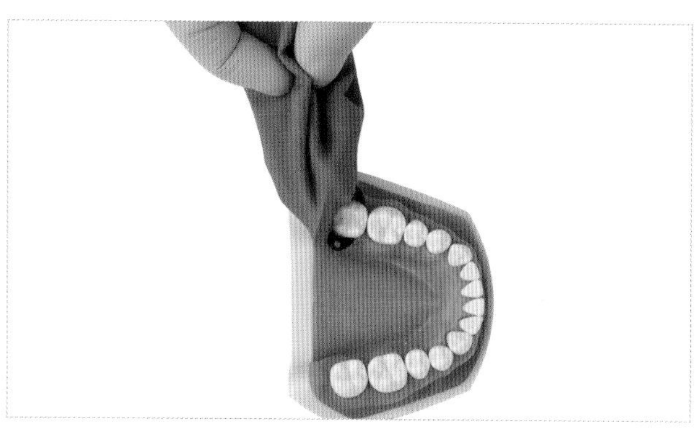

图7-3-5　将橡皮障布从颊侧拉出口外

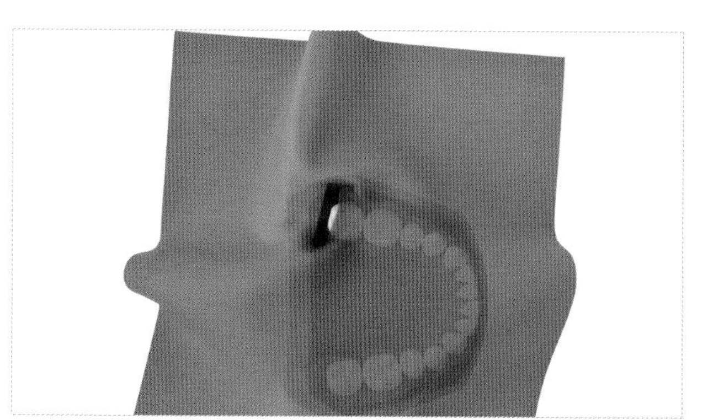

图7-3-6　余下步骤与橡皮障夹优先法相同

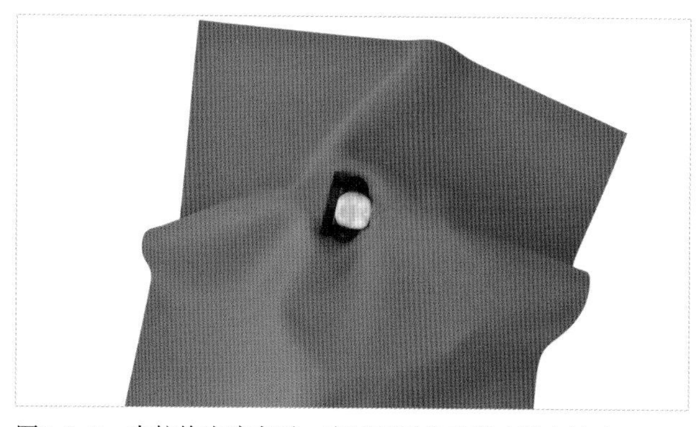

图7-3-7　牵拉橡皮障布时，应尽量避免对橡皮障夹施力

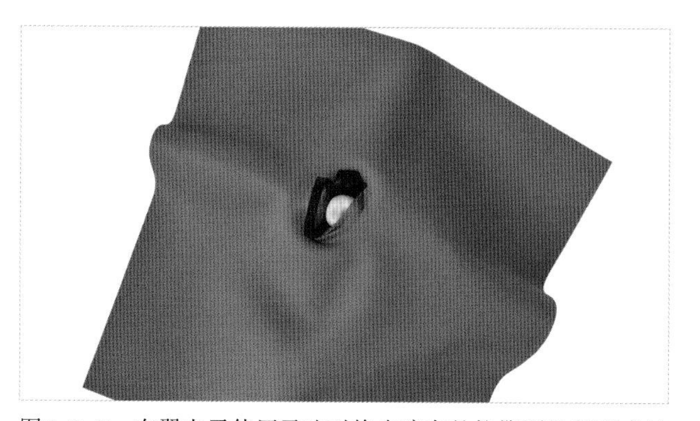

图7-3-8　有翼夹子使用弓法对橡皮障布的抗撕裂性能要求较高

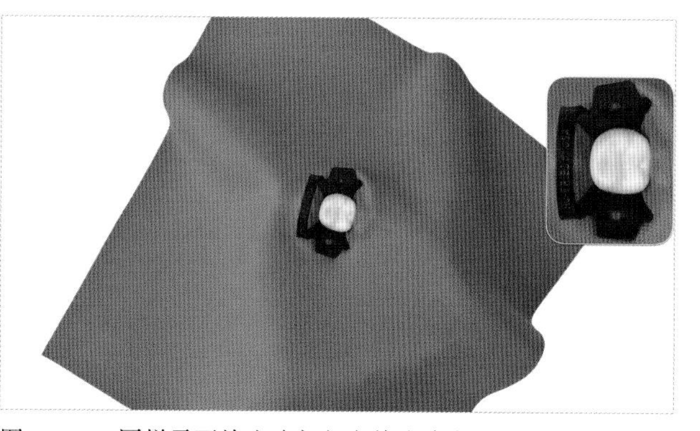

图7-3-9　同样需要检查喙部龈方橡皮障布是否被橡皮障夹阻挡无法封闭，边缘封闭不良可能导致侵蚀性药物流入口腔

扫码关注后
输入xpz14
观看视频

## 7.4 翼法

翼法是优先将橡皮障布固定在有翼橡皮障夹的两侧大翼，再将橡皮障夹安放到口内并将橡皮障布由翼的上方翻落至橡皮障夹龈方的上障方式，此方法仅适用于有翼的橡皮障夹。将橡皮障夹夹入牙体的过程中，只能通过橡皮障夹的喙部寻找待隔离牙，需反复确认隔离牙是否准确。此方法大部分的操作步骤在口外完成，在口内的操作步骤少，更适合初学者使用。

具体操作步骤（以右利手为例）如图7-4-1~图7-4-12所示。

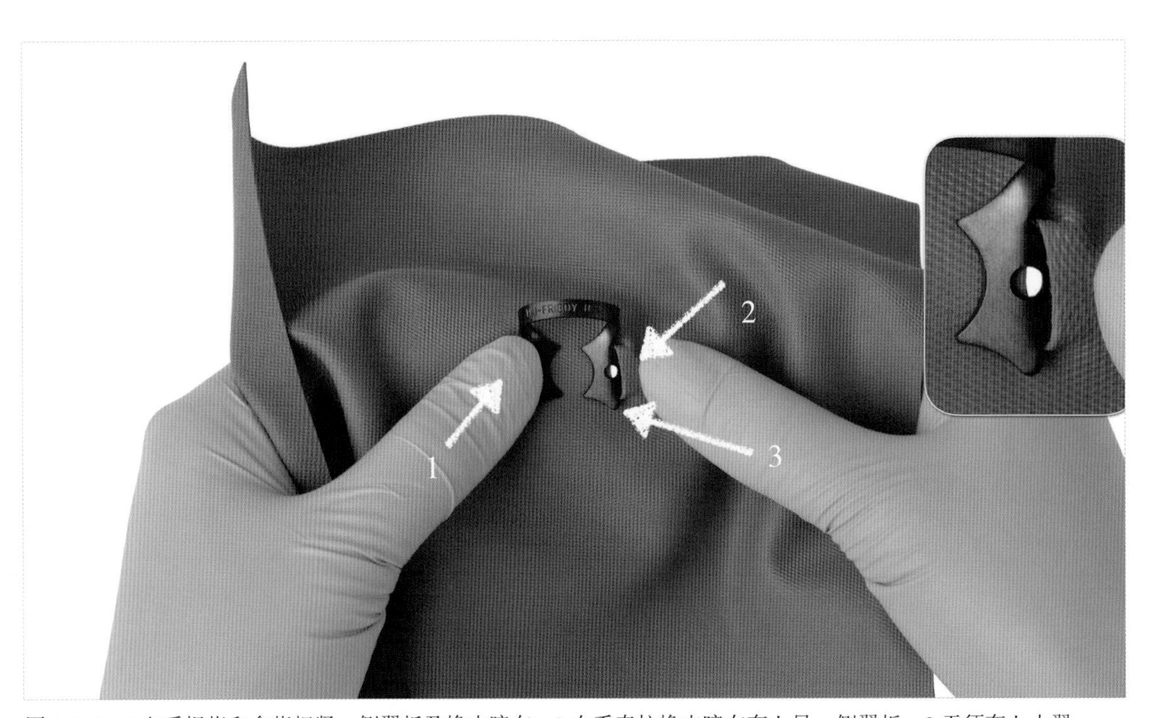


图7-4-1　1.左手拇指和食指捏紧一侧翼板及橡皮障布；2.右手牵拉橡皮障布套上另一侧翼板；3.无须套上小翼

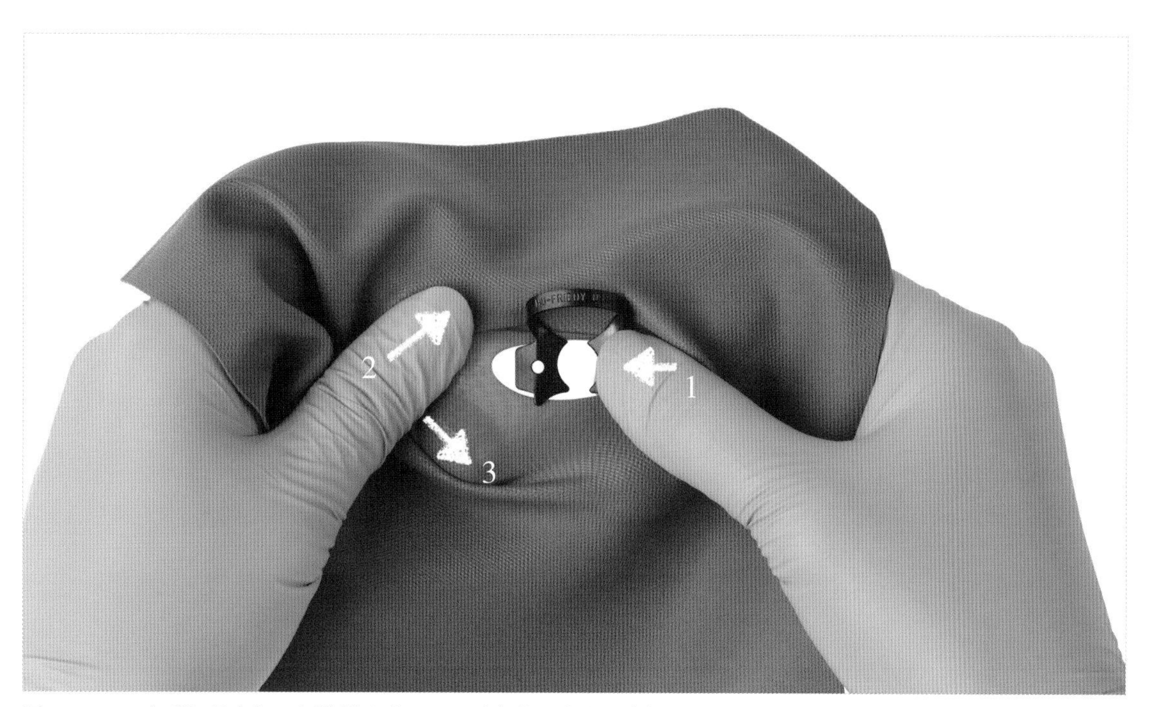


图7–4–2　1.右手捏紧套好一侧的翼和布；2.左手食指和中指配合拇指向外向对侧牵拉橡皮障布；3.必要时无名指可做辅助撑开

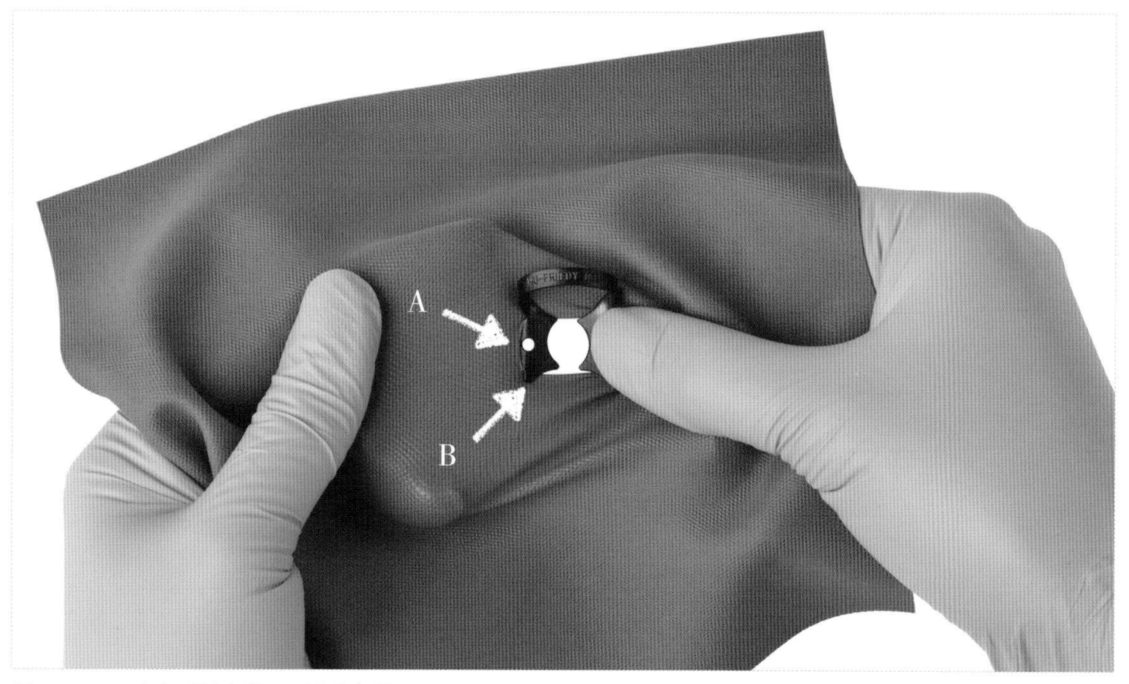


图7–4–3　A.套入对侧大翼；B.暴露小翼

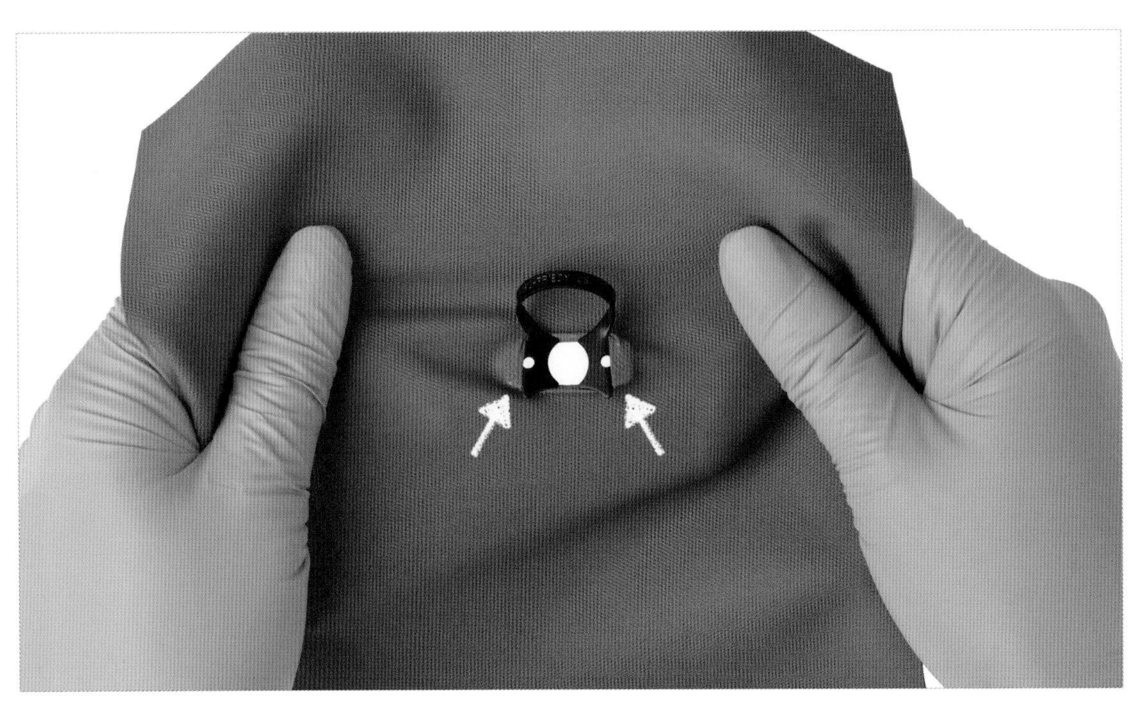

图7-4-4　套好双翼

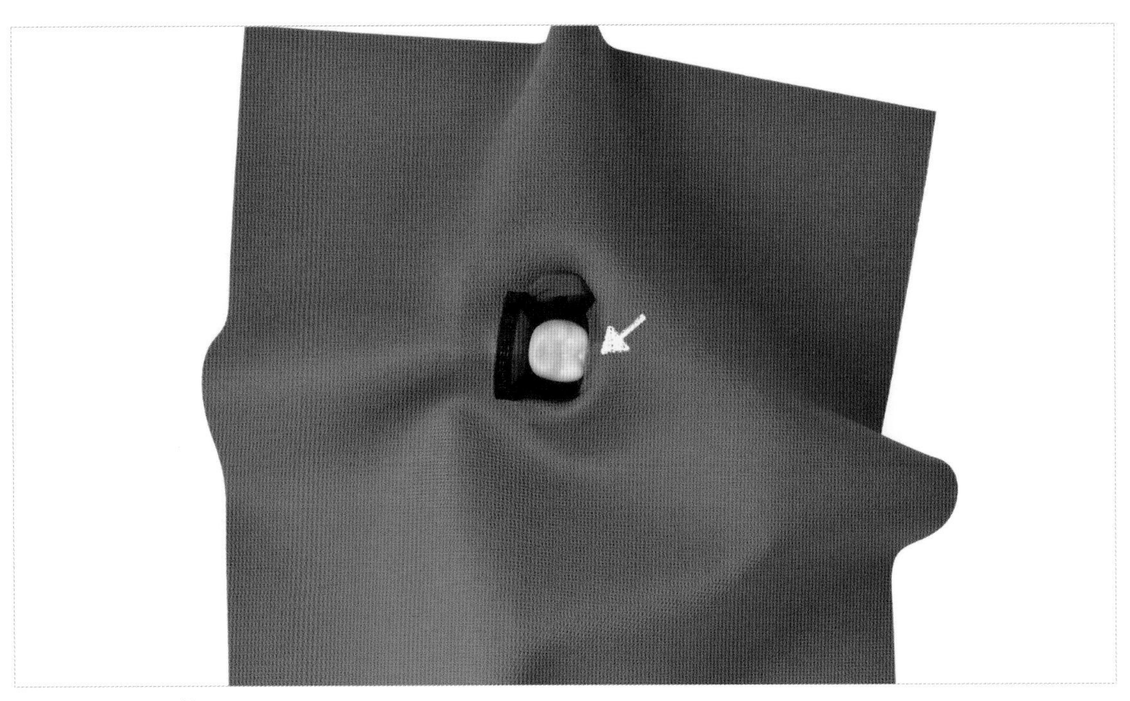

图7-4-5　夹入牙体

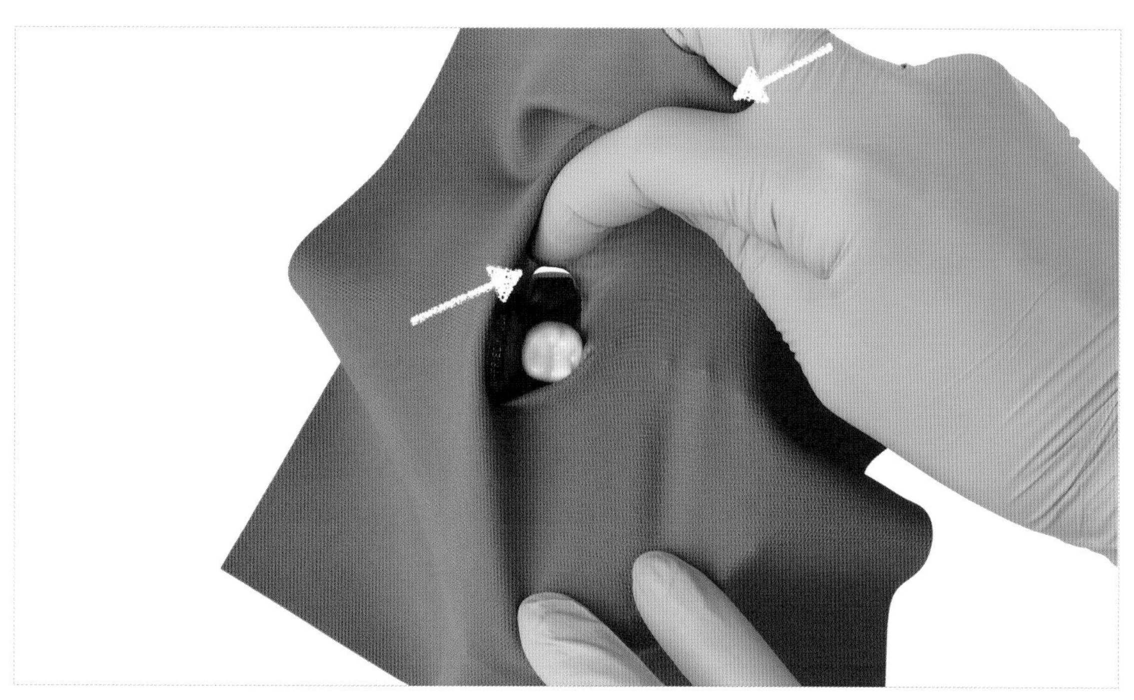

图7-4-6　拇指和中指向外牵拉橡皮障布，食指将橡皮障布向下压，置于橡皮障夹龈方

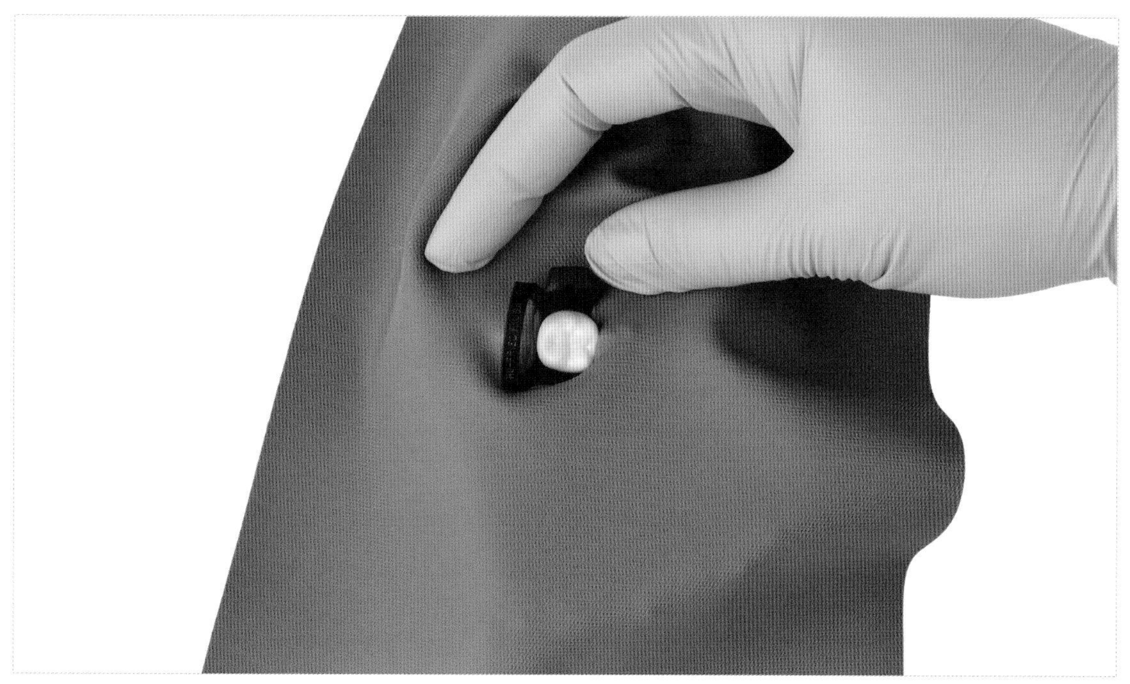

图7-4-7　整理橡皮障布使其平整

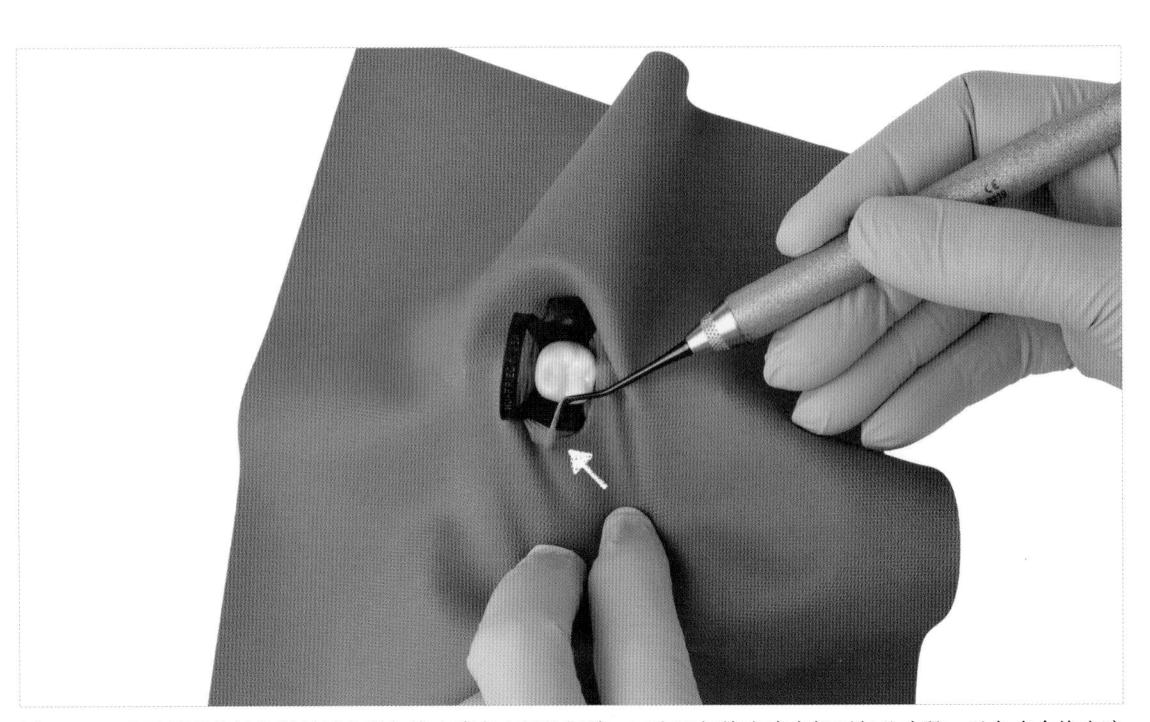

图7-4-8 也可用薄片钝头器械插入翼与橡皮障布之间的间隙，可安置好橡皮障支架再行此步骤，避免多余橡皮障布干扰视野

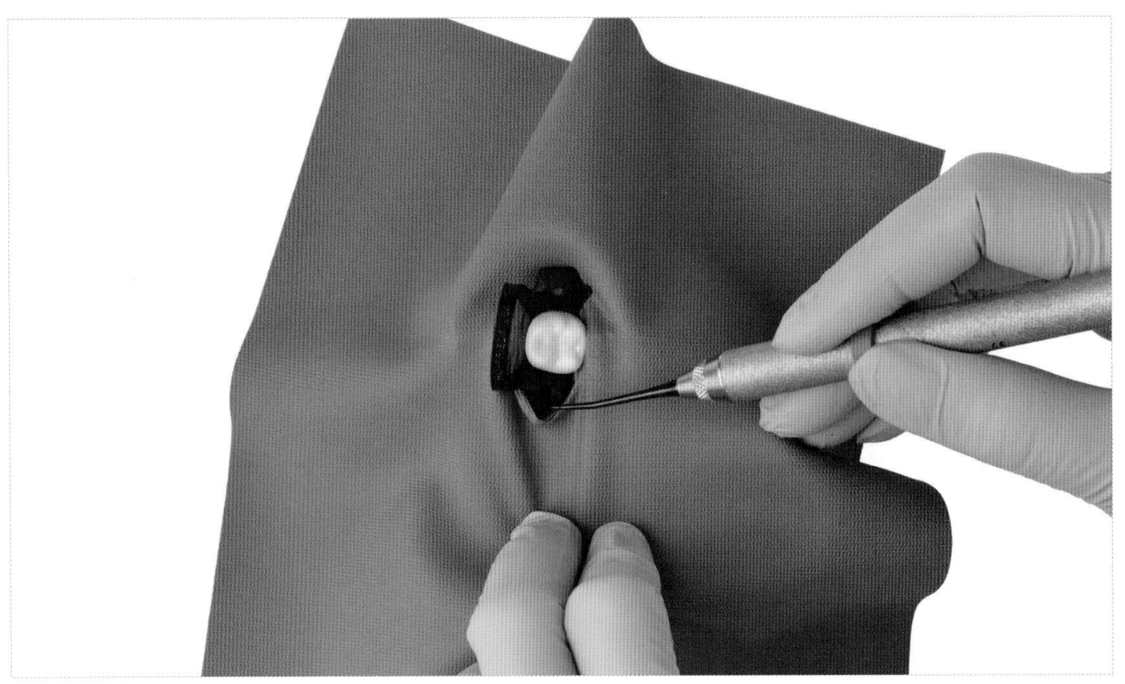

图7-4-9 薄型橡皮障布使用此方法易使橡皮障布边缘破损，需小心操作

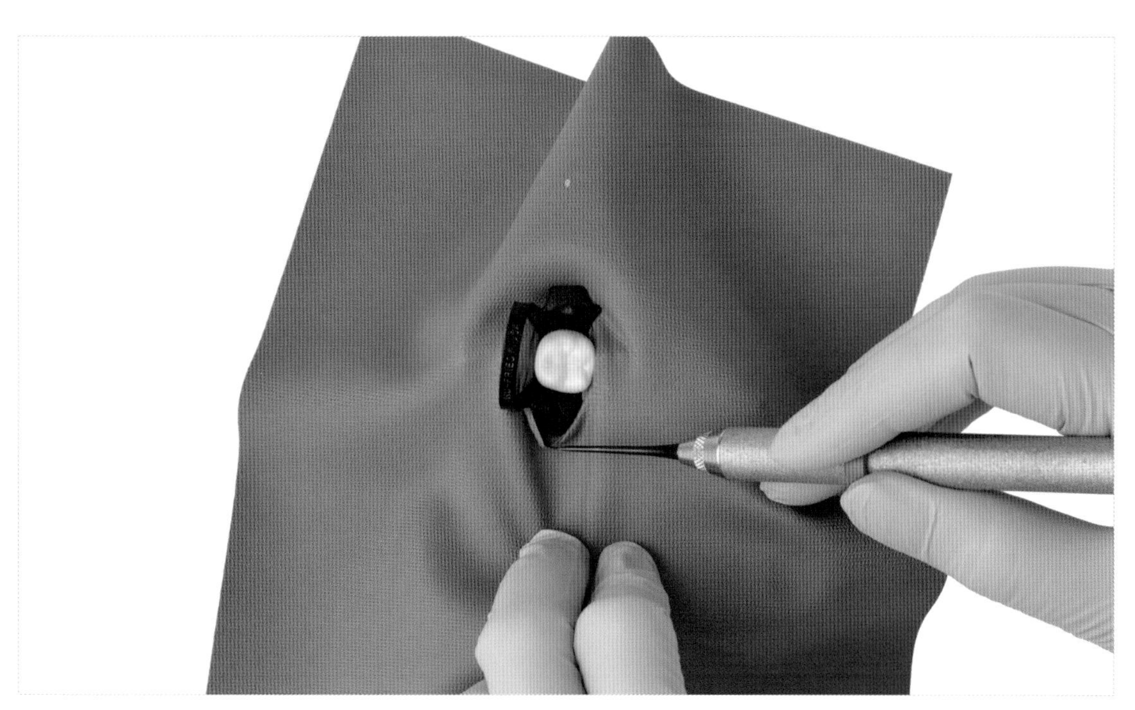

图7-4-10　可用手辅助将橡皮障布向外、向殆方牵拉，使其与大翼出现间隙，再插入器械

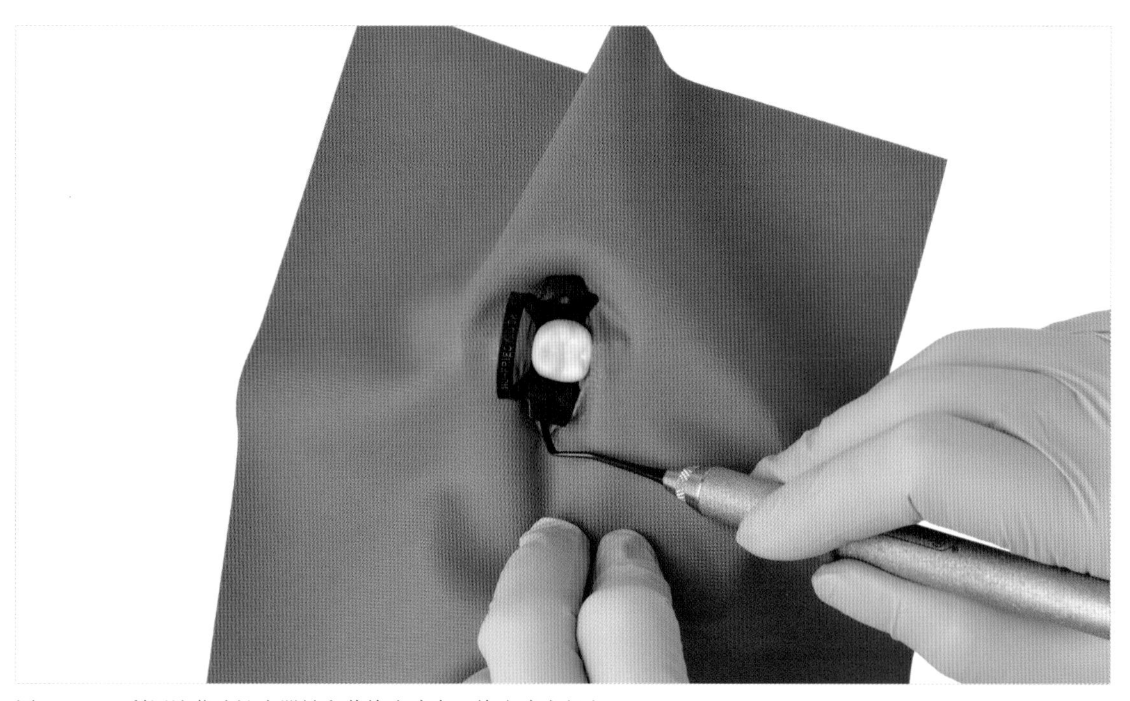

图7-4-11　利用该薄片钝头器械翻落橡皮障布至橡皮障夹龈方

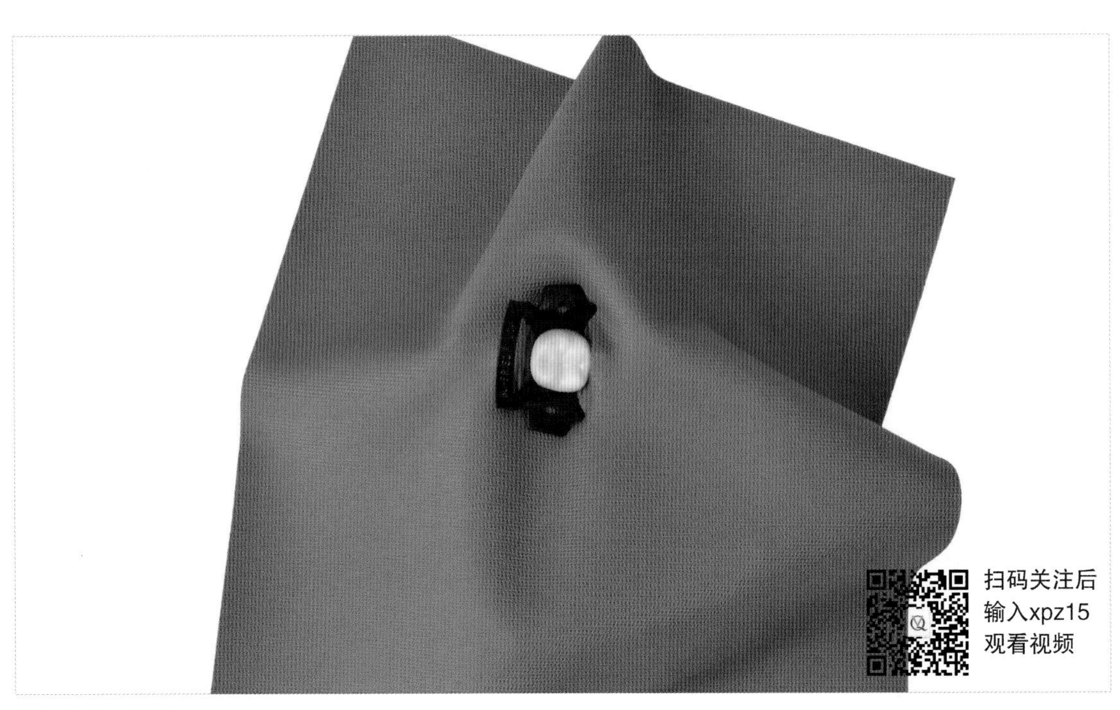
扫码关注后
输入xpz15
观看视频

图7-4-12　完成

翼法可以由助手将橡皮障夹、橡皮障布、橡皮障支架以及橡皮障夹安置钳均固定好并撑开橡皮障夹后，传递给术者进行口内安放。此方法对于术者来说操作步骤极少，过程较为舒适，故笔者将其取名“舒适翼法”。此方法也是笔者最常用的上障方法（图7-4-13）。

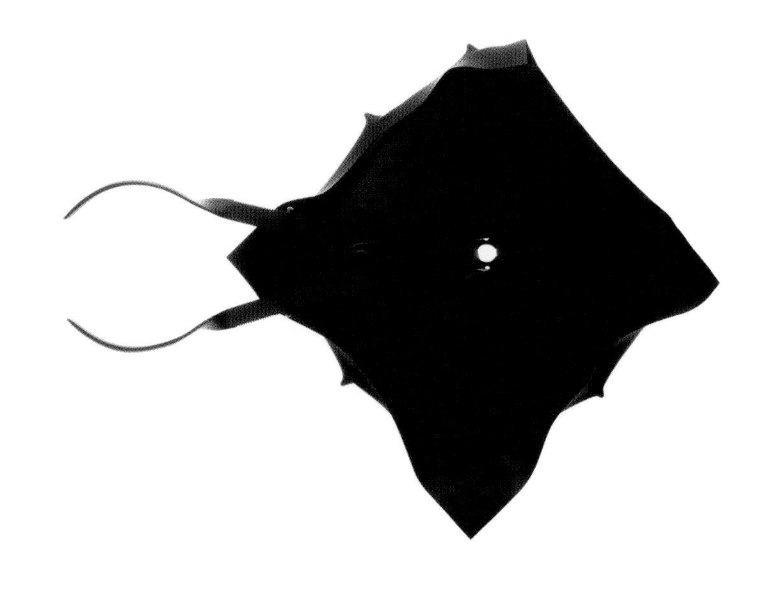

图7-4-13

扫码关注后
输入xpz16
观看视频

# 第8章 橡皮障的特殊使用技巧

# SPECIAL TECHNIQUES OF THE RUBBER DAM

## 8.1 口内/模型定位法

当缺少橡皮障定位板或患者牙列非正常排列时，使用口内/模型定位法可以更准确地在橡皮障布上标记患者的牙列情况，能提高橡皮障布的隔离效果。

具体操作步骤如图8-1-1~图8-1-5所示。

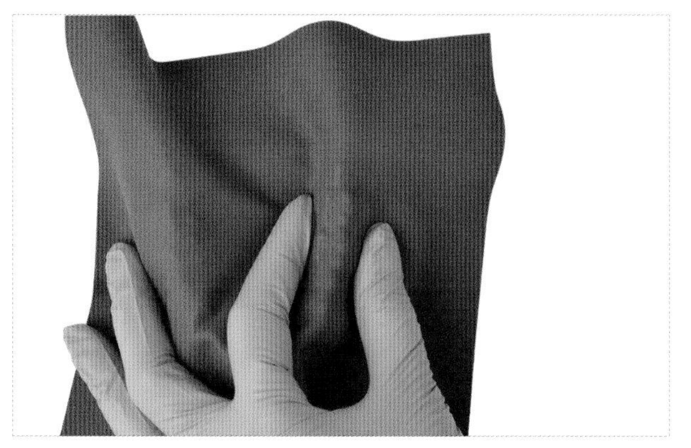

图8-1-1 将橡皮障布压于口内/模型待隔离牙位

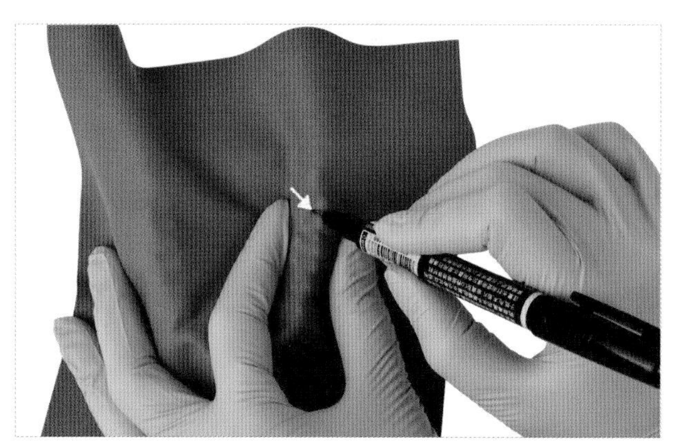

图8-1-2 在最远中牙体中心画点定位

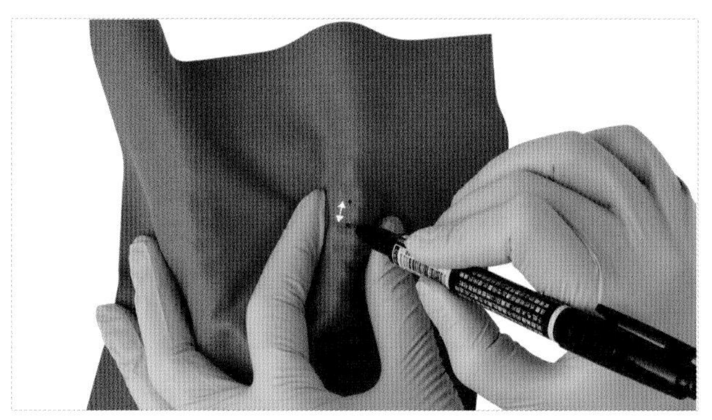

图8-1-3 近中邻牙定位点间隔在2~5mm

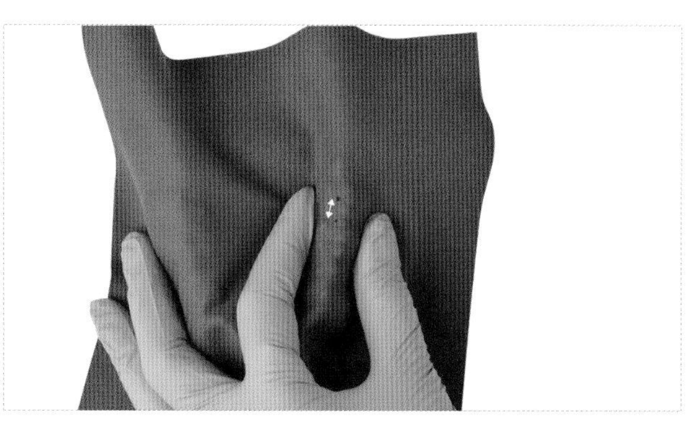

图8-1-4 根据牙体大小以及牙间隙的宽度可适当缩小或增加两点间距离

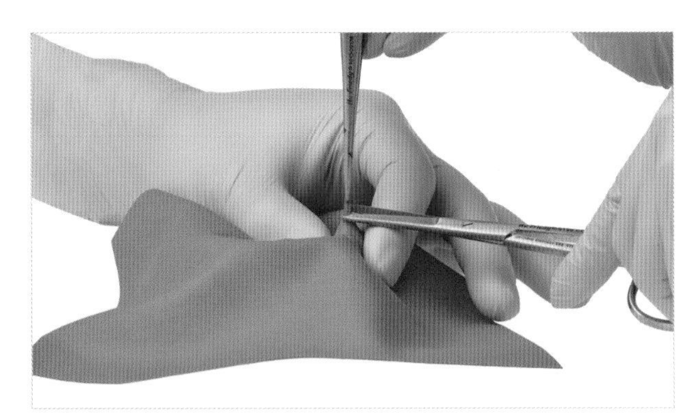

图8-1-5　方法1：将定位点捏起剪孔（口内、口外均可）
方法2：取下橡皮障布消毒后使用打孔器打孔

扫码关注后
输入xpz17
观看视频

## 8.2　劈障法

劈障法适用于不需要严格隔湿的操作，如牙体预备、修复体拆除等。

前牙劈障法具体操作步骤如图8-2-1~图8-2-11所示。

图8-2-1　三点定位

图8-2-2　弧形连线连接3点

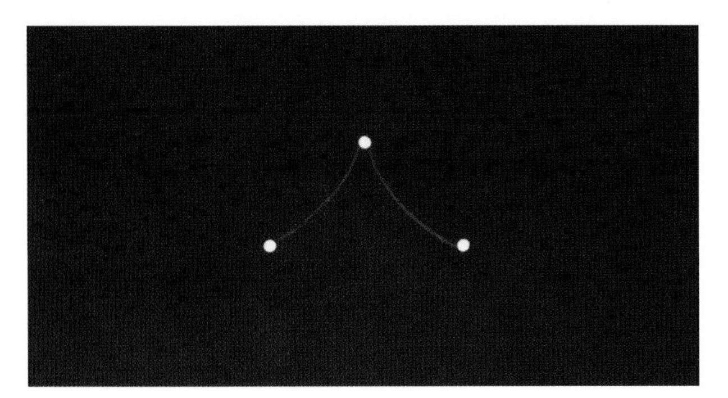

图8-2-3　三定位点打孔

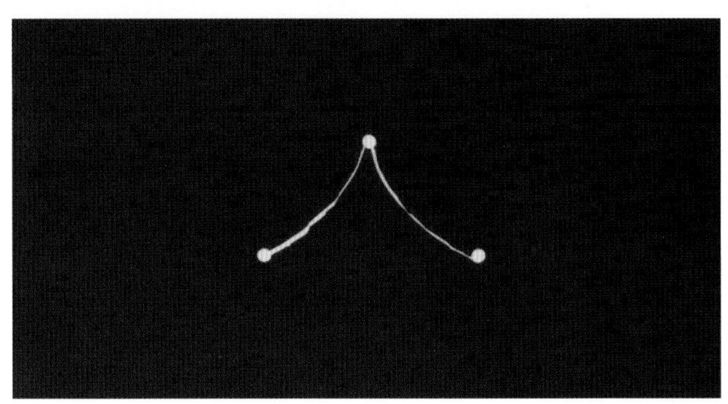

图8-2-4　沿弧线剪开橡皮障布

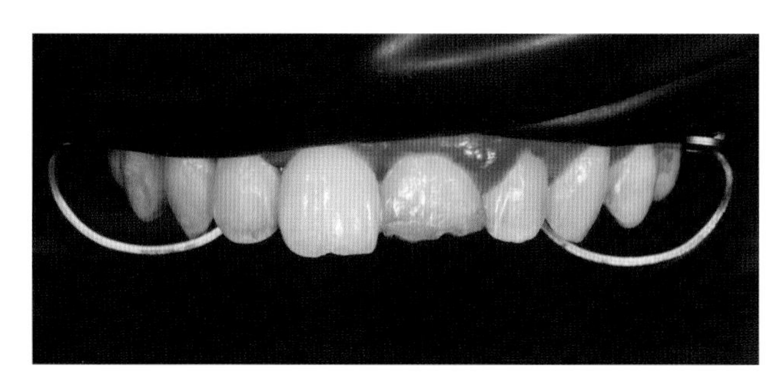

图8-2-5 安放橡皮障夹，套布并翻折于唇下，安置支架

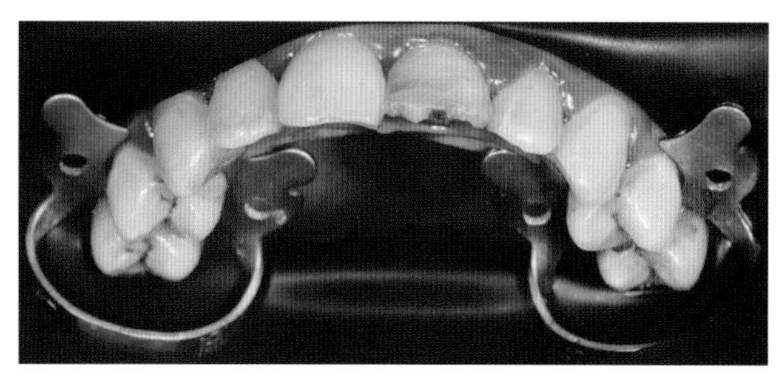

图8-2-6 检查上唇橡皮障布是否完全翻折

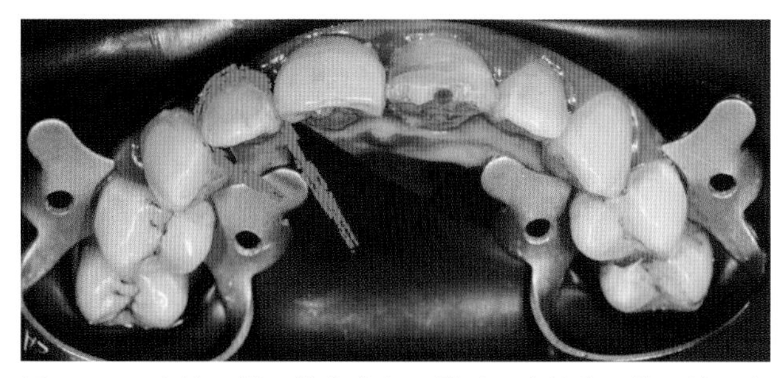

图8-2-7 牵拉上腭区橡皮障布至暴露区中的非工作区域，穿过邻间隙

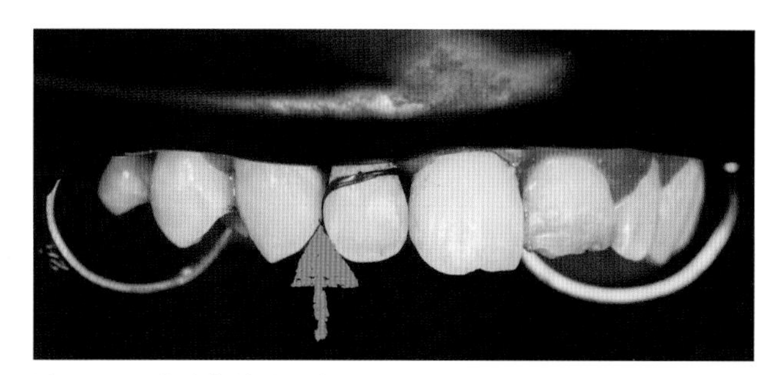

图8-2-8 卡在邻接处固定

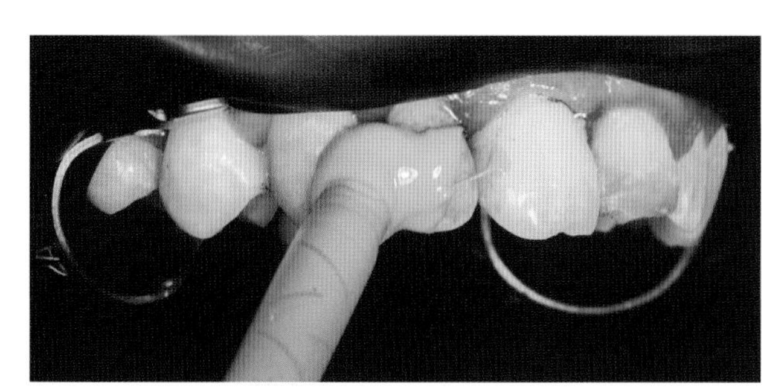

图8-2-9 使用硅橡胶或树脂等材料固定此处橡皮障布，避免脱位

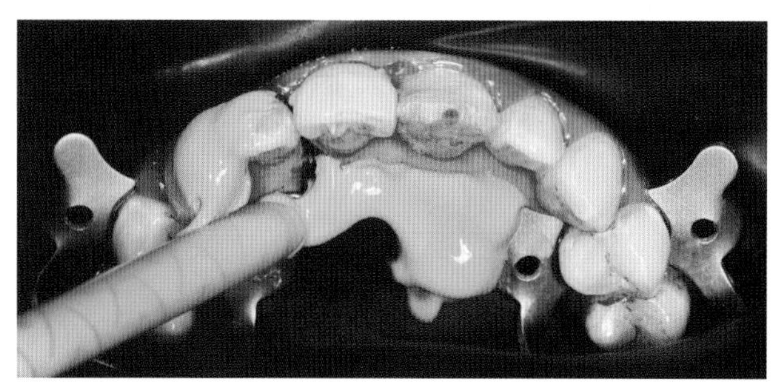

图8-2-10 上腭空隙处用同样方法封闭

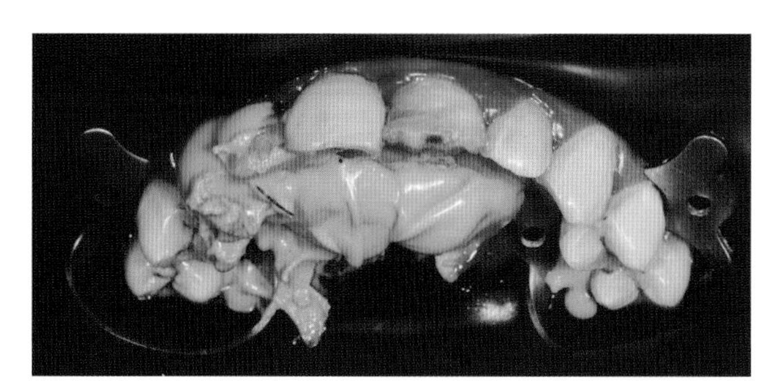

图8-2-11 检查封闭效果

## 8.3 劈障缝合法

劈障缝合法适用于必须通过劈障法才能安置橡皮障却又需要严格隔湿的临床操作。

以后牙为例，具体操作步骤如图8-3-1～图8-3-7所示。

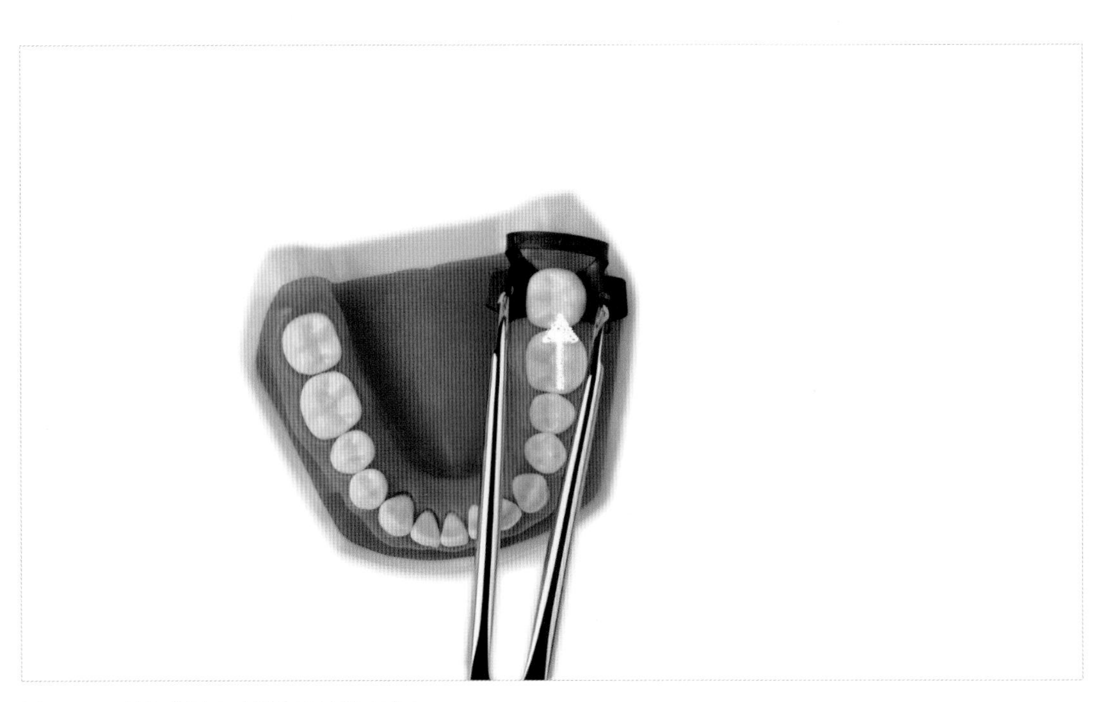

图8-3-1 最远中牙上选择合适的橡皮障夹

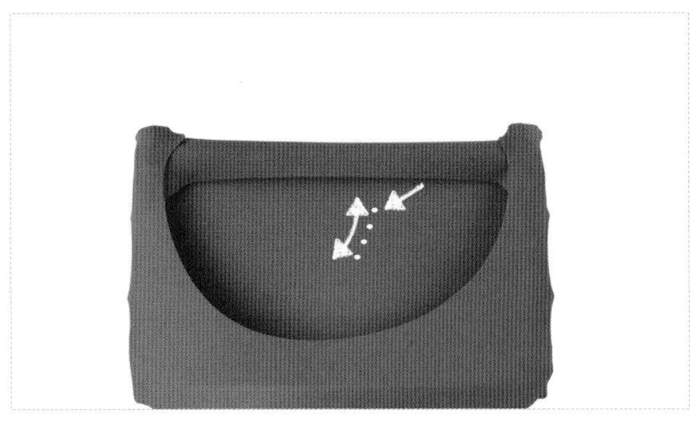

图8-3-2　一般选用最大孔位打孔，确定隔离区大小

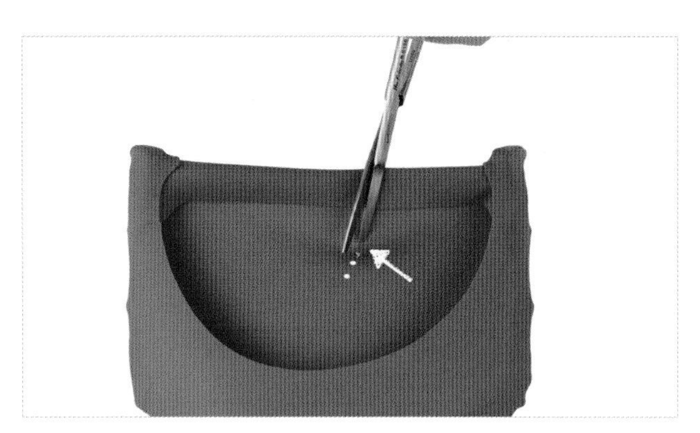

图8-3-3　两孔间用剪刀剪开

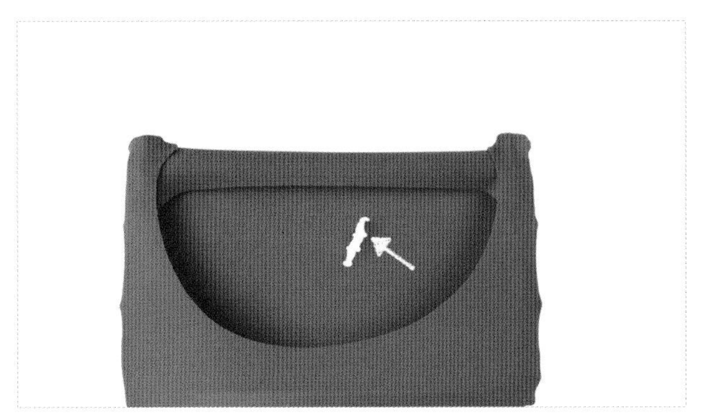

图8-3-4　将所有的孔洞剪开同时保证橡皮障布无撕裂

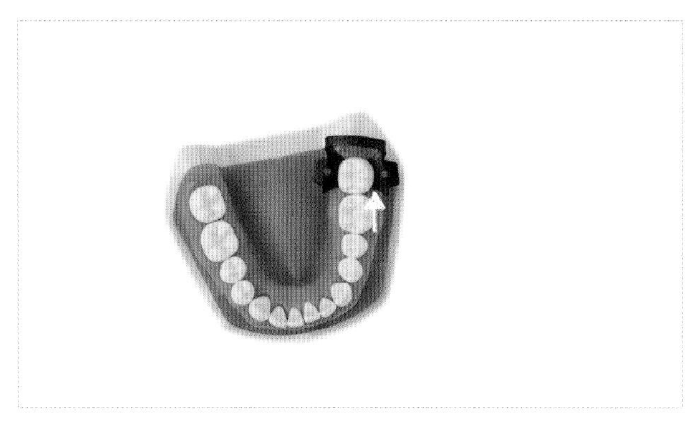

图8-3-5　劈障区域最远中牙上固定橡皮障夹

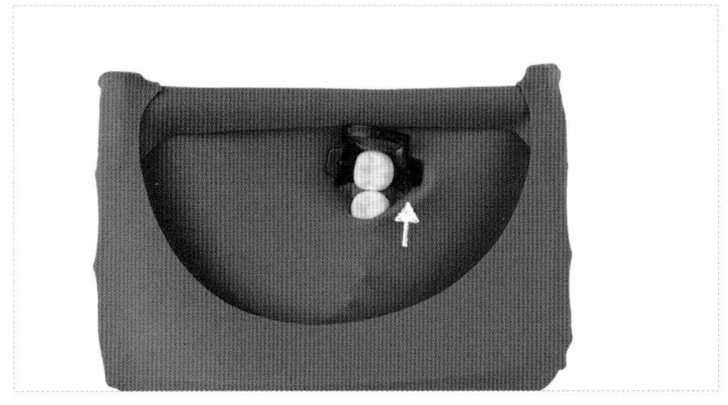

图8-3-6　先将橡皮障布套入最远中牙及橡皮障夹

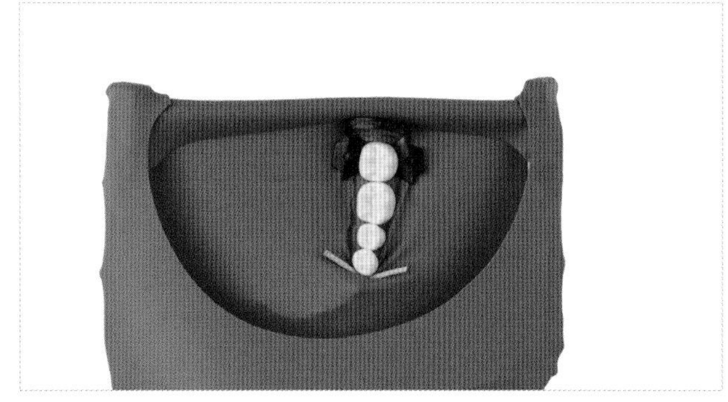

图8-3-7　使用橡皮障夹或楔线固定另一端，上述过程使用橡皮障夹优先法或橡皮障布优先法均可

### 8.3.1 邻间隙封闭时（图8-3-8~图8-3-19）

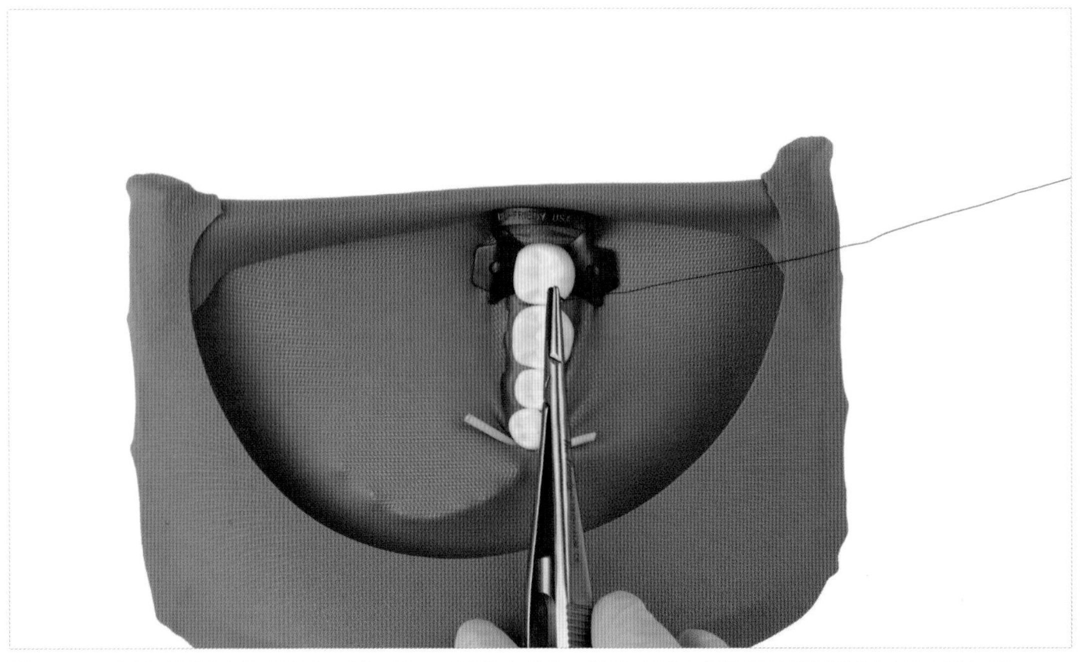

图8-3-8 使用针线缝合橡皮障布，第一针：不缝橡皮障布，将针直接由颊侧通过邻间隙穿至舌（腭）侧

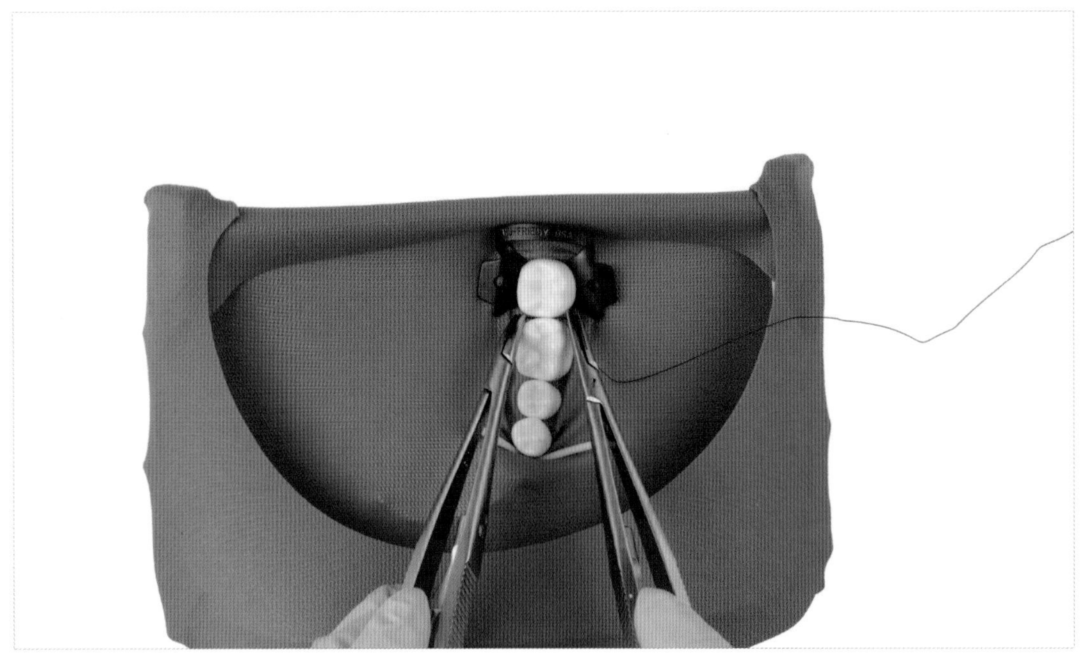

图8-3-9 注意穿针过程不要损伤患者软组织，将缝合针根部先向舌（腭）侧穿过，可以避免损伤患者软组织、橡皮障布及缝合针

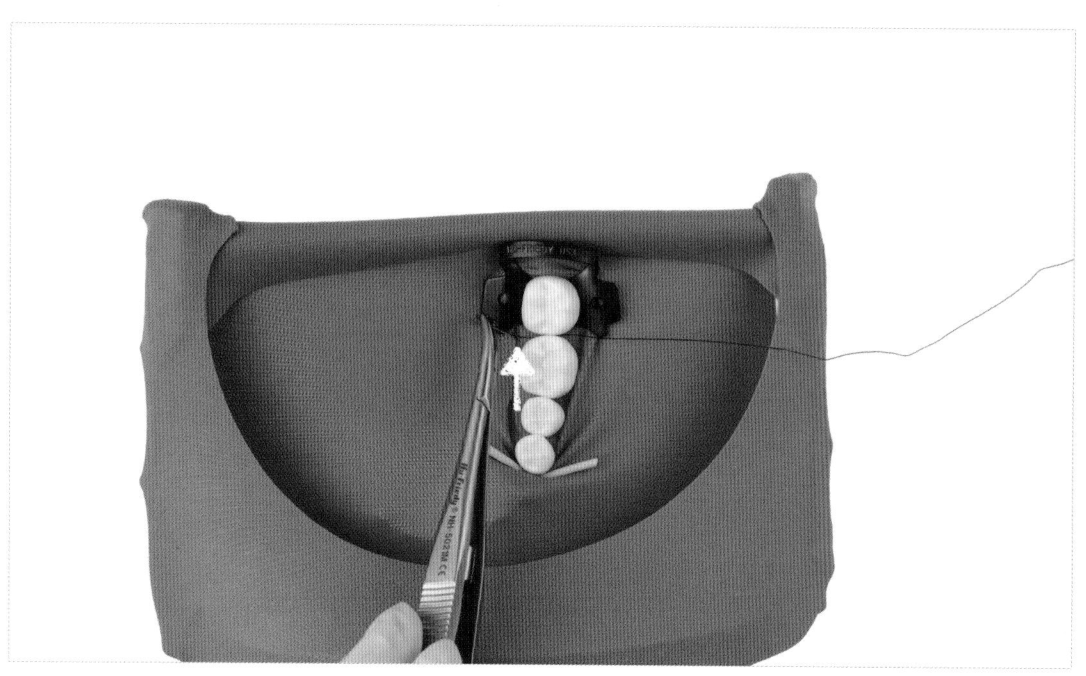

图8-3-10　由舌（腭）侧抽出5~10mm即可

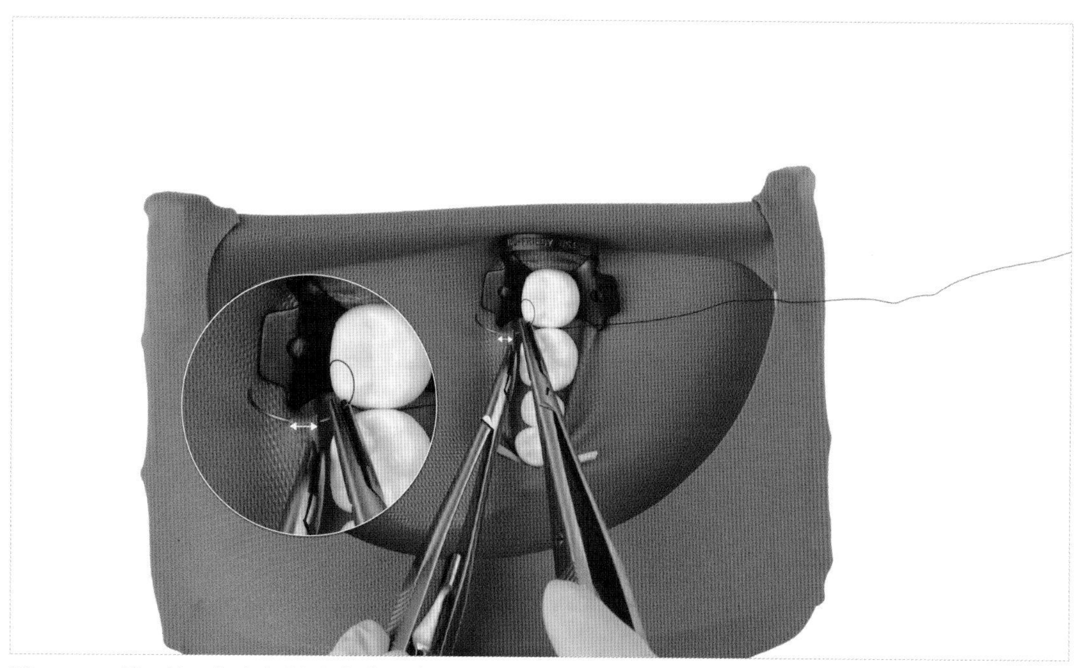

图8-3-11　第二针：穿过舌（腭）侧橡皮障布，边距建议2~3mm，过大边距缝合后易形成边缘褶皱

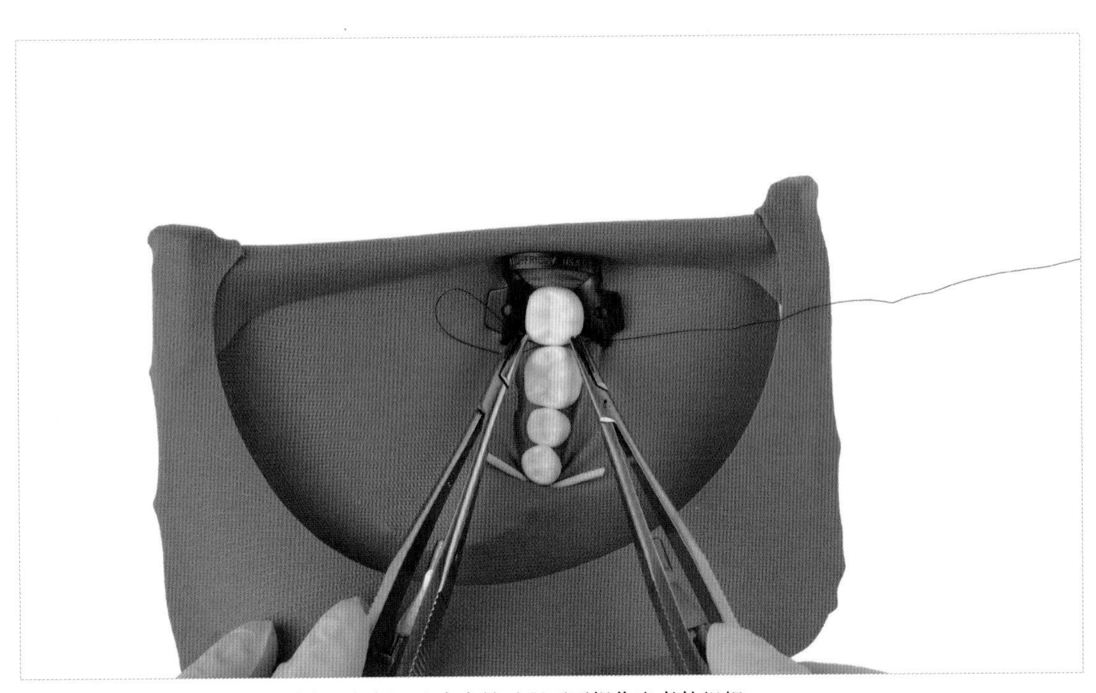

图8-3-12　第三针：从邻间隙穿回颊侧，注意穿针过程不要损伤患者软组织

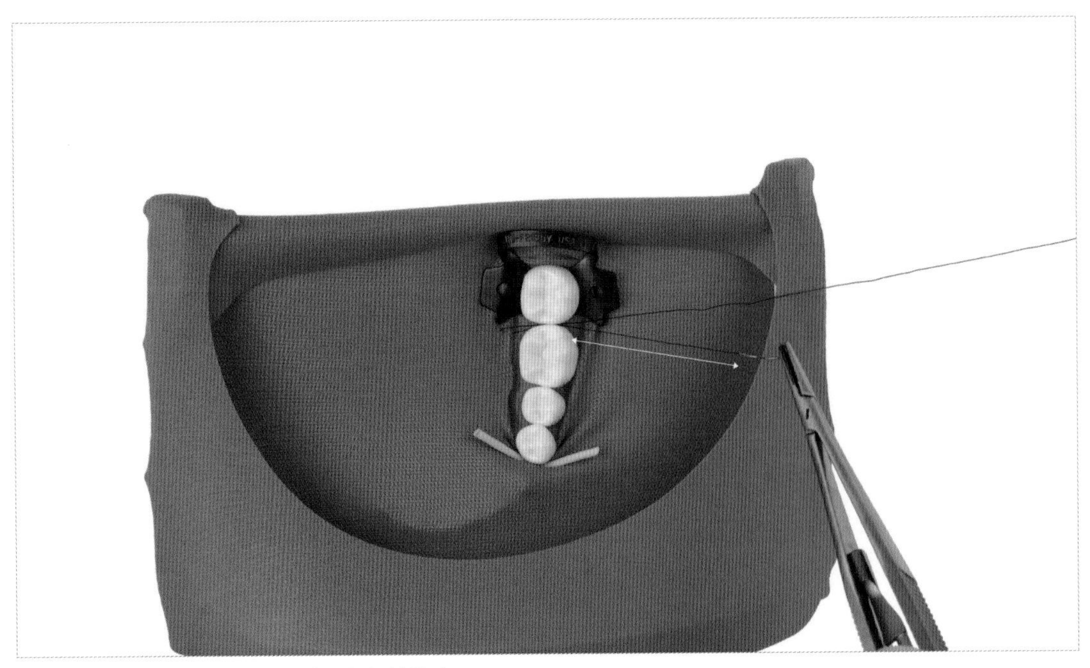

图8-3-13　颊侧抽出50~80mm并预留打结线头

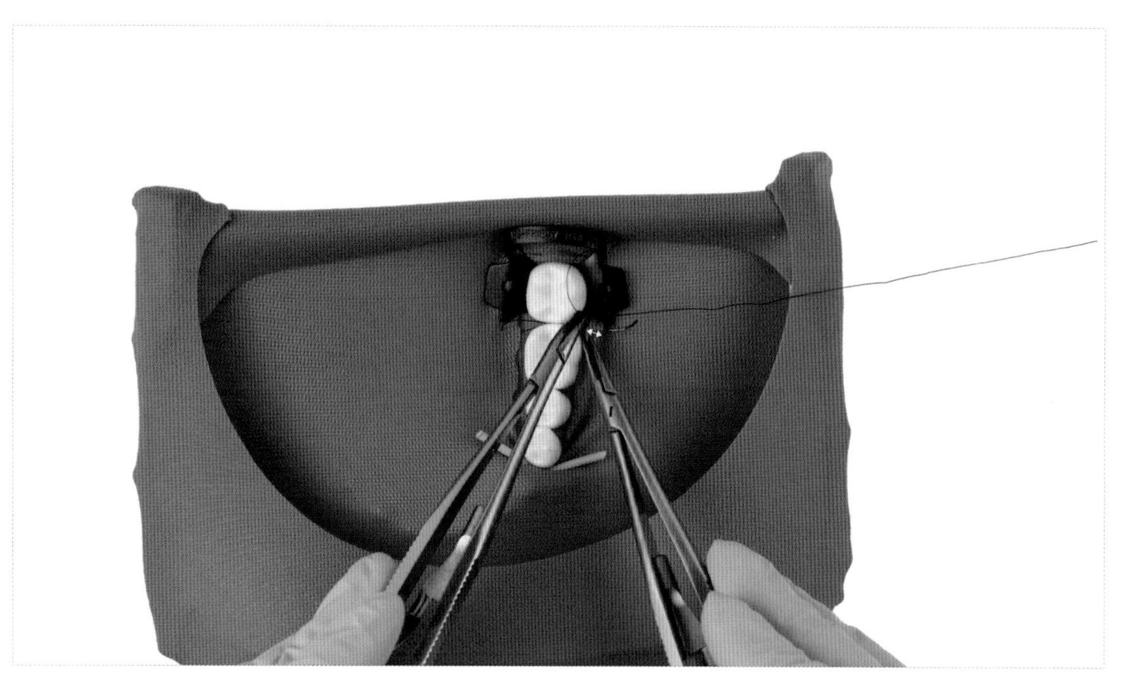

图8-3-14　第四针：穿透橡皮障布，同样保留2～3mm边距

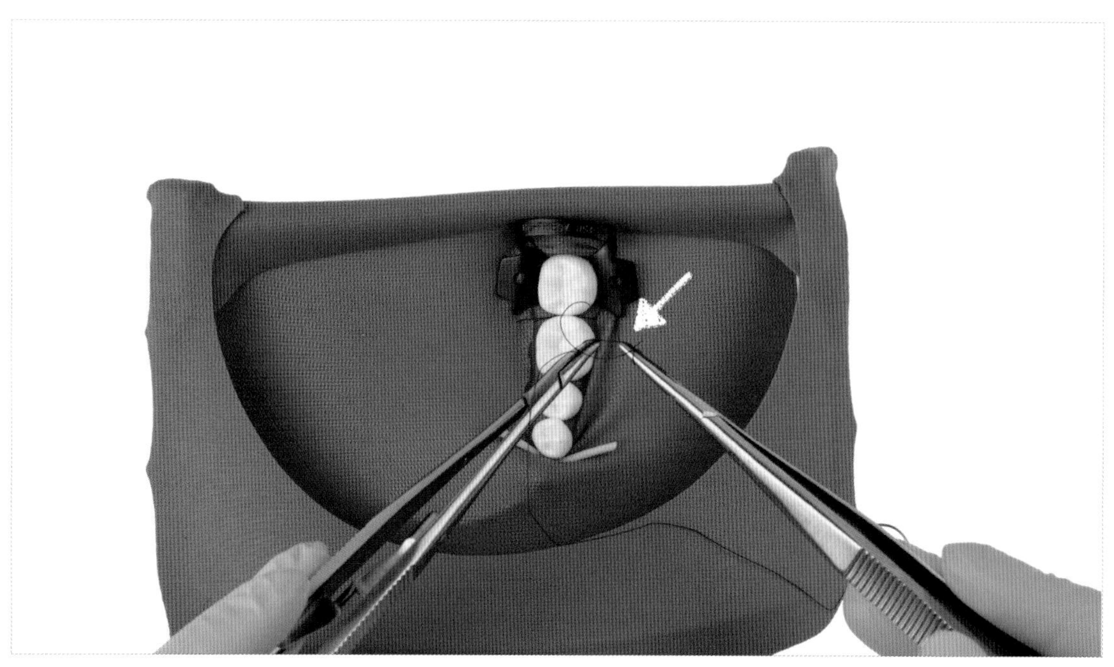

图8-3-15　打外科结，避免结扣松脱

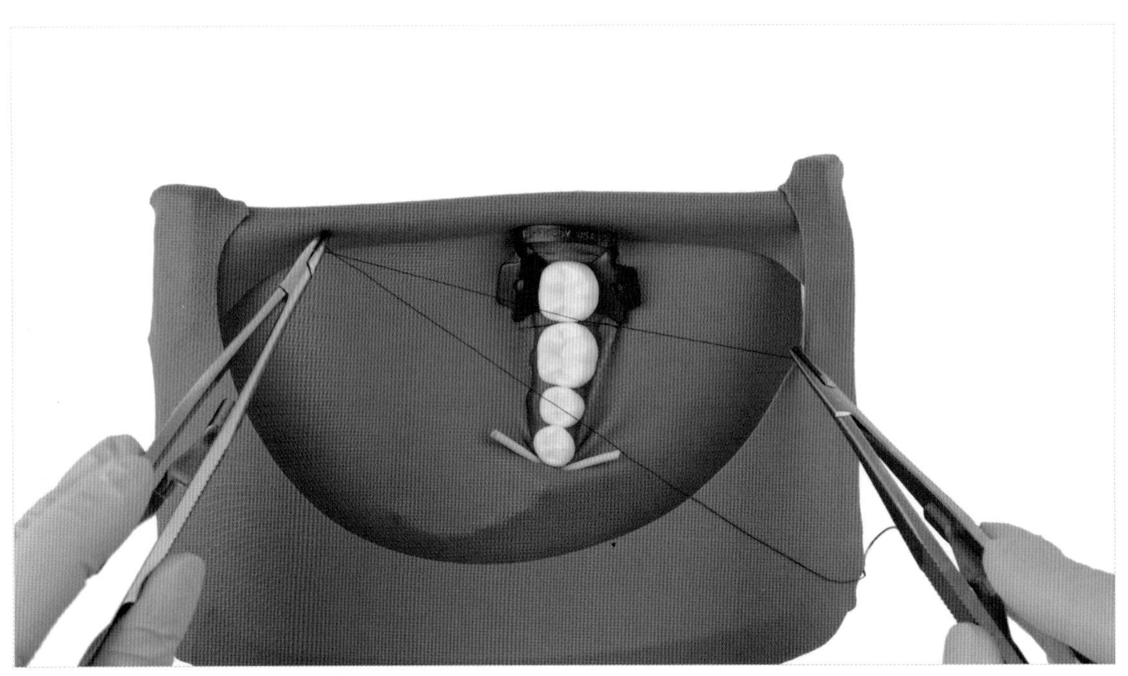

图8-3-16　缓慢收紧，避免橡皮障布撕裂

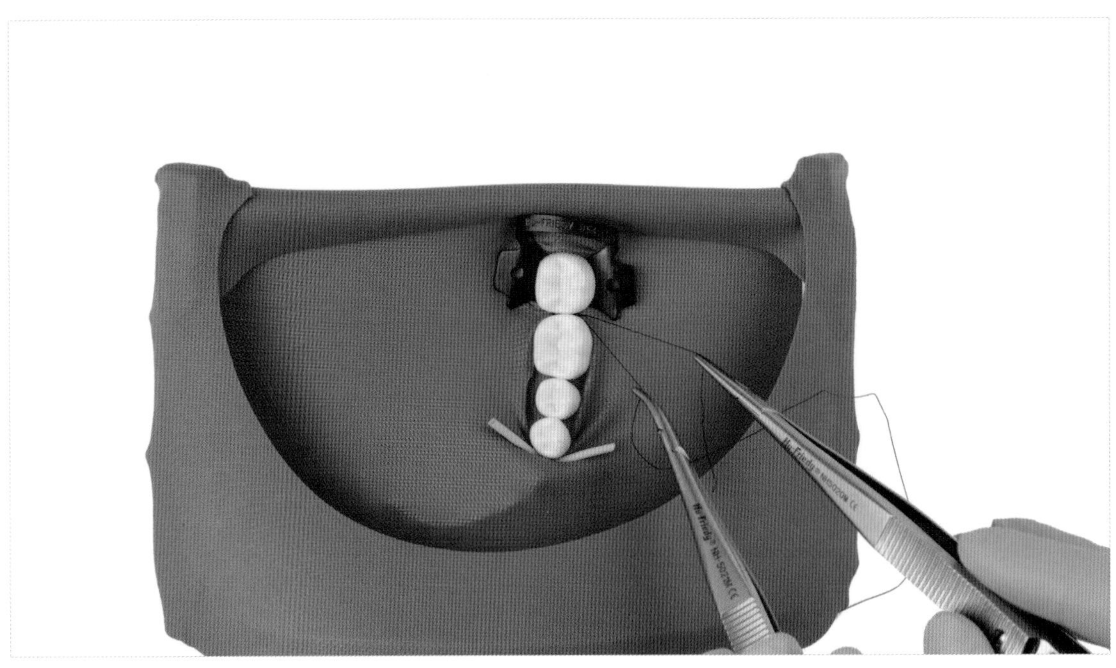

图8-3-17　同时将舌（腭）侧橡皮障布往颊侧牵拉，形成封闭区

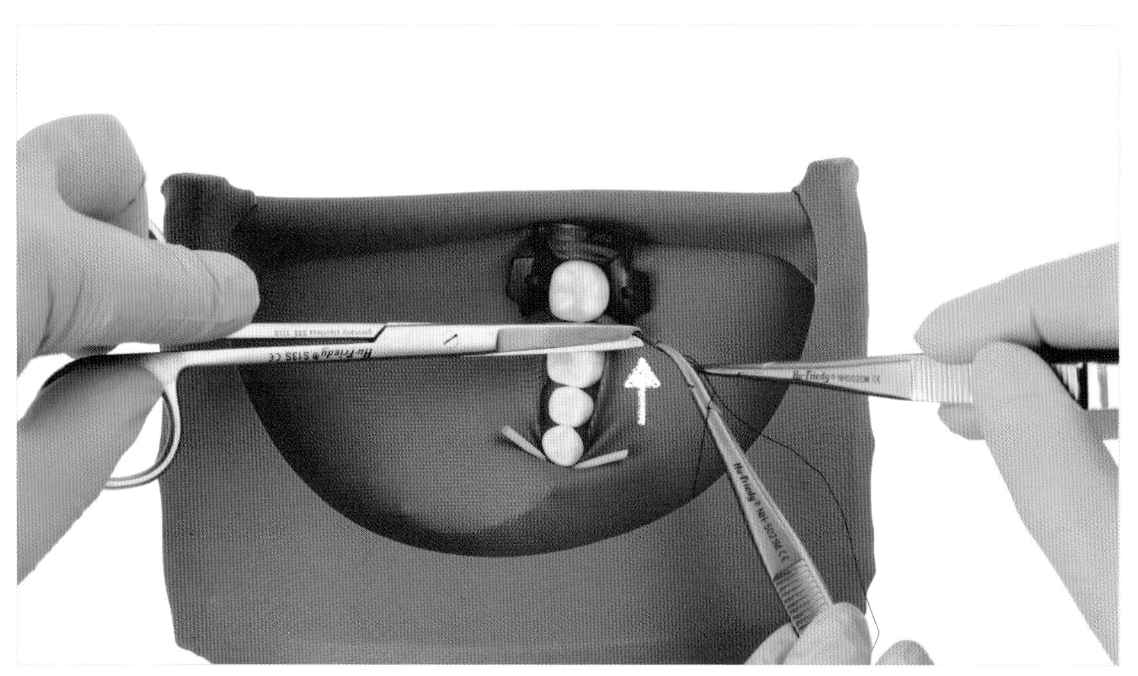

图8-3-18　剪去多余缝合线，保留线头5mm左右

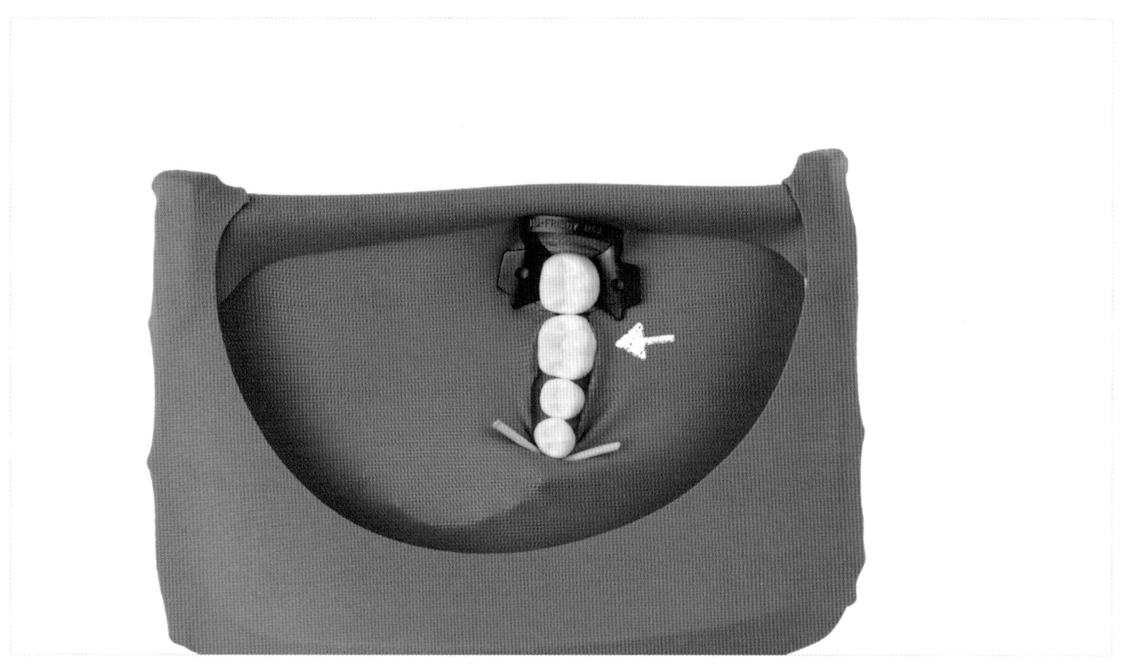

图8-3-19　检查第一个缝合点密闭性，无须着急整理橡皮障布

### 8.3.2 邻间隙正常时（图8-3-20~图8-3-29）

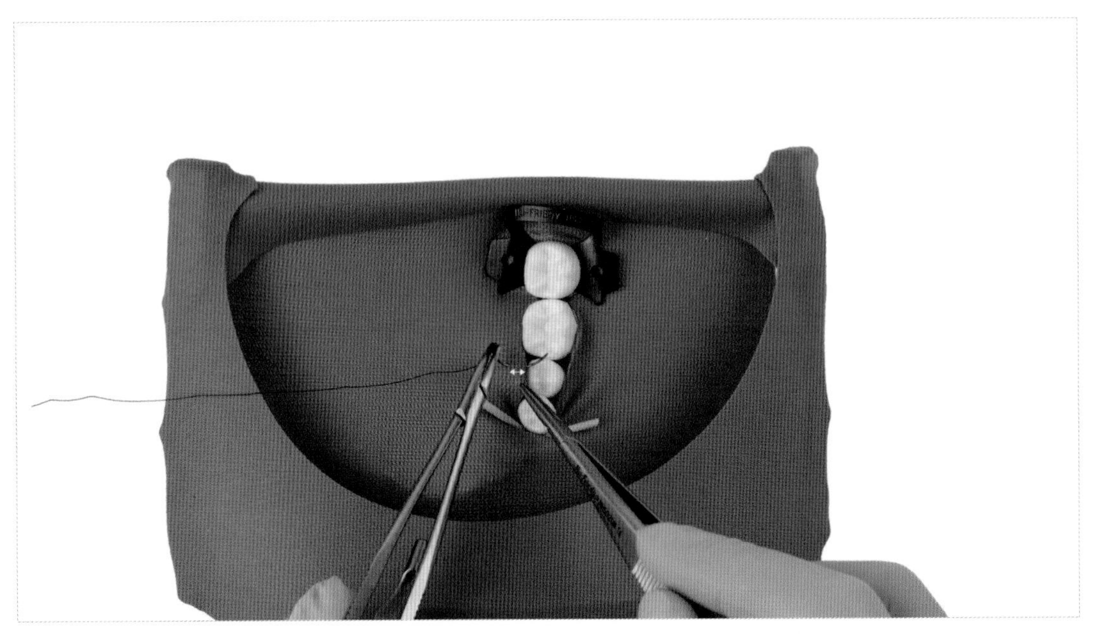

图8-3-20　穿透任意一侧橡皮障布，保留2~3mm边距

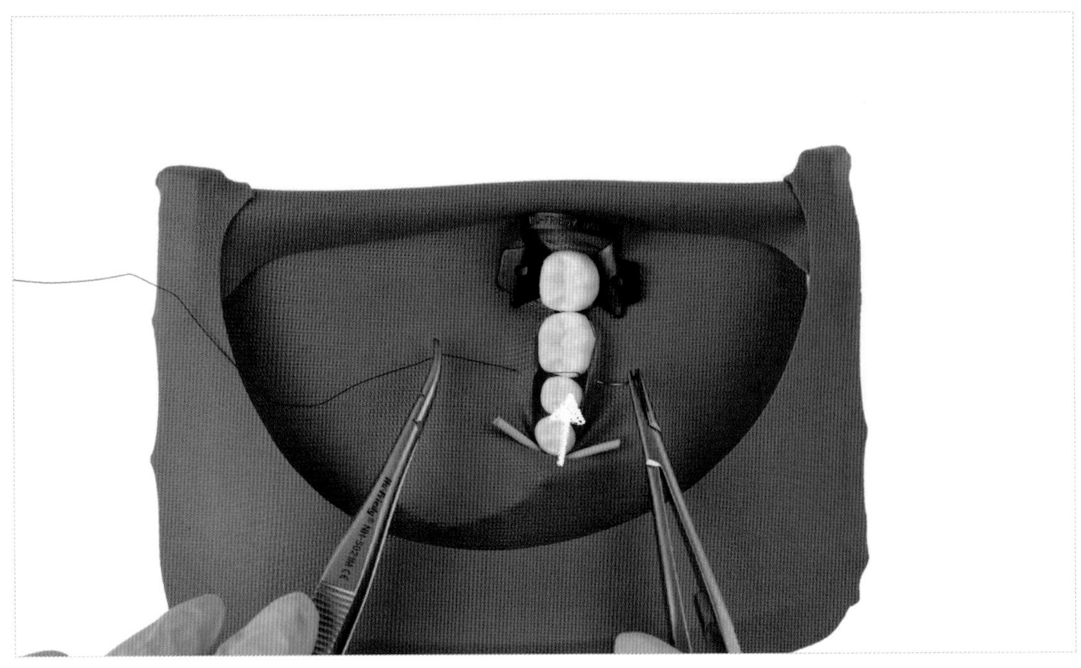

图8-3-21　从邻接𬌗方跨过，穿透对侧橡皮障布

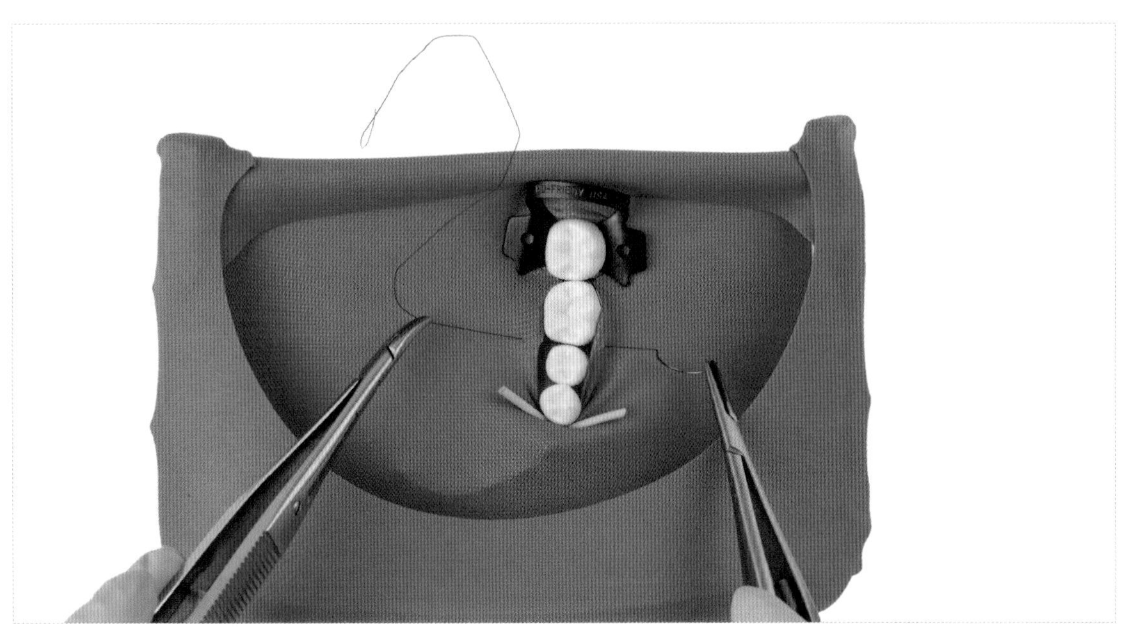

图8-3-22　此方法不易损伤牙龈，适合缝线易通过邻接的情况

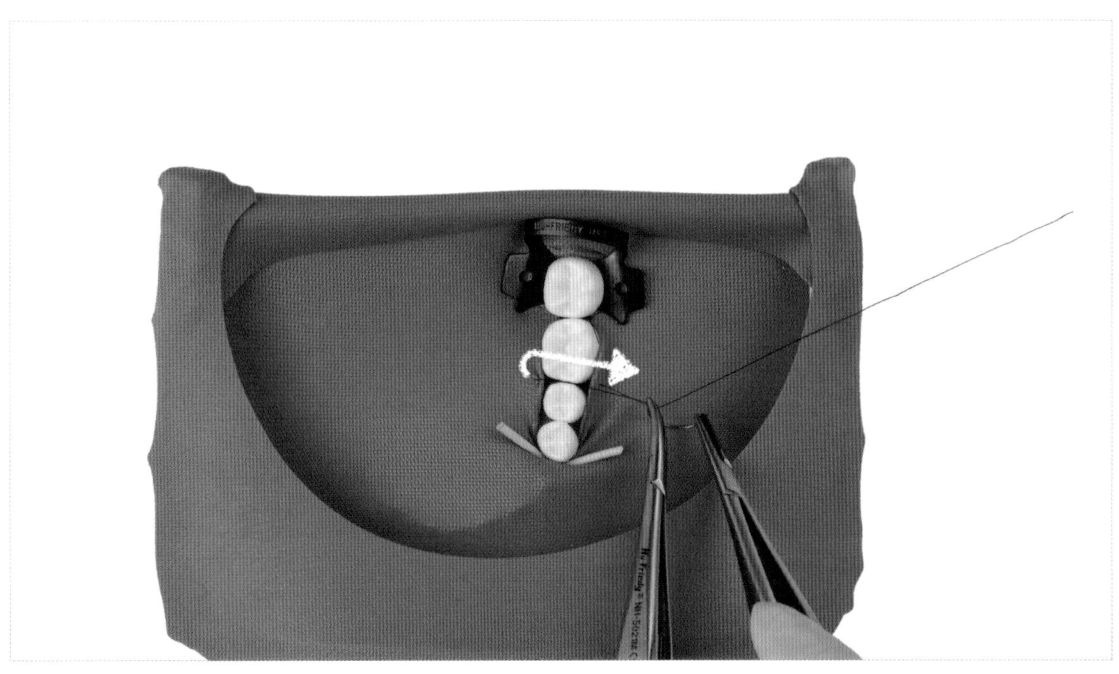

图8-3-23　将舌（腭）侧线头拉至颊侧

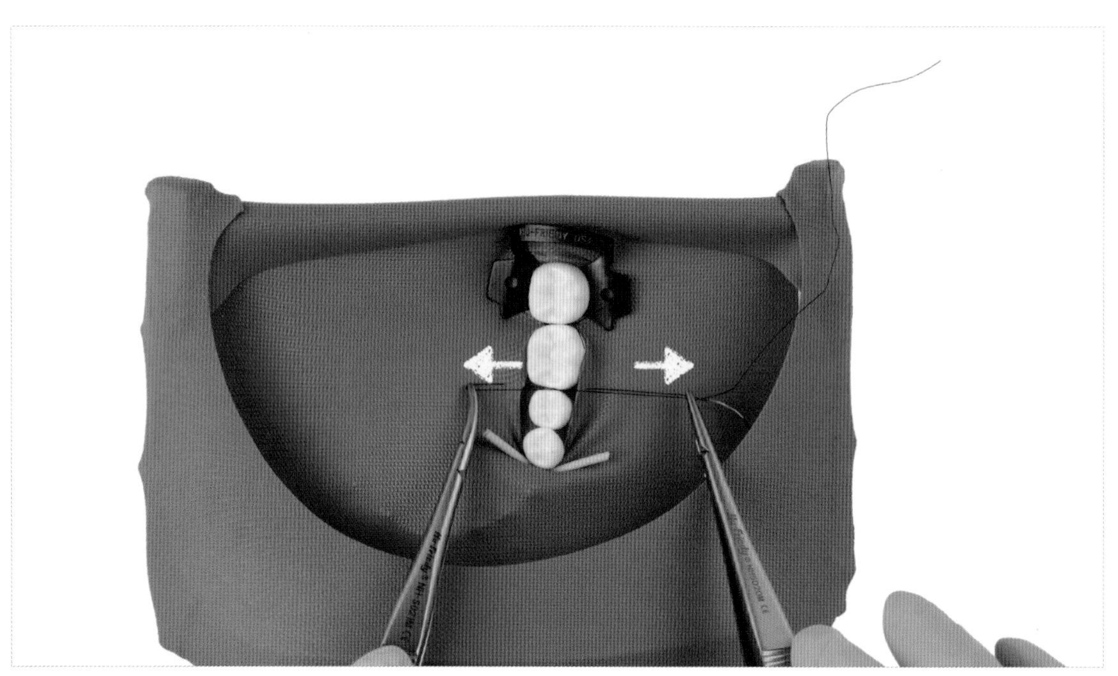

图8-3-24　夹住颊、舌（腭）侧两端缝合线并向两侧拉直

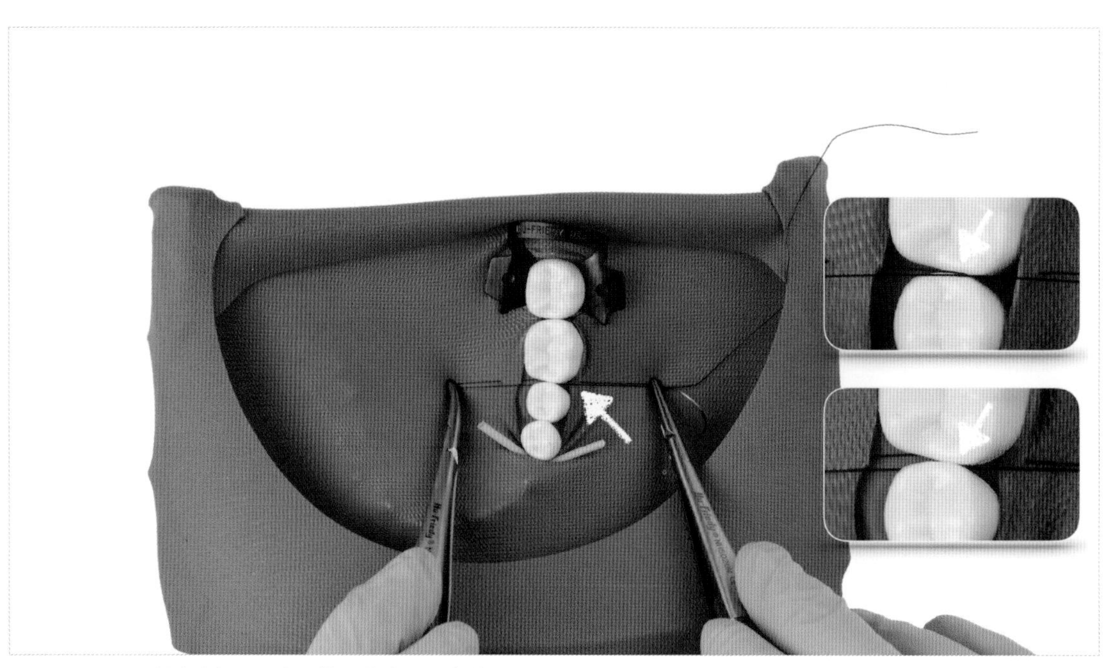

图8-3-25　两端同时向下施力，使缝合线通过邻接

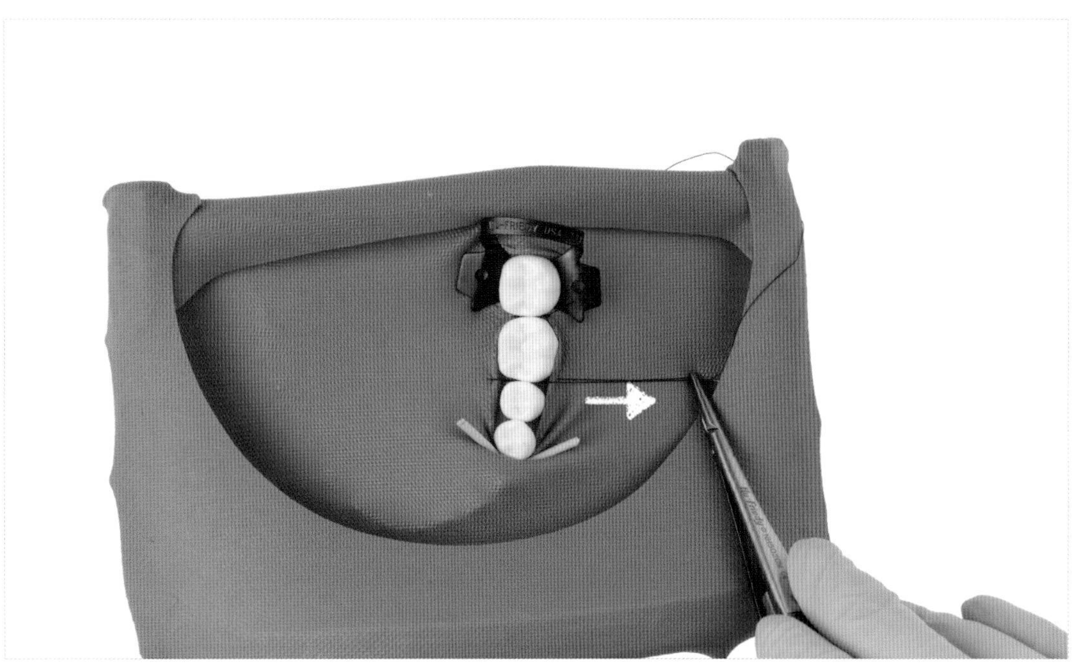

图8-3-26　将缝合线及橡皮障布往颊侧拉，打结

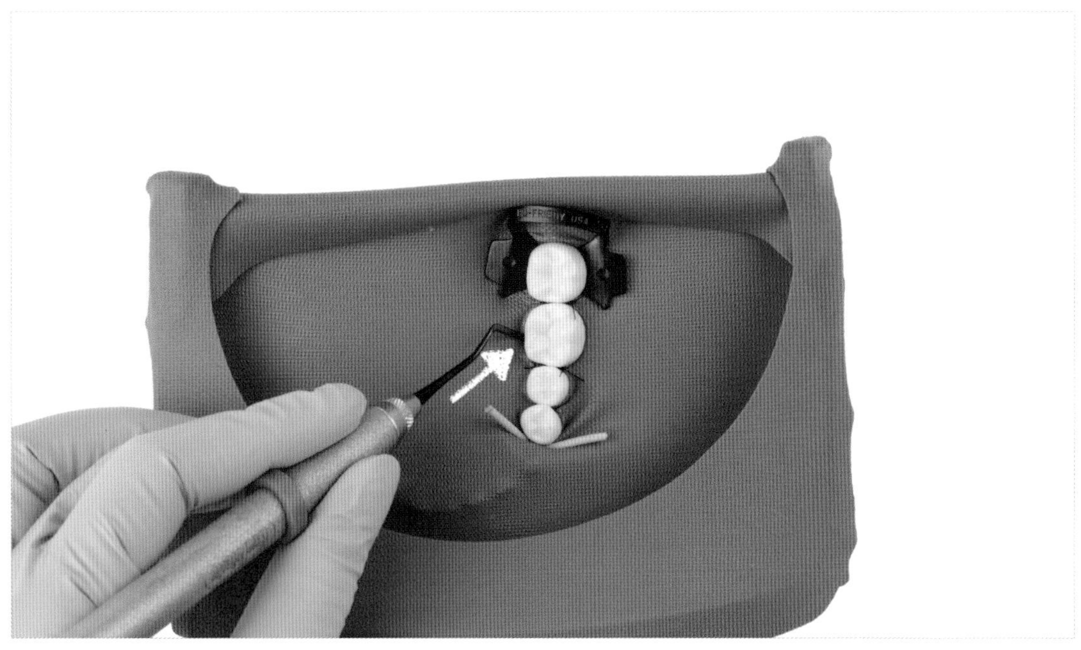

图8-3-27　翻折橡皮障布，保证边缘密闭性

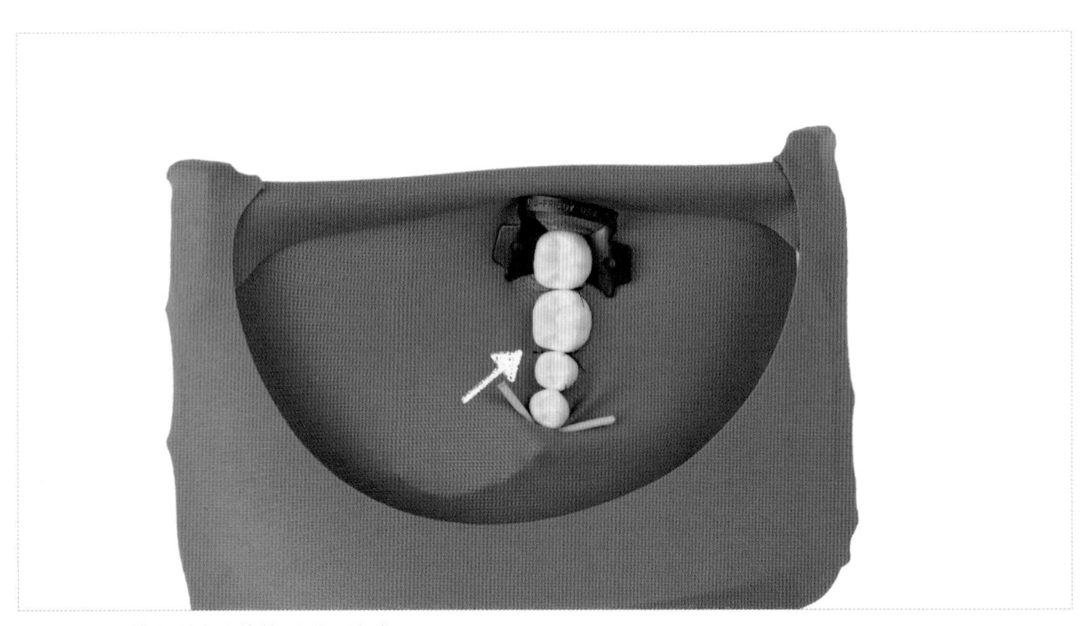

图8-3-28　检查所有边缘均无明显缝隙

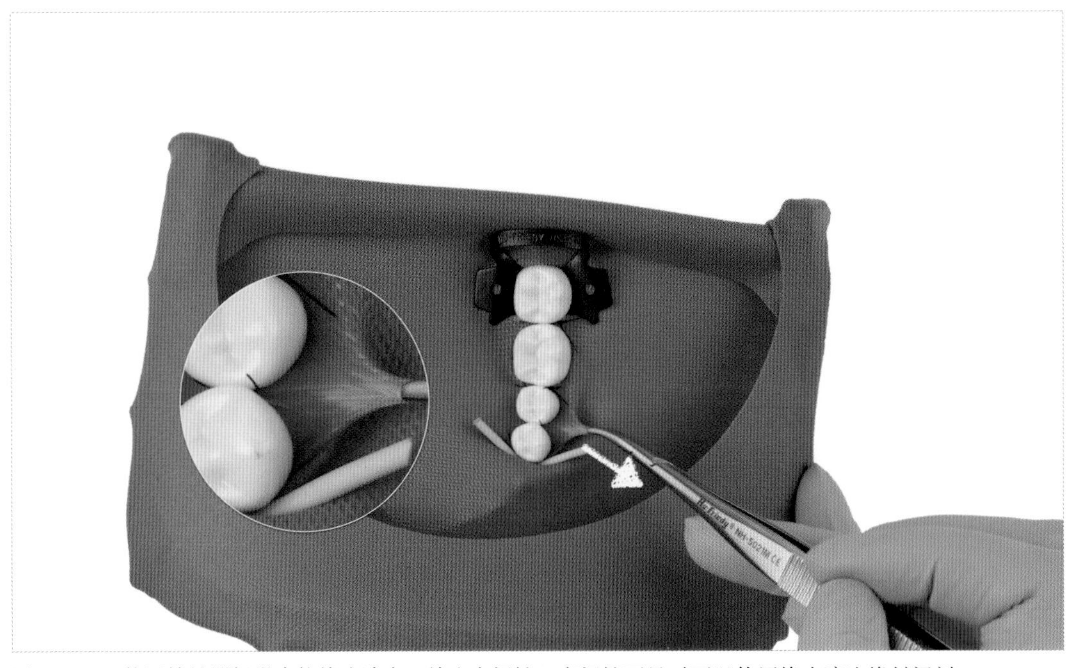

图8-3-29　使用持针器轻微牵拉橡皮障布，检查密闭性，密闭性不足时可以使用橡皮障边缘封闭剂

### 8.3.3 拆除（图8-3-30~图8-3-37）

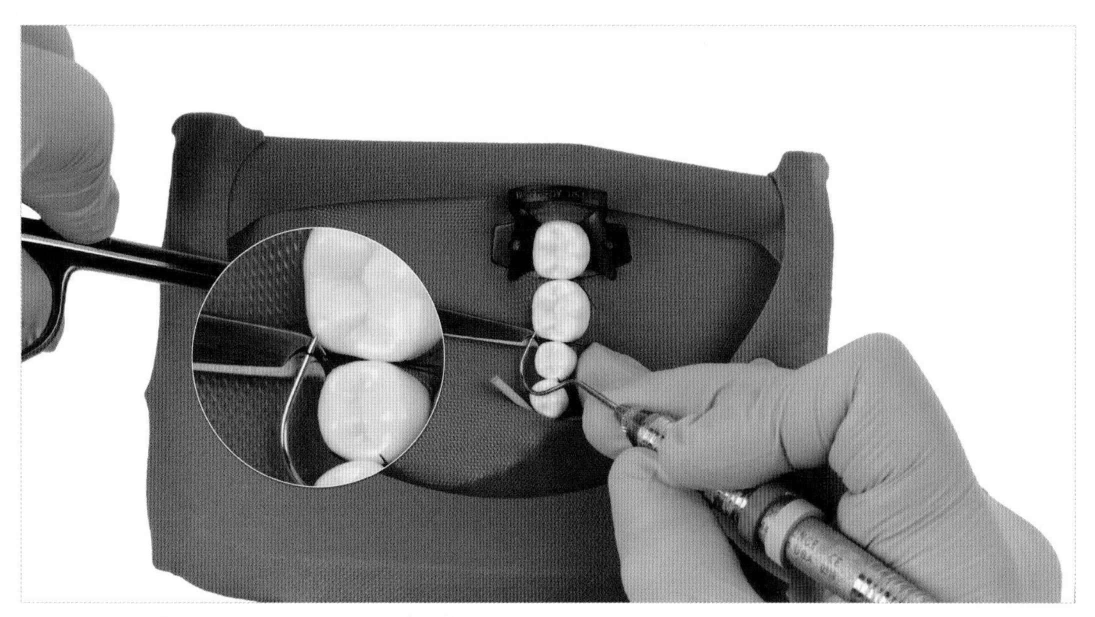

图8-3-30　缝合线不易挑开较大间隙，建议使用有弧形凹槽的尖头剪刀配合，将其剪断

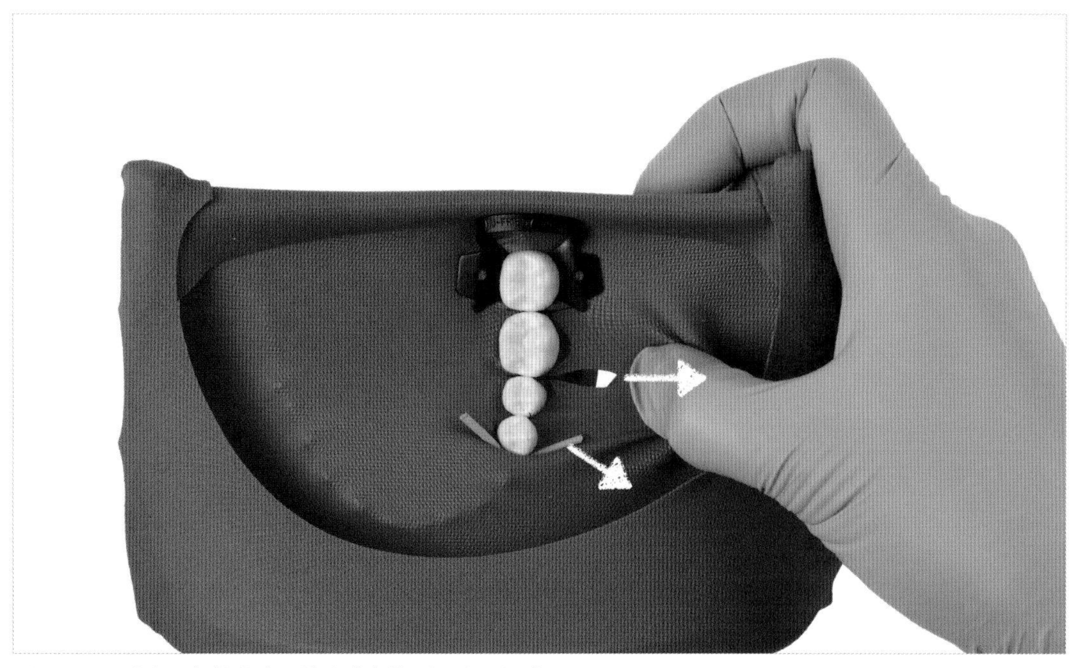

图8-3-31　或向一侧拉扯直至橡皮障布撕裂，出现间隙

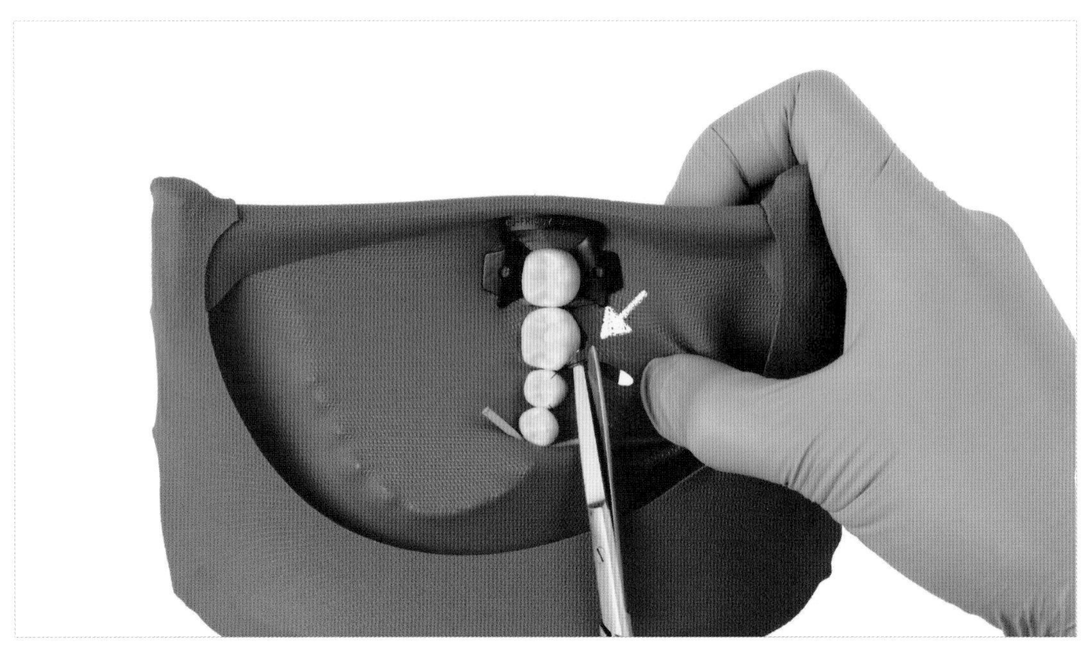

图8-3-32　剪开两牙之间的橡皮障布即可，无须剪开缝合线

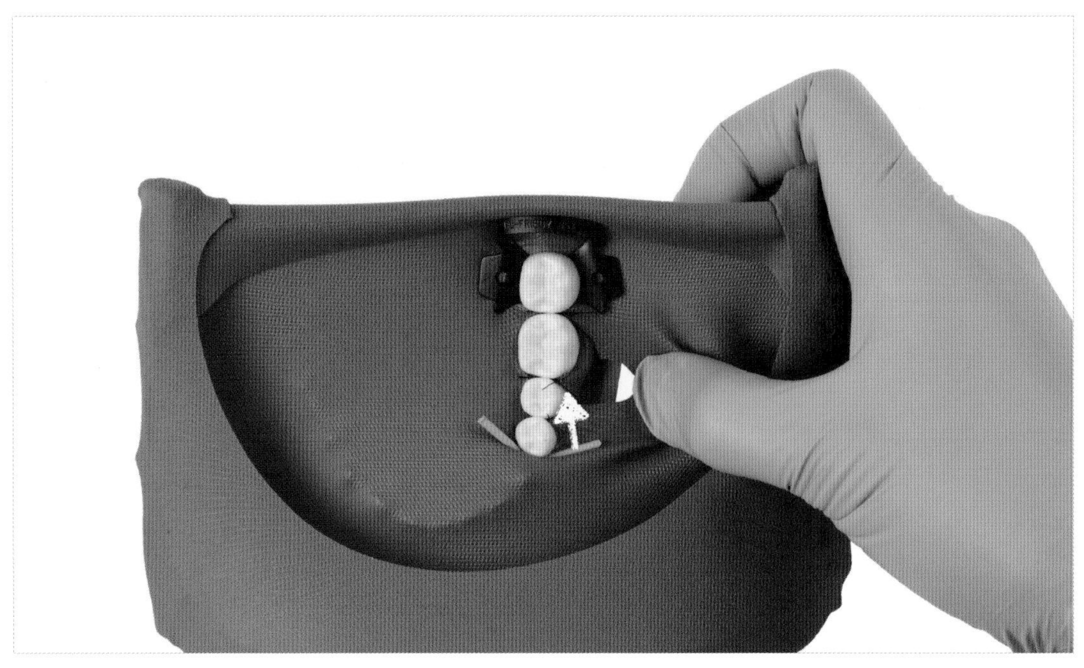

图8-3-33　剪开后线头连同部分橡皮障布卡在颊侧

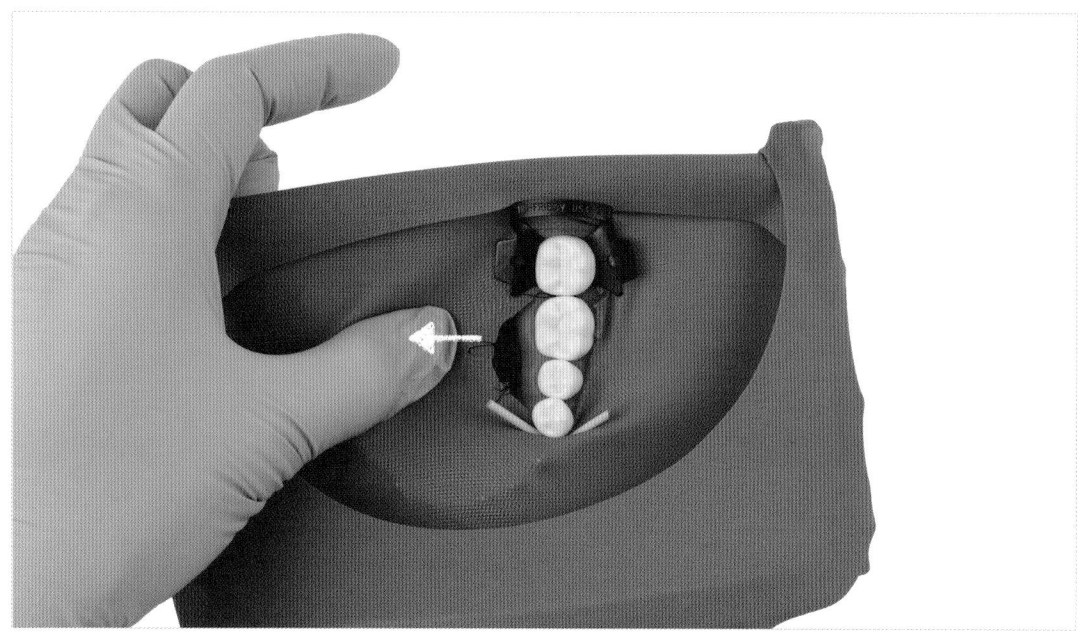

图8-3-34　所有牙间隙都剪开后，直接将线结连同残留橡皮障布从舌侧拉出即可

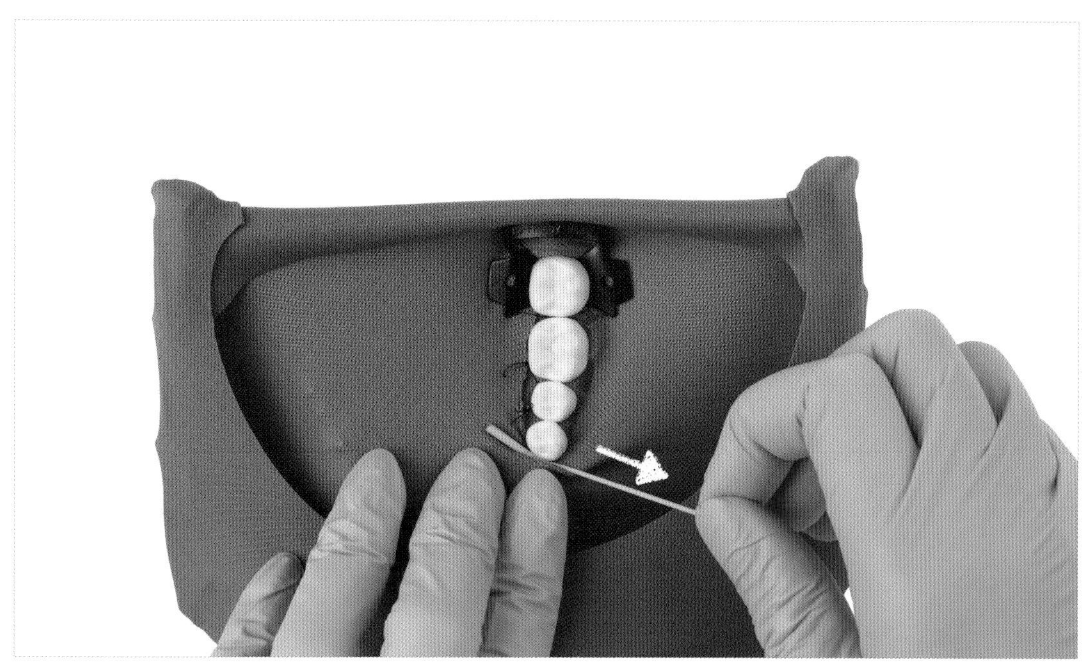

图8-3-35　先抽除橡皮障楔线

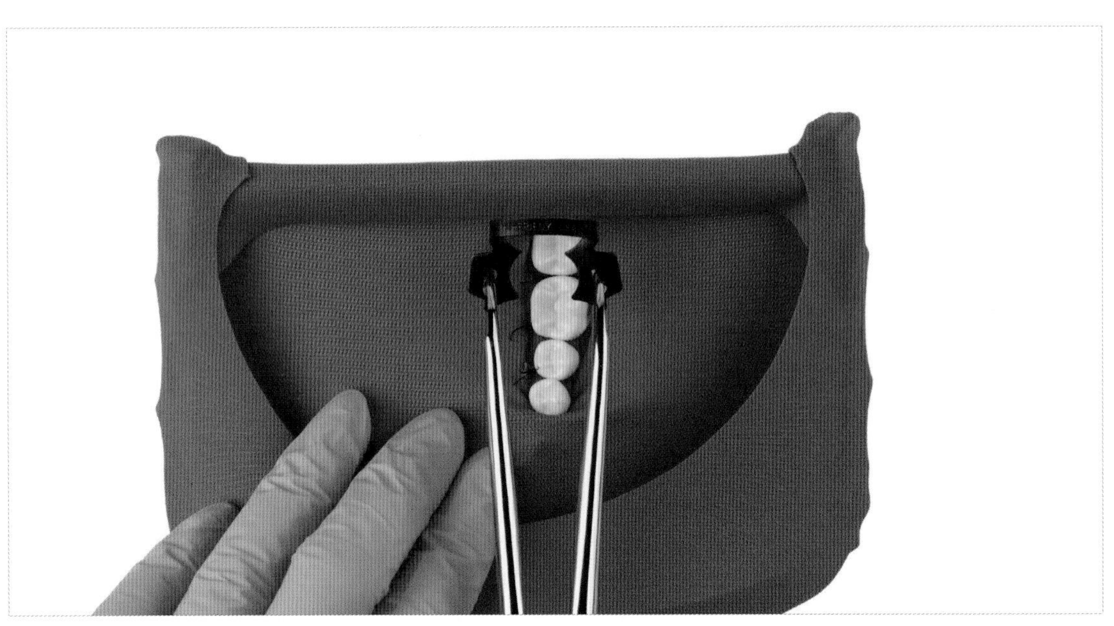

图8-3-36　再取下橡皮障夹

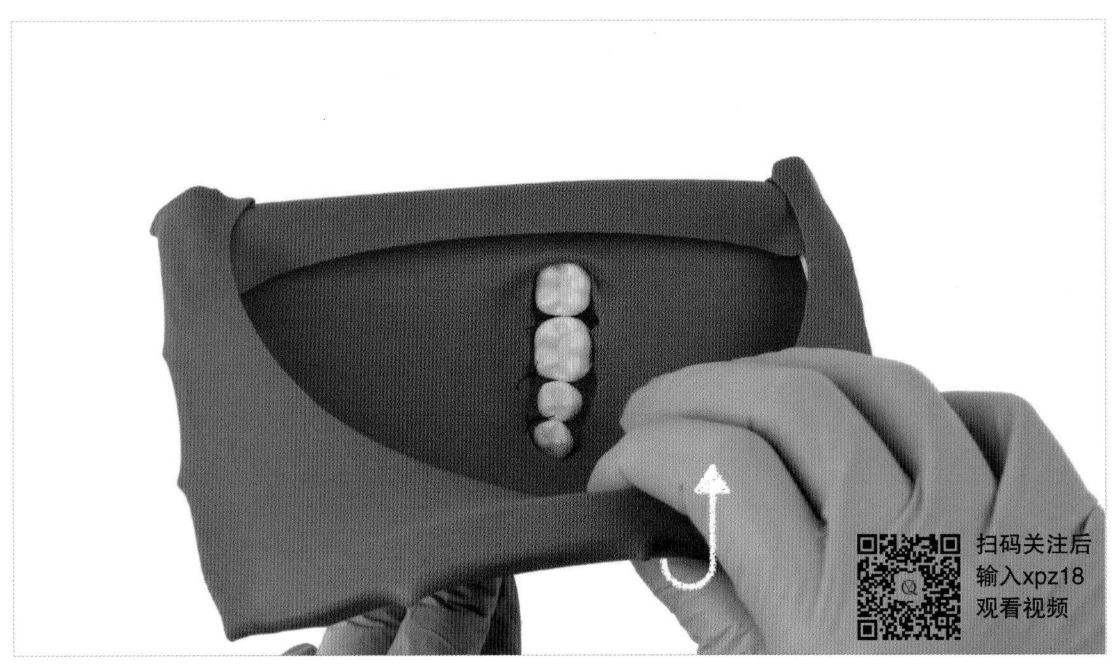


图8-3-37　最后将橡皮障布连同橡皮障支架一并取出即可

### 8.3.4　案例展示（图8–3–38 ~ 图8–3–47）

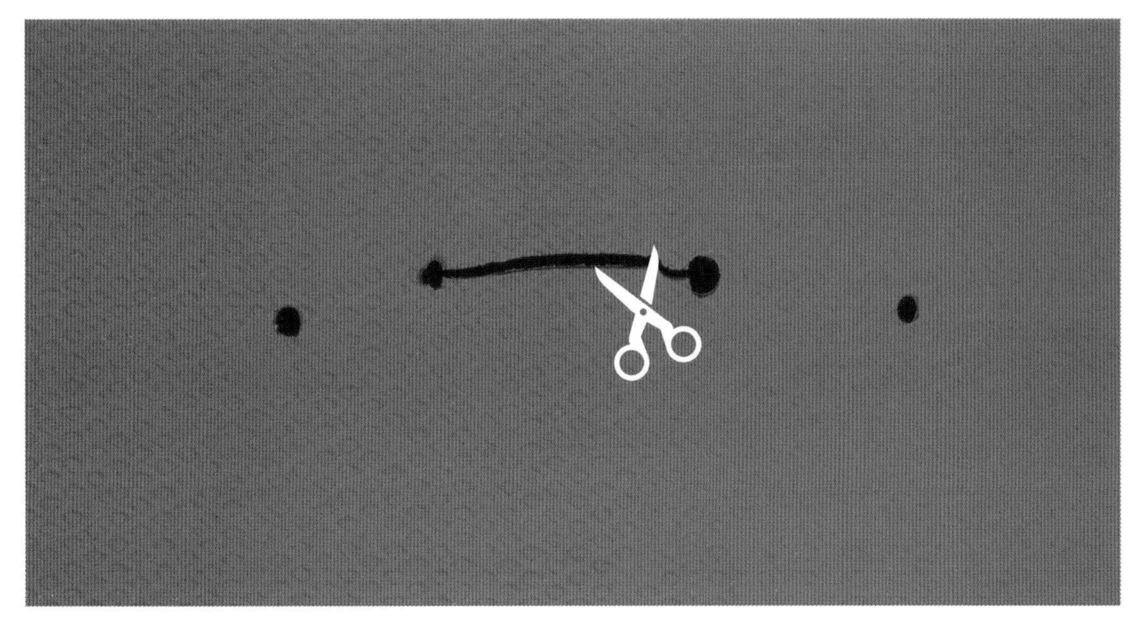

图8–3–38　劈障剪开

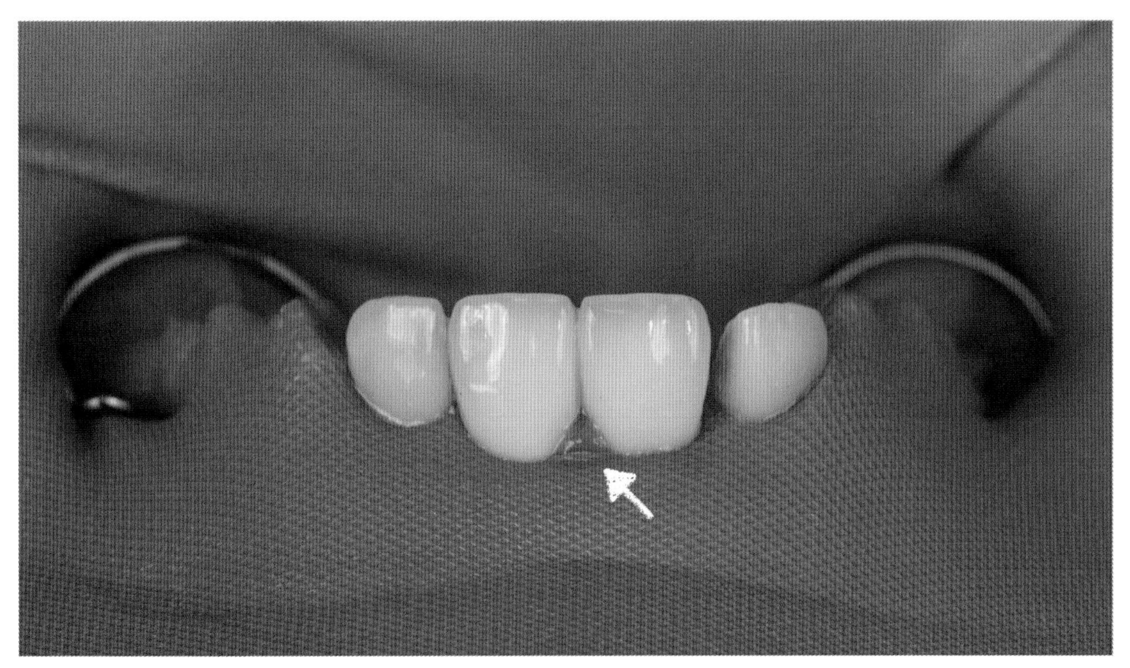

图8–3–39　龈乳头暴露

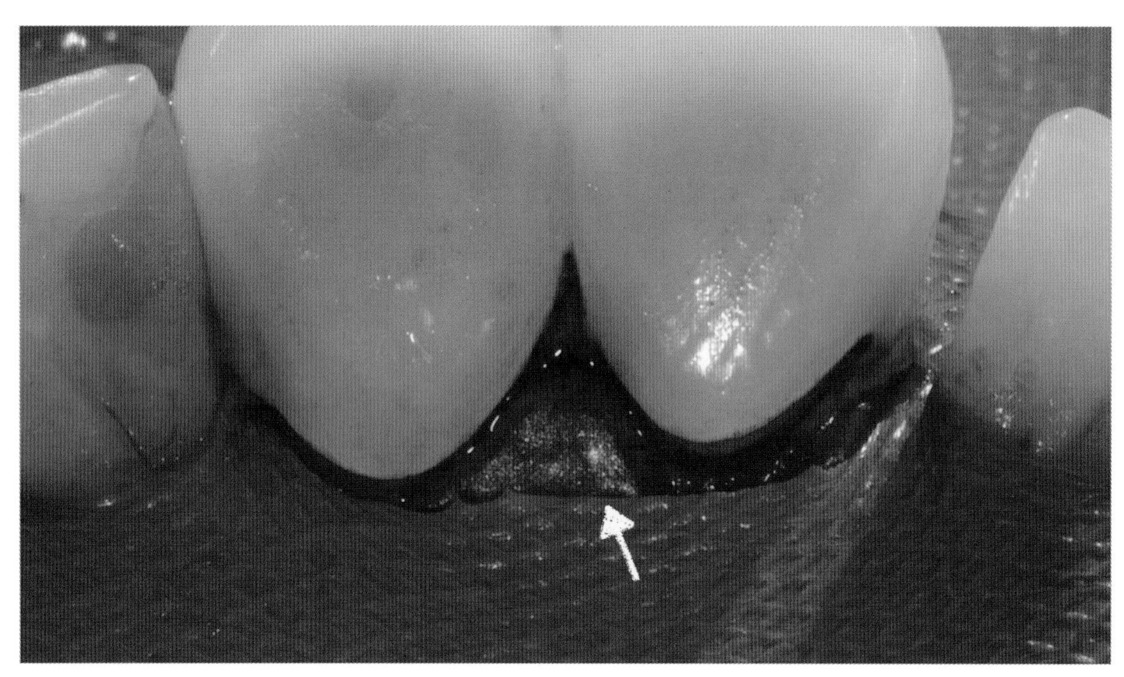

图8-3-40

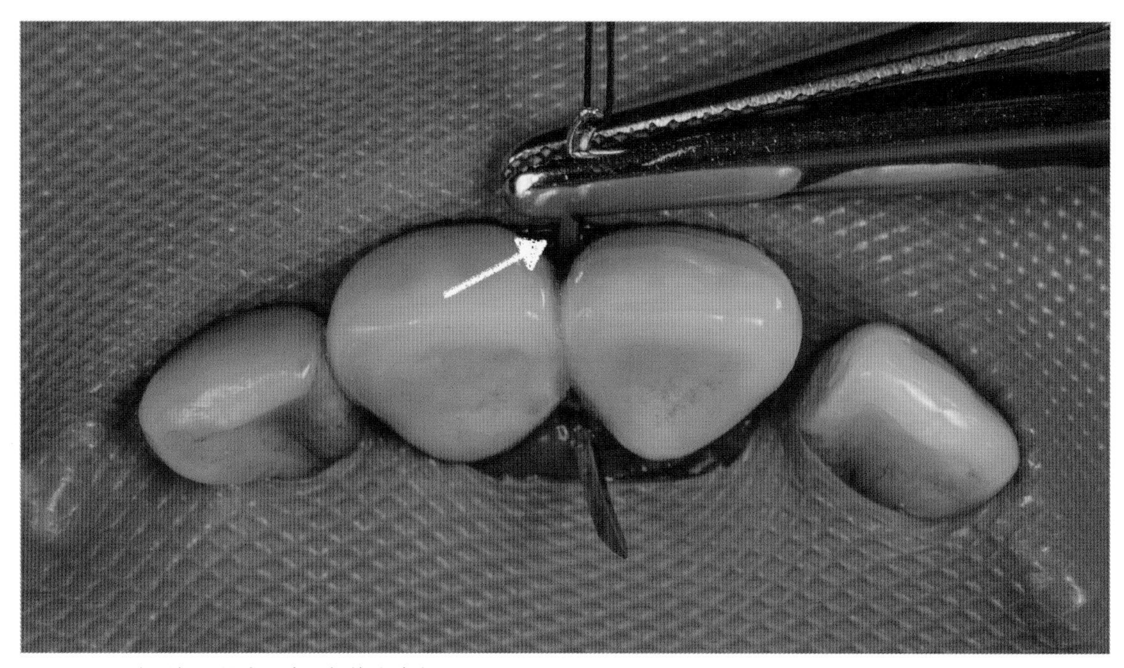

图8-3-41　由唇侧入针先缝合腭侧橡皮障布

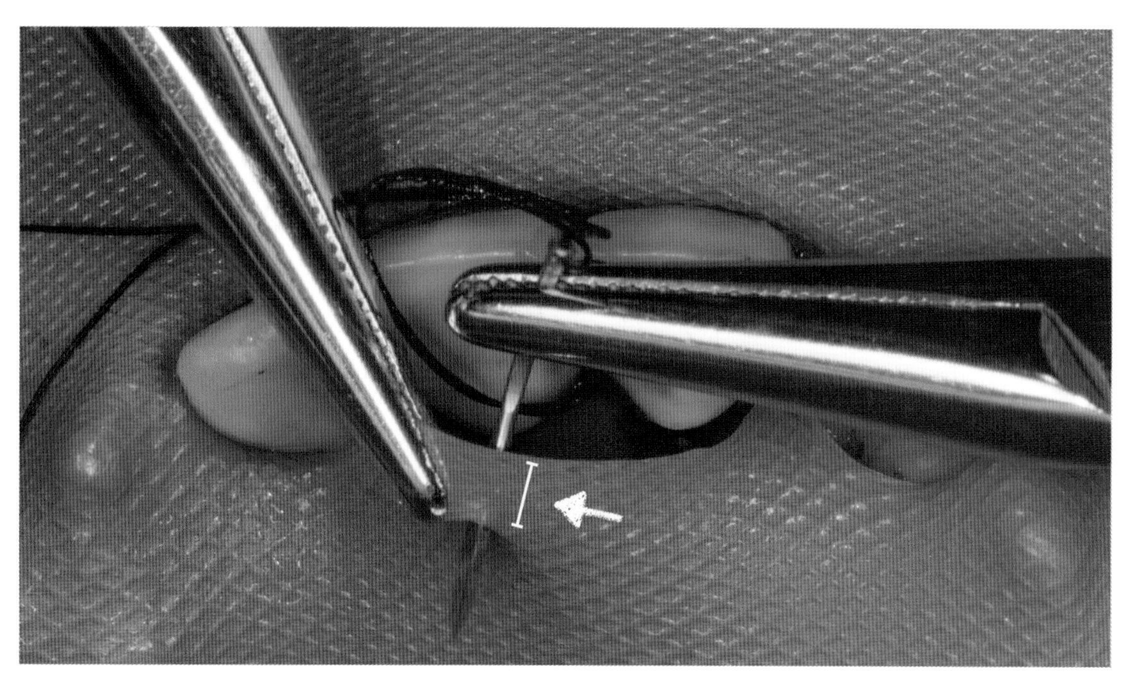

图8-3-42　预留2~3mm

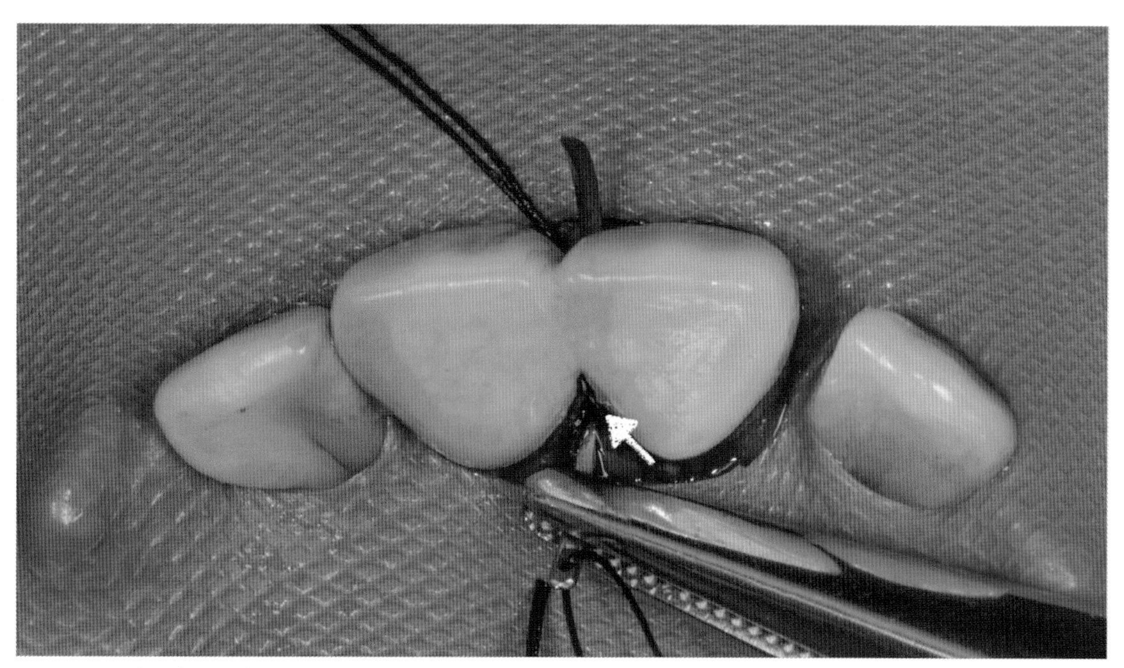

图8-3-43　将缝合针回穿至唇侧

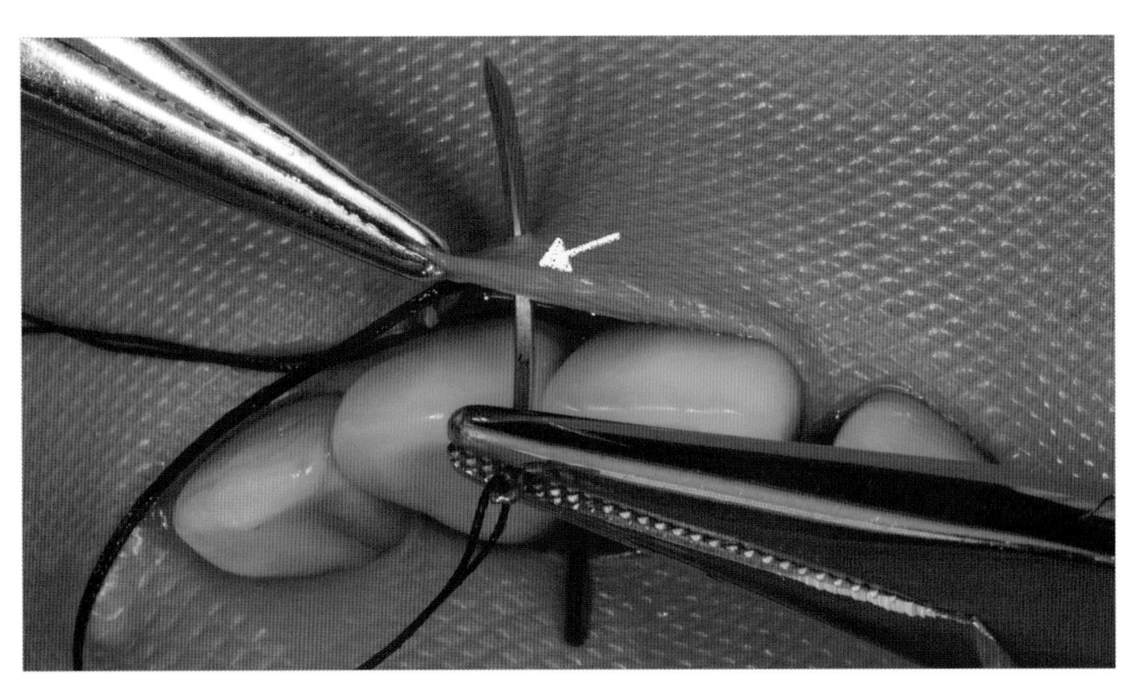

图8-3-44　同样在边距2～3mm处穿透橡皮障布

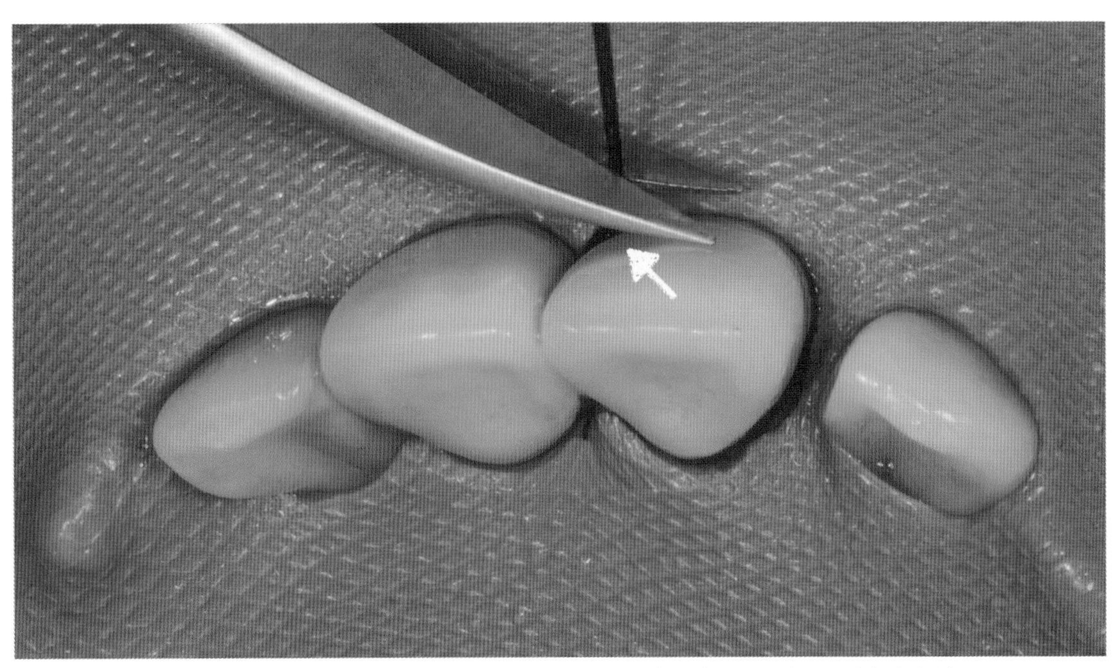

图8-3-45　打结。由于隔离区域不包含13，此时12唇、舌（腭）面橡皮障布由近中至远中斜向切端

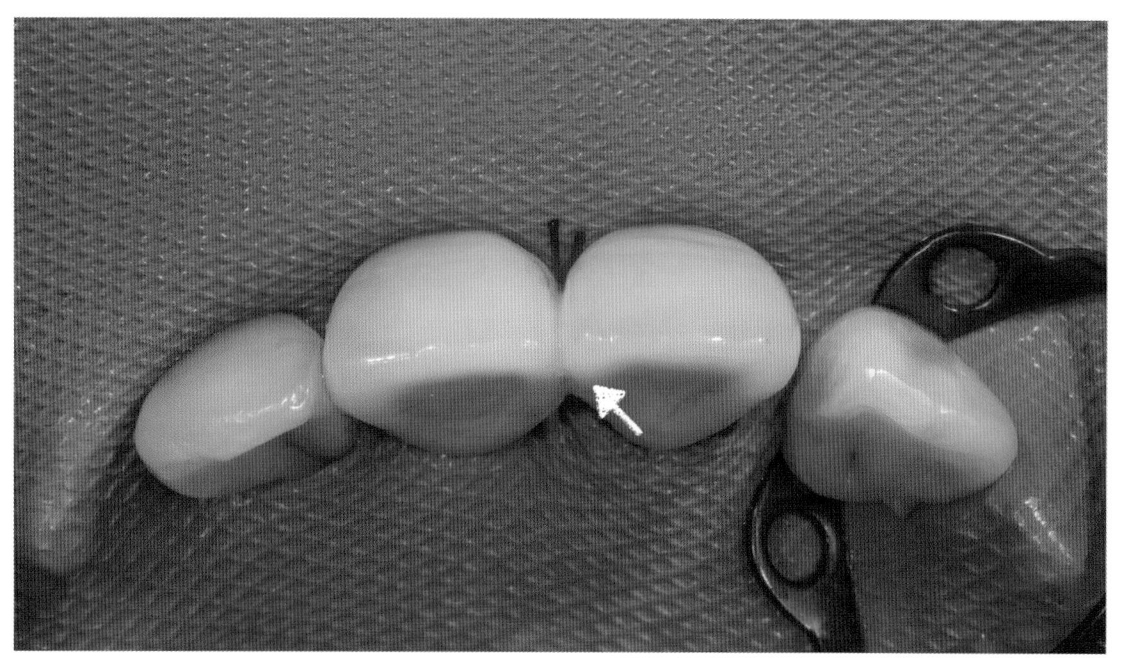

图8-3-46　确保箭头所指处橡皮障布的密闭性。使用44号橡皮障夹控制12处橡皮障布水平高度，同时需确保橡皮障夹不阻挡修复体就位

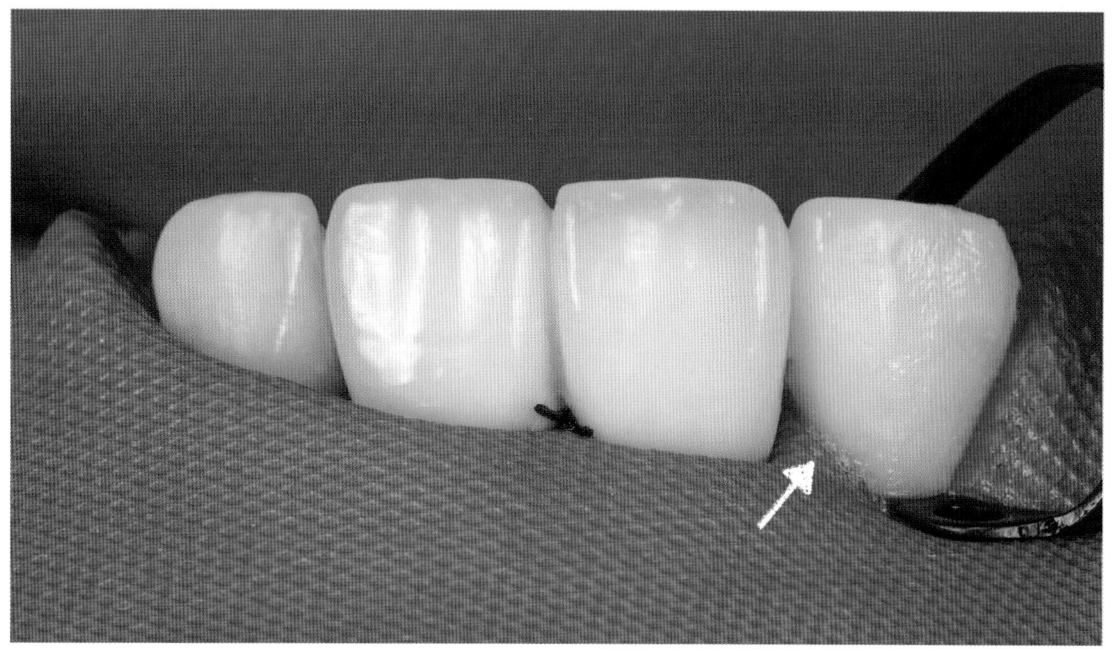

图8-3-47　局部超微瓷贴面粘接完成

# 第9章 粘接固定桥的橡皮障隔离应用

## APPLICATION OF RUBBER DAMS IN ADHESIVE FIXED BRIDGE

粘接固定桥粘接边缘如果位于龈缘或龈下时，由于存在缺失牙以及软硬组织萎缩的情况，对橡皮障隔离技术的要求较高，具体操作步骤及常见问题的细节处理过程如图9-1~图9-15所示。

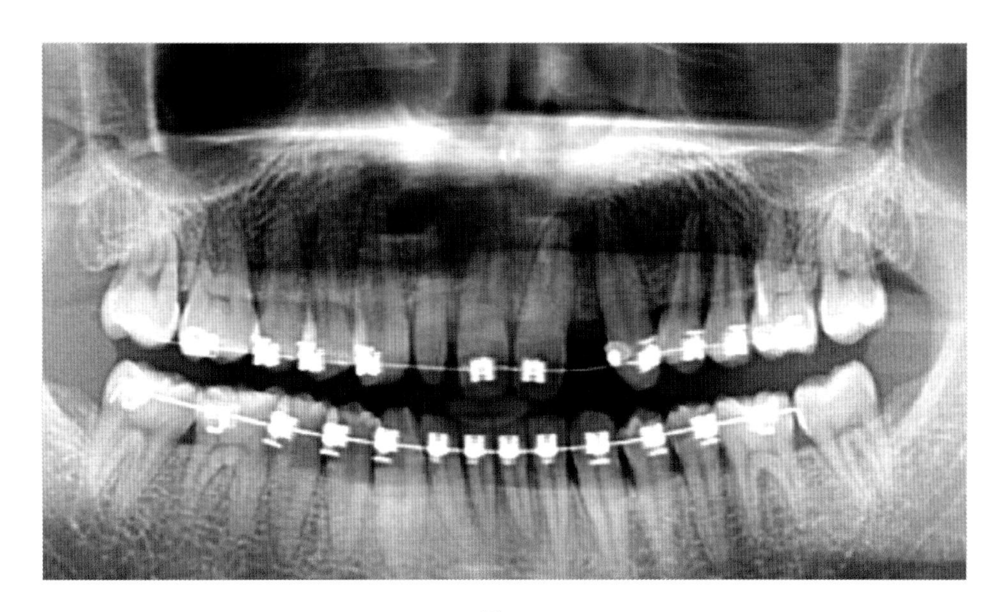

图9-1

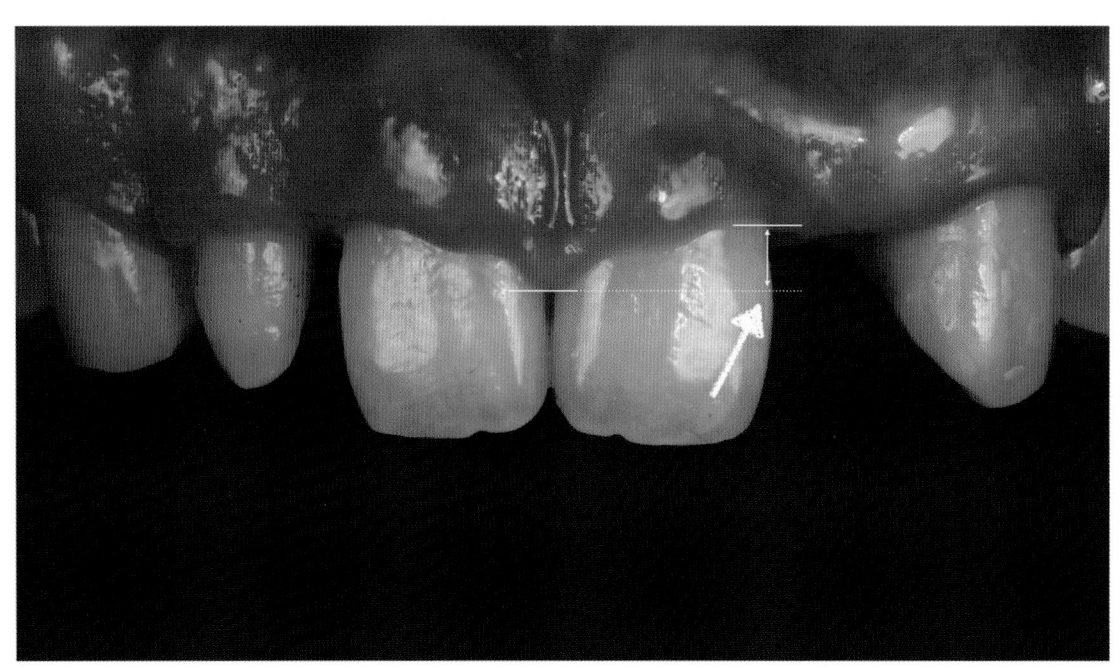

图9-2　近、远中龈高差距大，远中橡皮障布翻折入龈沟，隔离难度极大

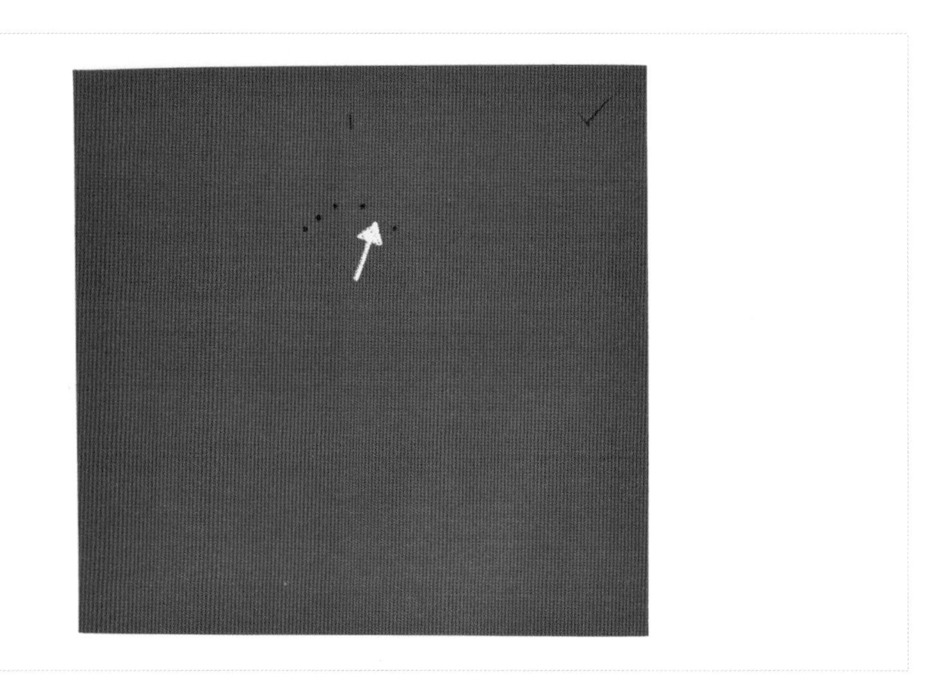

图9-3　橡皮障布定位时无须定位缺失牙

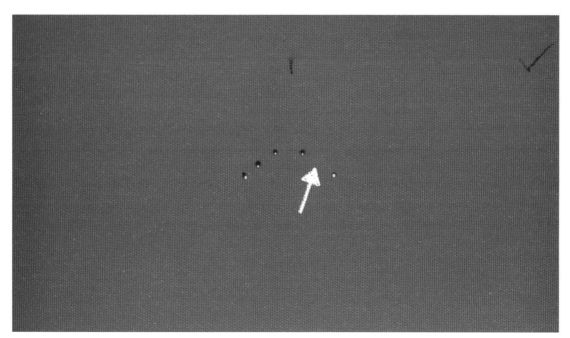

图9-4　橡皮障布打孔时也无须打孔缺失牙

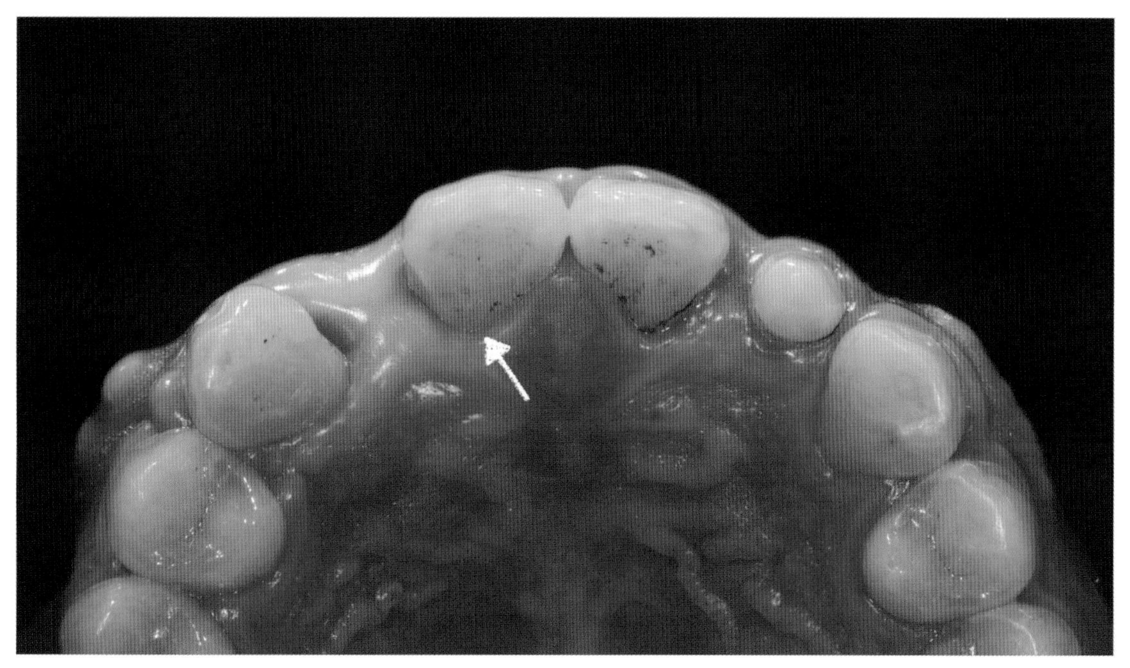

图9-5　舌隆突被软组织包绕，无法使用橡皮障夹限制橡皮障布边缘高度

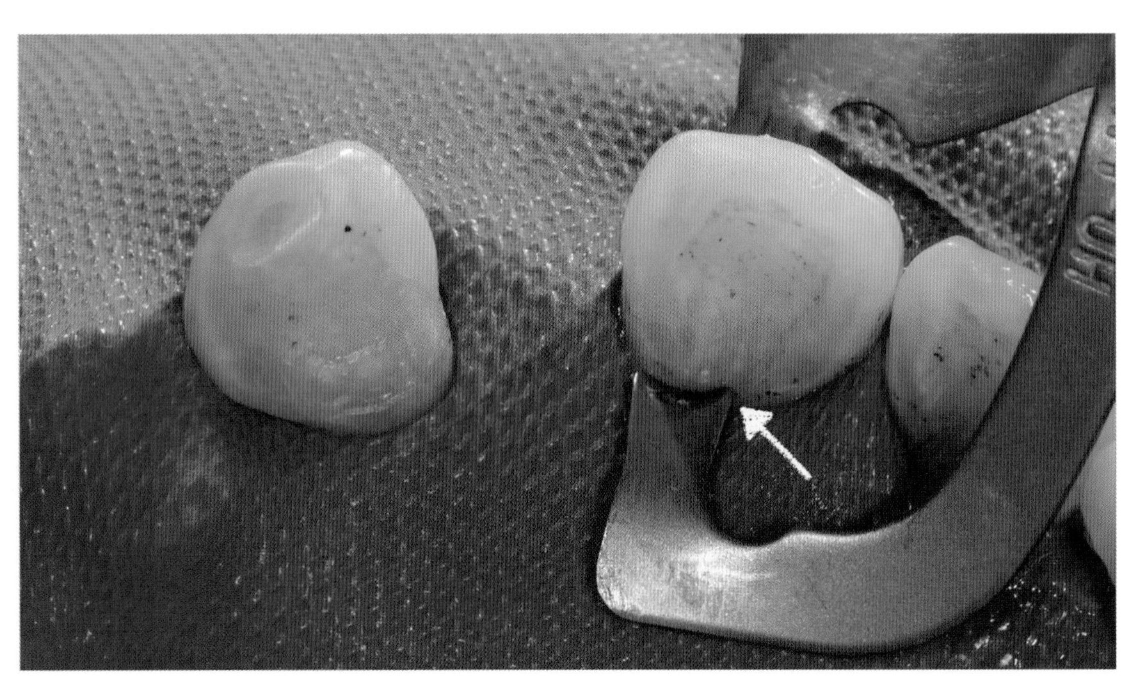

图9-6　橡皮障夹无法找到稳定夹持部位则不可用

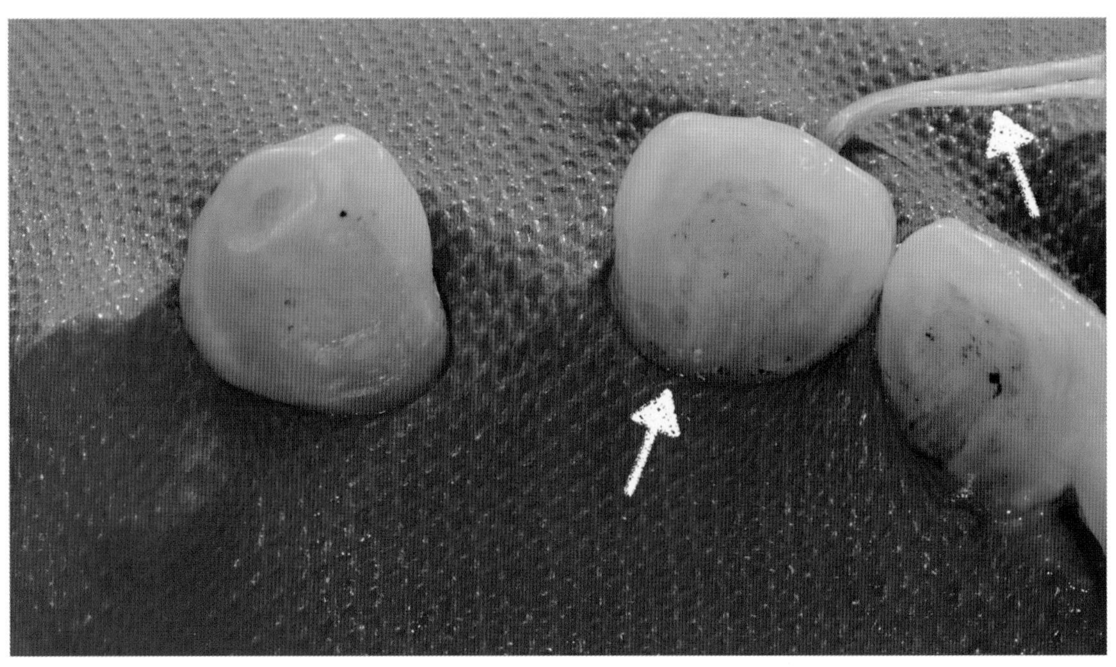

图9-7　利用捆绑牙线的方法，控制橡皮障布洞口边缘位置进入龈沟内

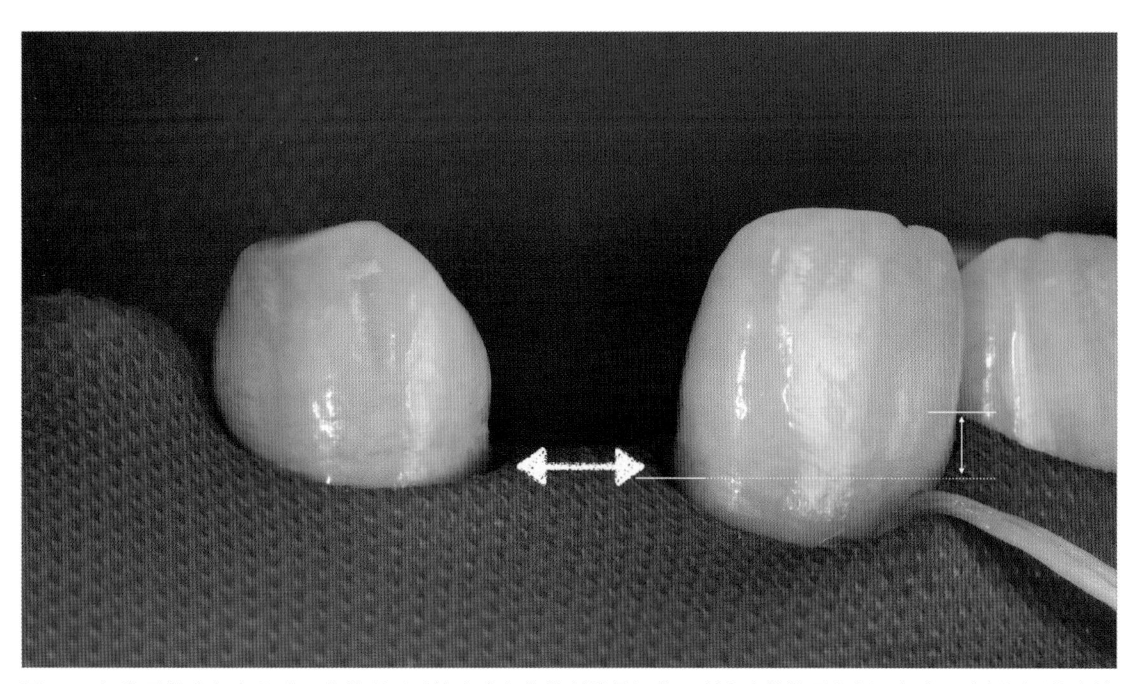

图9-8　捆绑牙线在龈高差明显的情况下对橡皮障布的控制效果极佳，所有边缘均需翻折入龈沟以确保隔湿的有效性

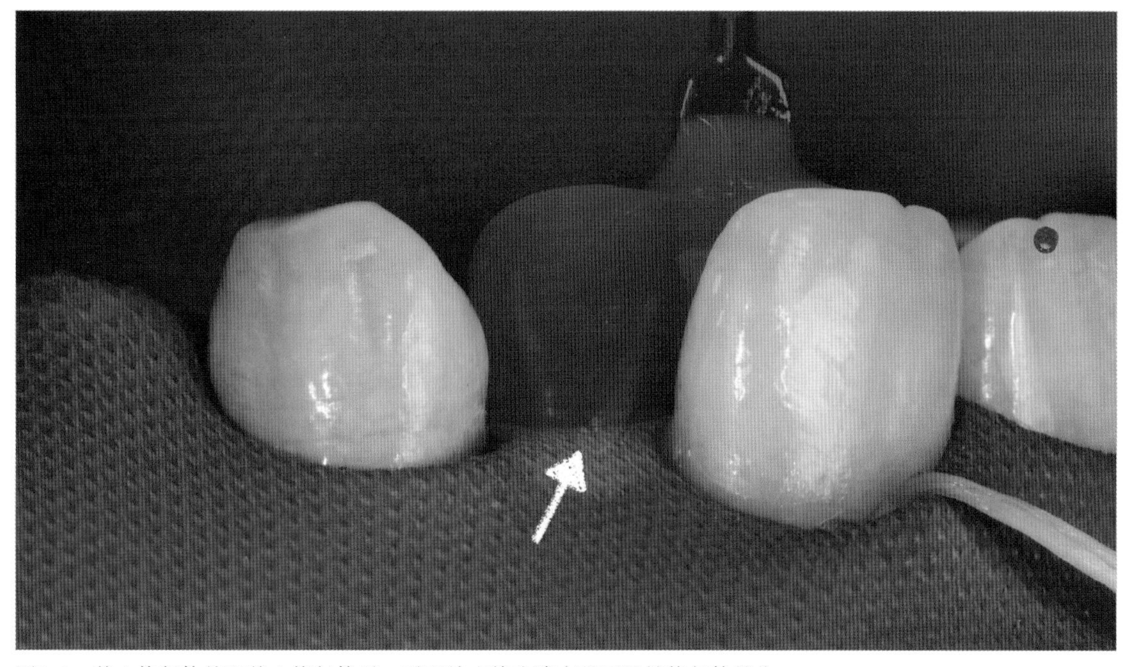

图9-9　戴入修复体前和戴入修复体时，需要检查橡皮障布是否阻挡修复体就位

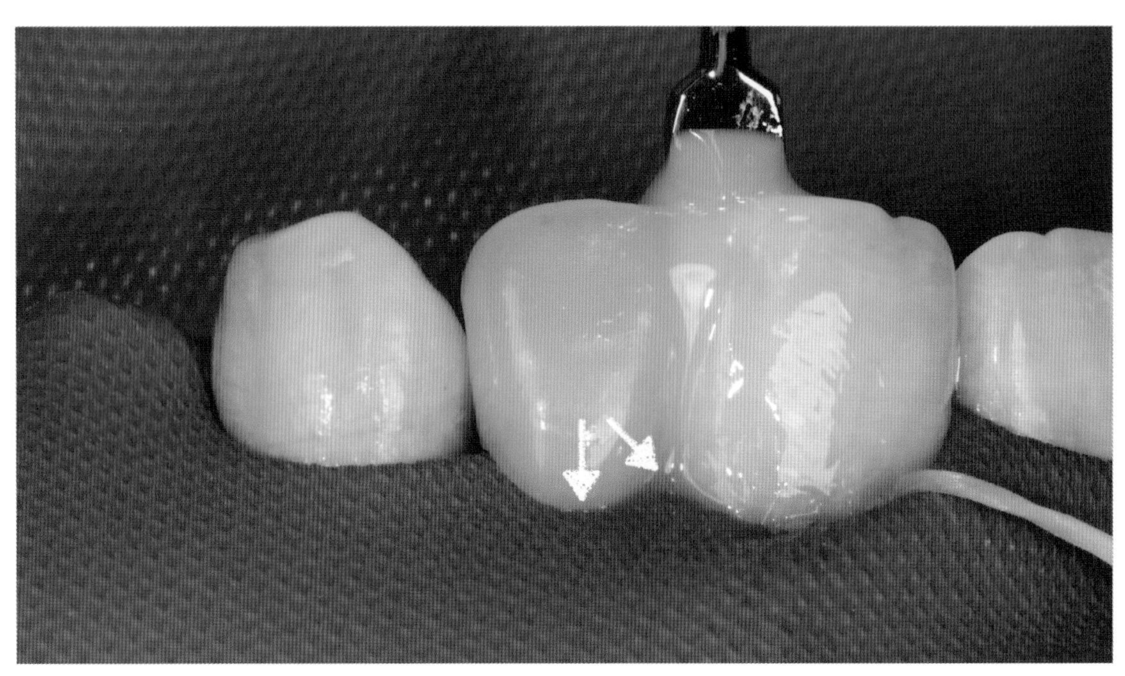

图9-10　确认就位后，需要及时去除连接体及桥体龈方溢出的粘接材料

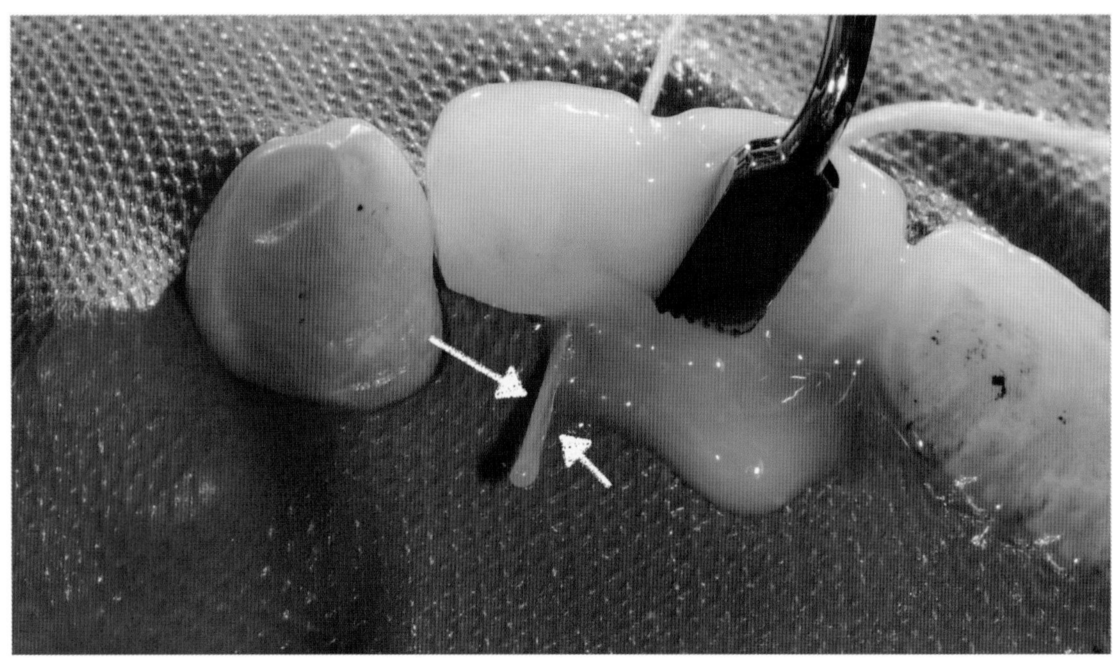

图9-11　可以使用Oral-B Superfloss™清洁，前端为绿色牵引：坚硬的前端嵌入间隙发挥牵引器作用

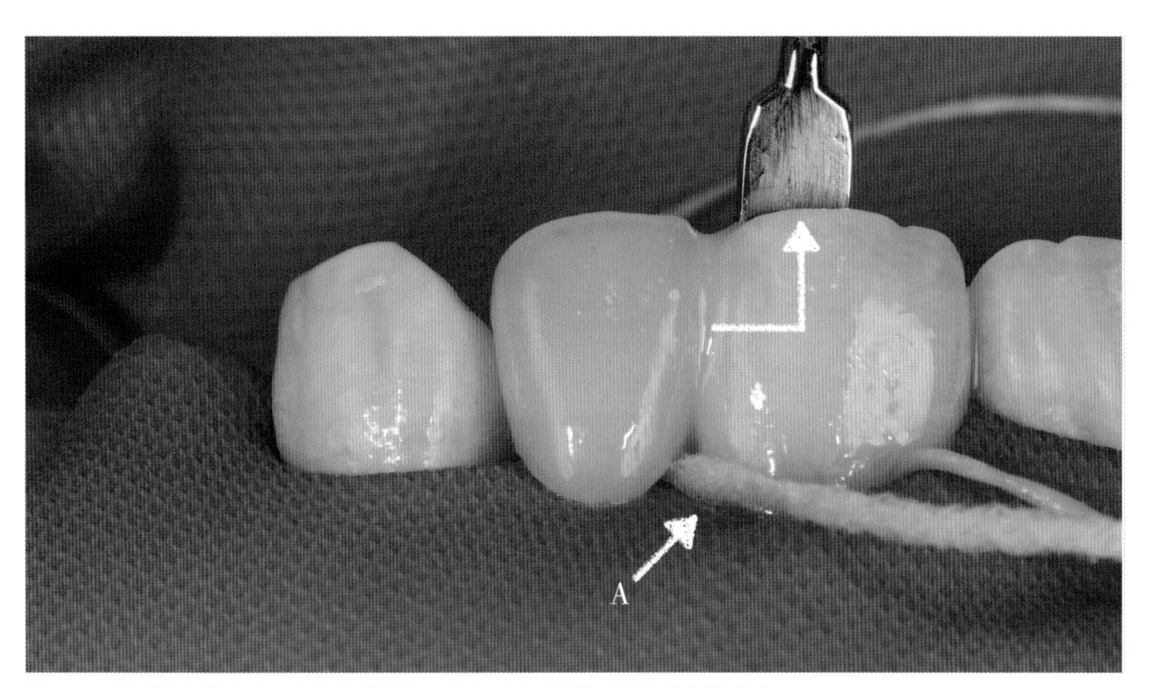


图9-12　厚型橡皮障布有一定的回弹性能，整个清洁过程均需保证修复体稳定。
A.中端膨胀超弹棉绒牙线：清洁溢出的粘接材料

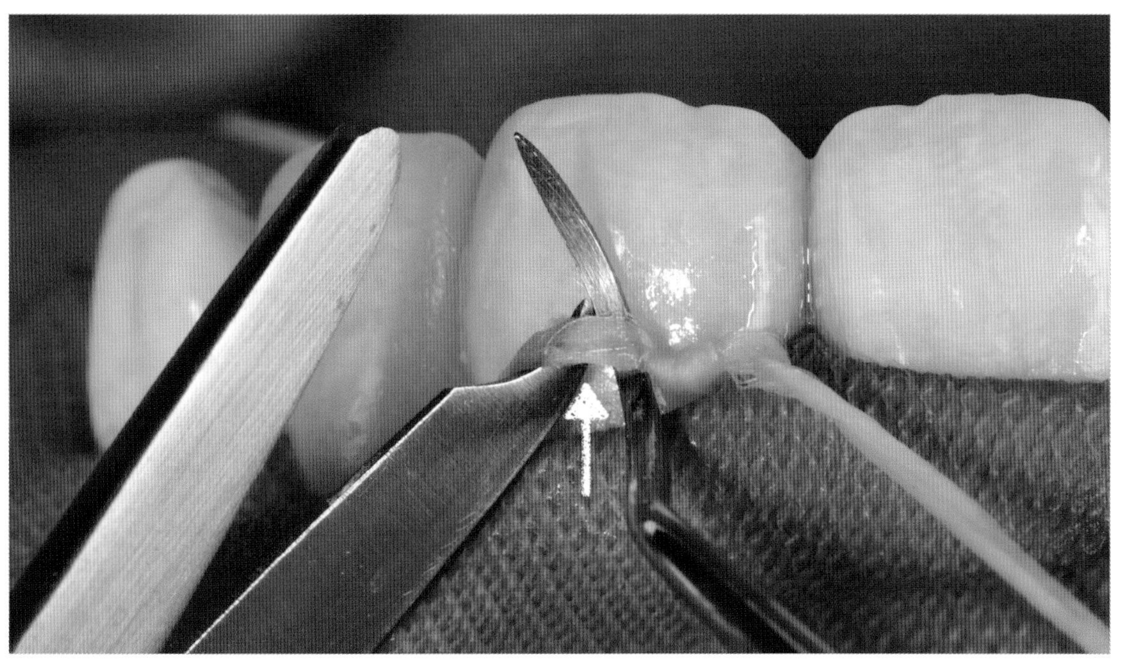

图9-13　修复体粘接后应立刻取出龈沟内牙线，避免对软组织造成不可逆性损伤，可以解开结扣或直接剪开线圈

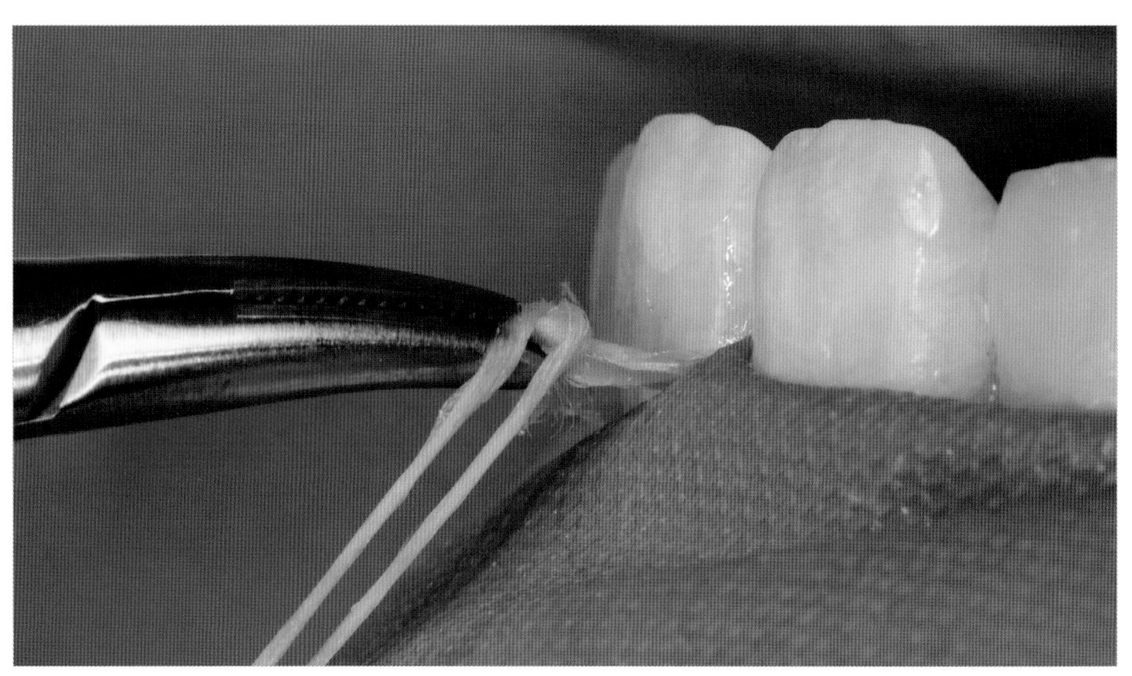

图9–14　如若使用剪断牙线的方式，剪断后使用持针器从线结一端抽出牙线即可

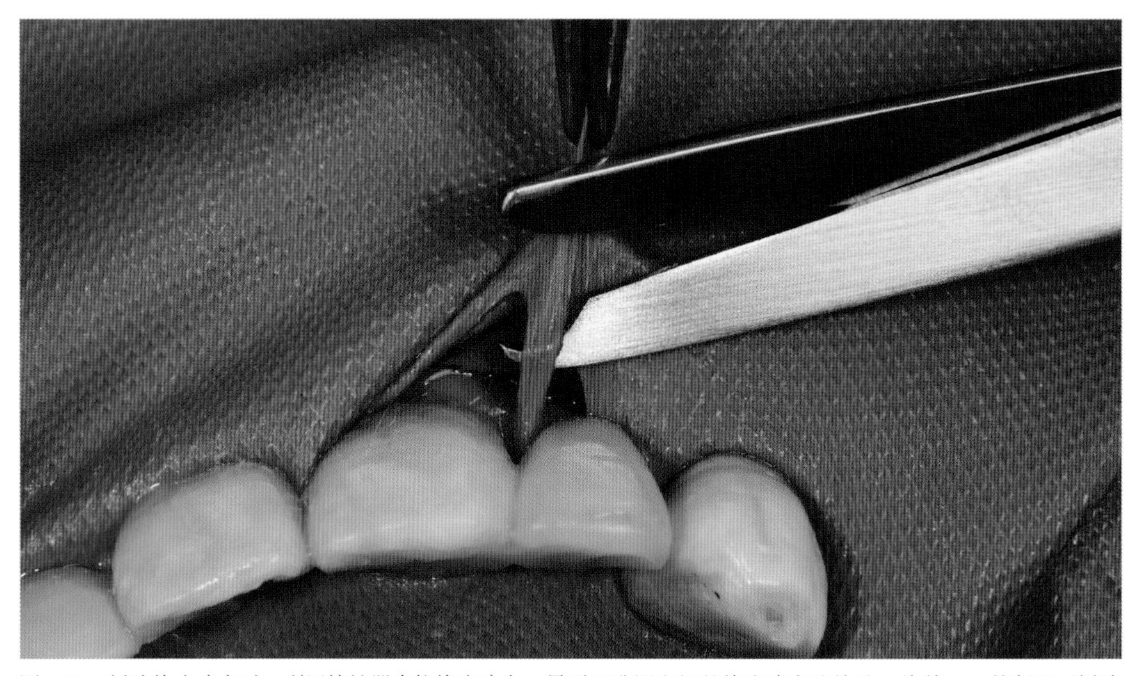

图9–15　拆除橡皮障布时，利用持针器牵拉橡皮障布，暴露两孔洞之间的橡皮障布连接处，将其一一剪断即可拆除橡皮障布

# 第10章　牙颈部非龋性病损的橡皮障隔离应用



# RUBBER DAM PLACEMENT FOR TOOTH NONCARIOUS CERVICAL LESIONS

牙颈部非龋性病损常伴有不同程度的附着丧失，牙根暴露。橡皮障在此处隔离往往需要将橡皮障夹深入龈下，建议使用前文提到的薄且有强大夹持力的康特（COLTENE）B4号儿童橡皮障夹（图10-1）。唇（颊）、舌（腭）侧均为单牙根的情况可以仅使用一个B4橡皮障夹。若为多根或牙根粗大则建议使用多个B4号儿童橡皮障夹分别隔离（图10-2）。如果被隔离牙齿没有足够的橡皮障夹夹持空间，建议软组织翻瓣后再行橡皮障隔离术（图10-3~图10-5）。

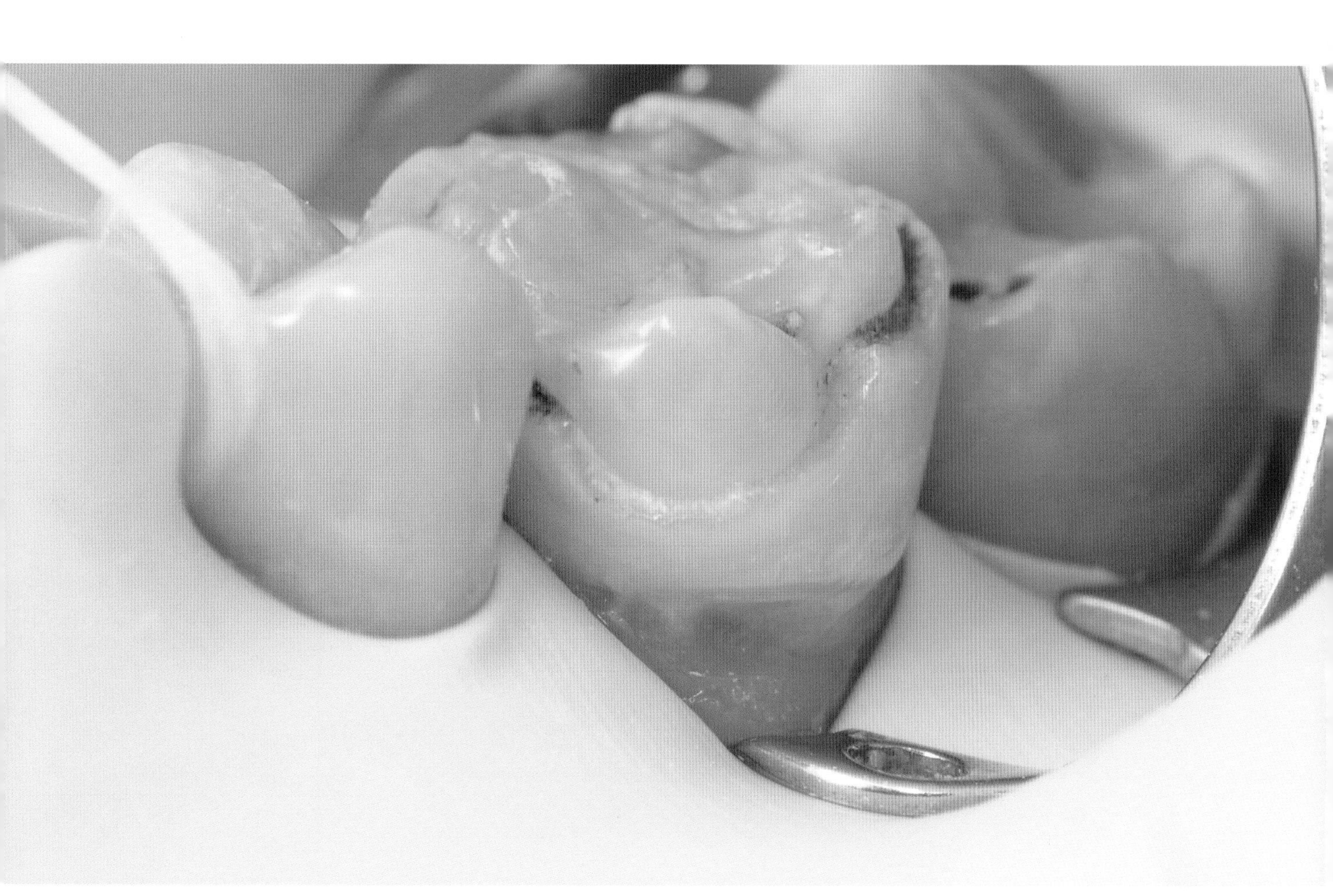

图10-1

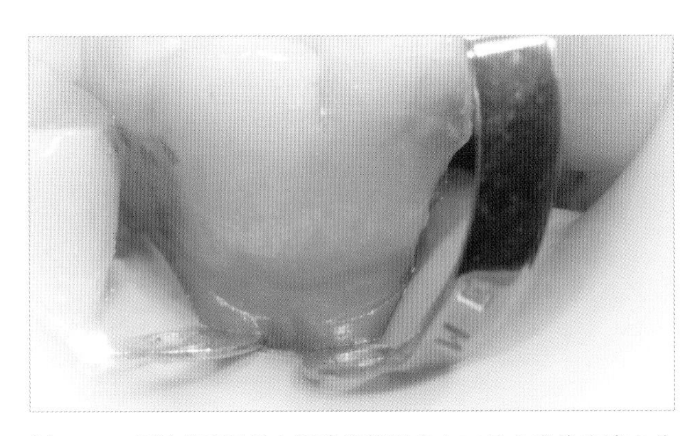
图10-2　多根或牙根粗大则建议使用多个B4号儿童橡皮障夹分别隔离

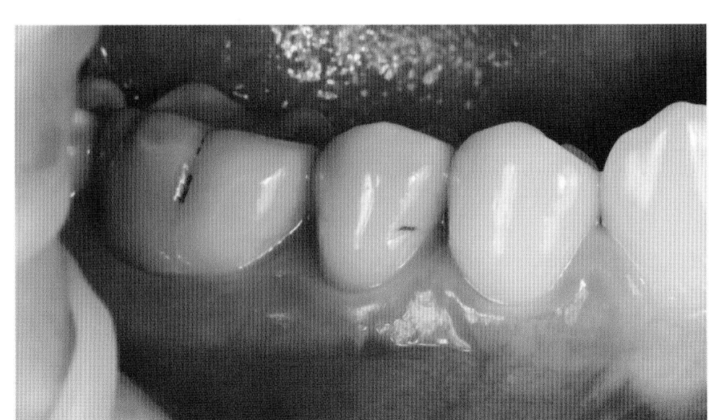
图10-3　45牙颈部非龋性病损

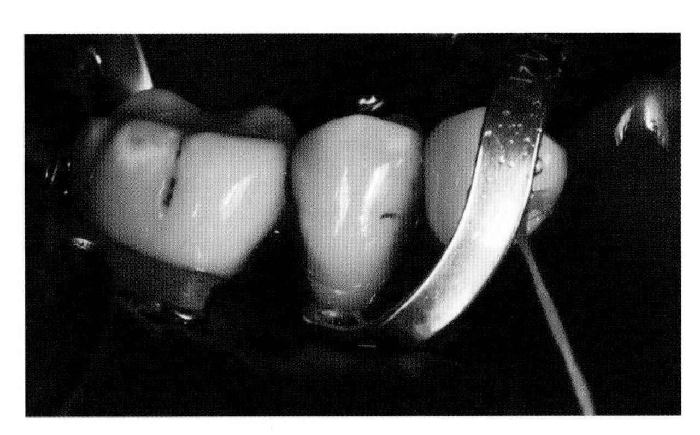
图10-4　软组织翻瓣辅助橡皮障隔离，完全暴露病损部位

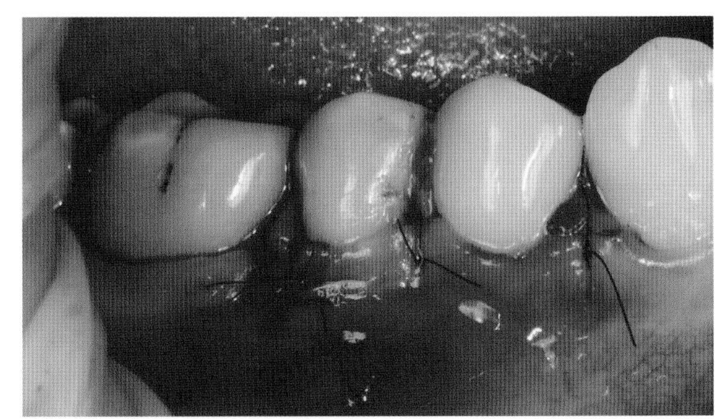
图10-5　拆除橡皮障布后缝合切口

# 第11章　橡皮障使用过程中的常见问题

# COMMON PROBLEMS IN THE USE OF RUBBER DAMS

## 11.1　橡皮障布隔离后洞缘封闭不全的解决方案

橡皮障布隔离后，橡皮障布上的孔洞封闭不全常由几种原因导致：

（1）孔洞远大于隔离区的牙体大小。

（2）相邻孔洞距离太近，橡皮障布被隔离牙牵拉，导致边缘无法封闭。

（3）橡皮障布上孔洞破裂。

（4）隔离区域的牙体在某处有较大较深的凹槽等。

不论以上哪种原因导致，最佳的解决方案便是重新打孔或者使用边缘封闭剂将未能封闭的橡皮障布孔洞封闭住（图11-1-1~图11-1-4）。

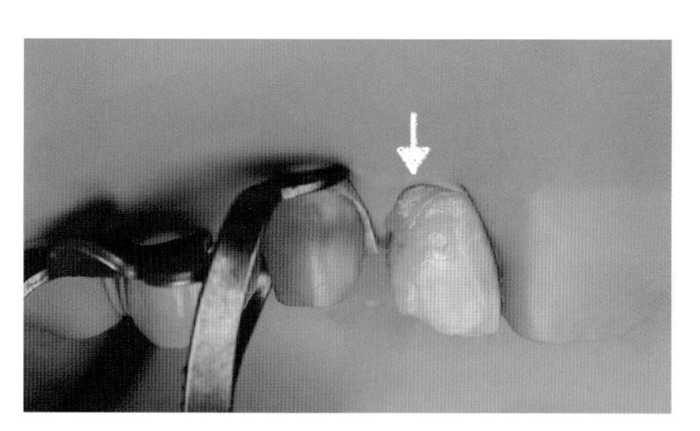

图11-1-1　唇面边缘无法封闭，软组织暴露

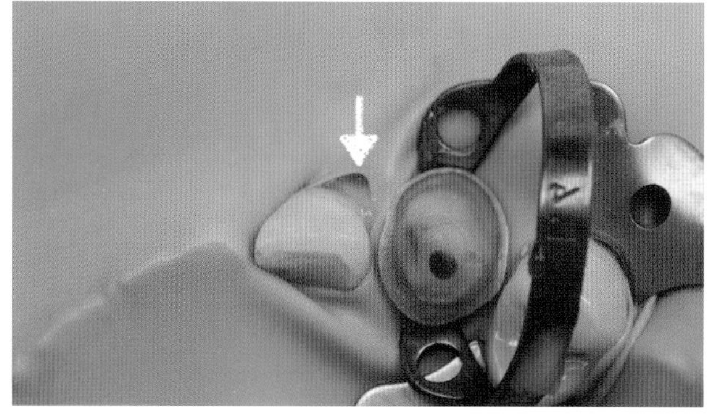

图11-1-2　空隙较大，封闭效果差

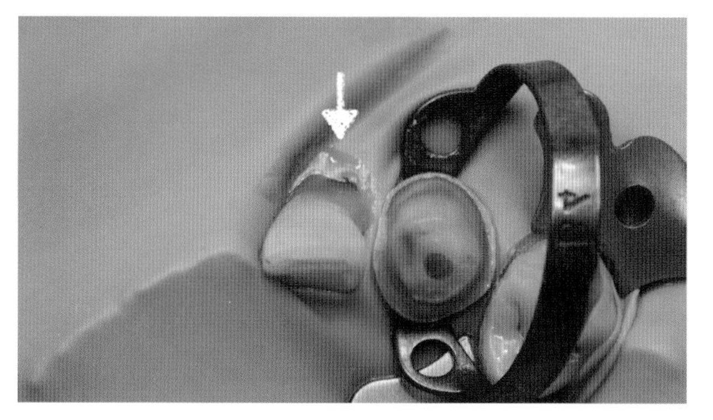

图11-1-3　使用边缘封闭剂封闭空隙

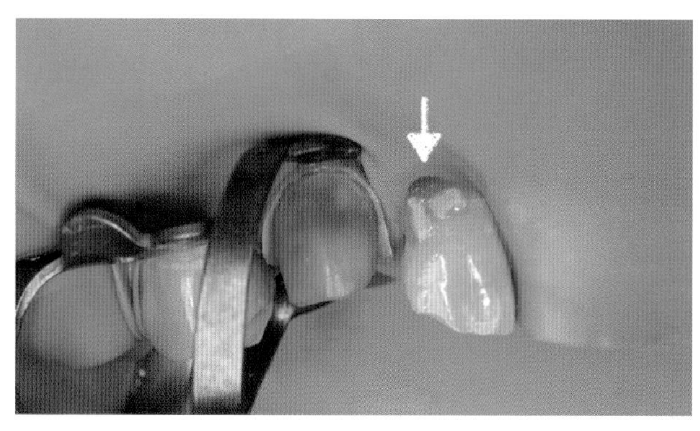

图11-1-4　封闭后应减少对橡皮障布的牵拉

## 11.2 橡皮障布张力过大，龈边缘无法暴露

当牙体预备某一边缘到达齐龈或龈下时，若隔离牙体数目不足则有可能导致预备边缘无法被橡皮障布隔离暴露的现象。遇到这种情况建议使用口内/模型定位法增加隔离区域的牙体（图11-2-1~图11-2-5）。

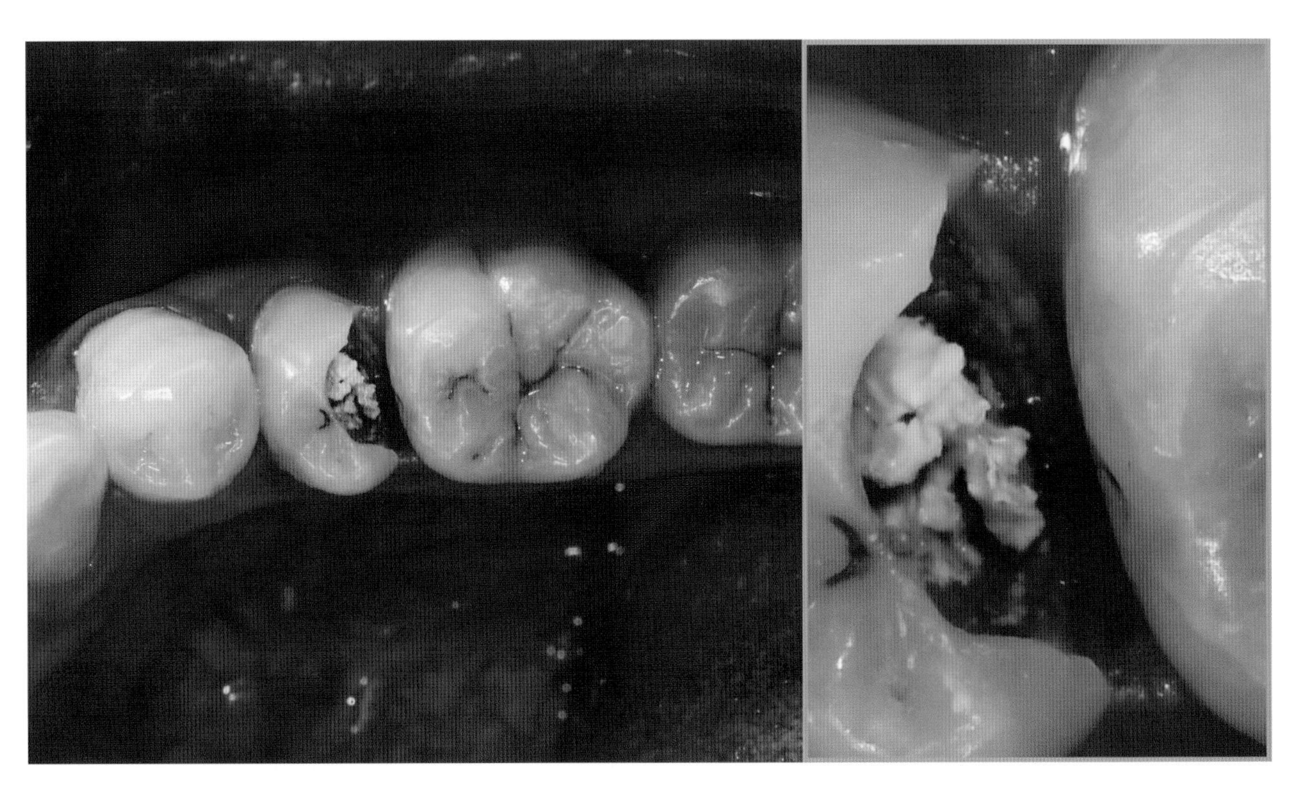

图11-2-1 缺损边缘位于龈缘或龈下

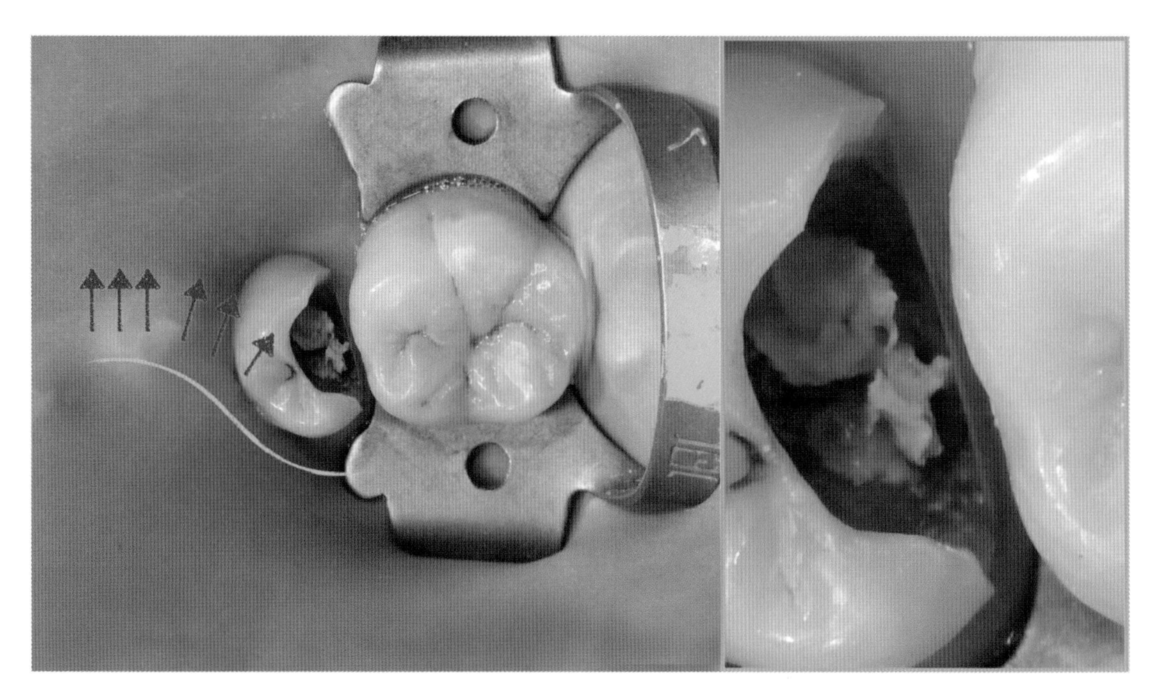

图11-2-2　上障后远中边缘无法暴露

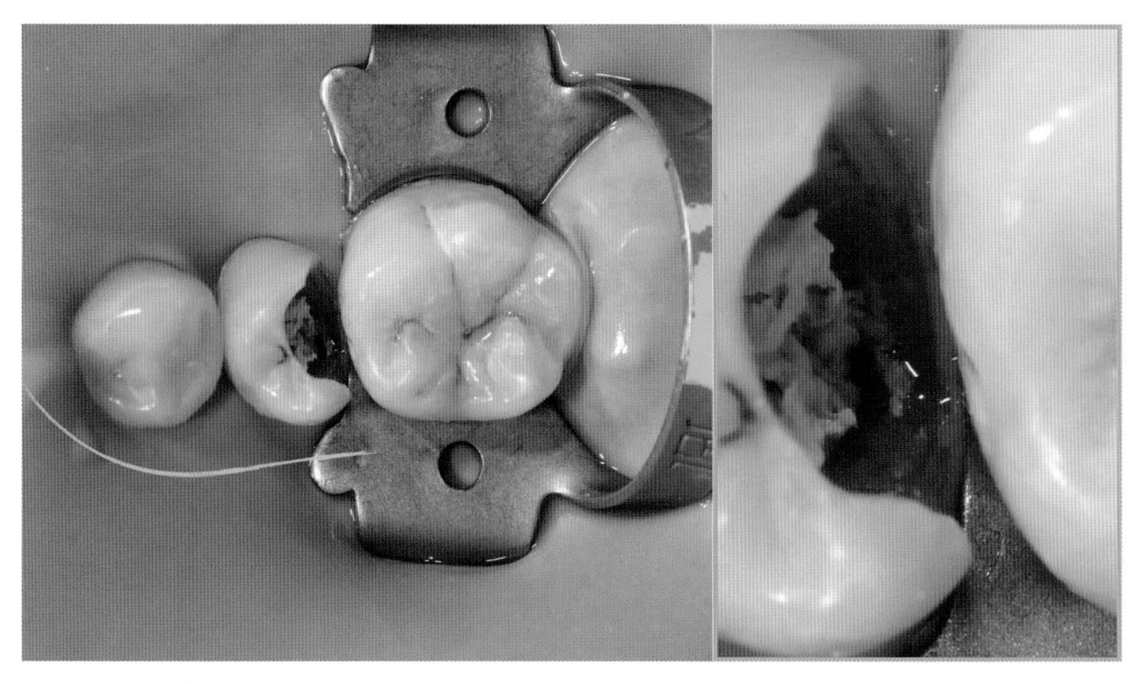

图11-2-3　增加邻牙暴露来减少张力

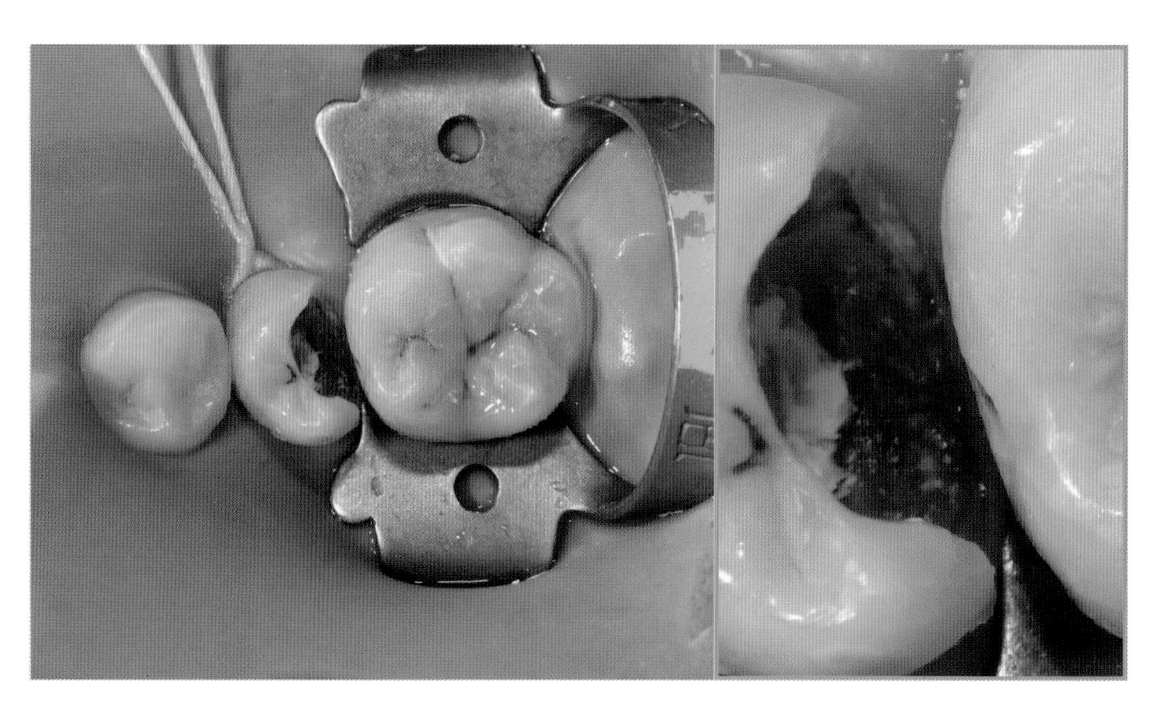

图11-2-4　同时也可捆绑牙线辅助固定橡皮障布

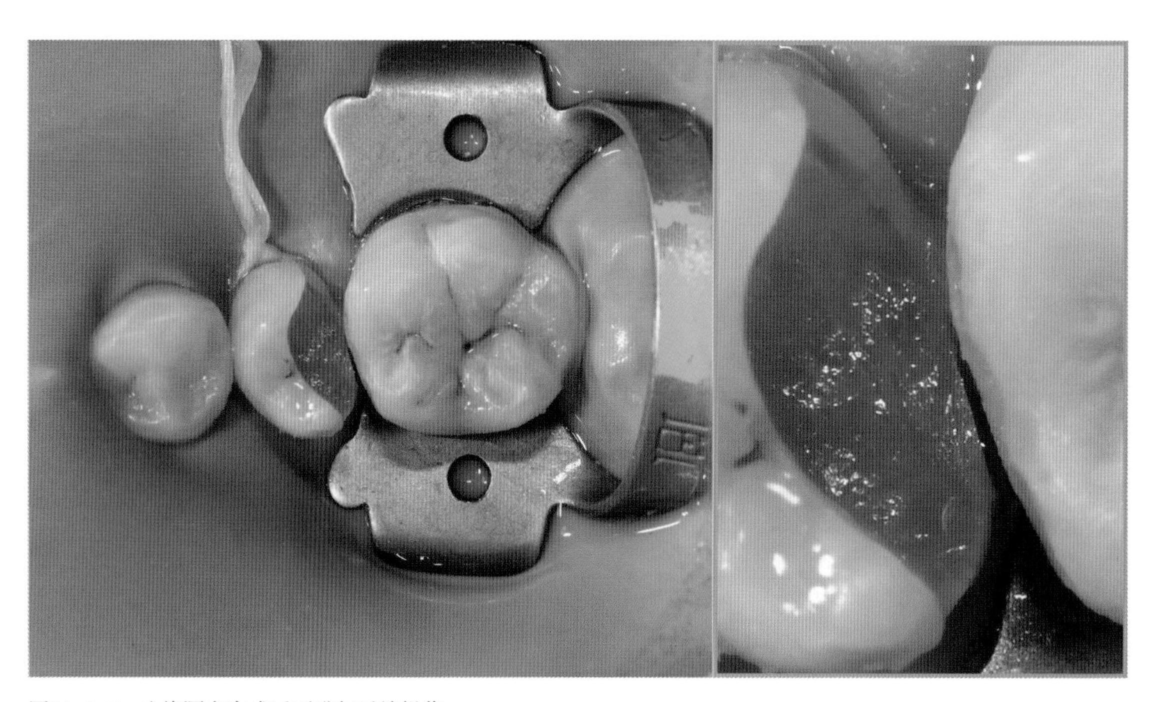

图11-2-5　边缘隔离完成后再进行后续操作

## 11.3　橡皮障布打孔太小，扩大打孔洞

若要增加橡皮障布上打孔洞的大小，可在原有打孔洞周围增加一个打孔洞。新增加的打孔洞覆盖部分原有的橡皮障布孔洞（图11-3-1~图11-3-3）。

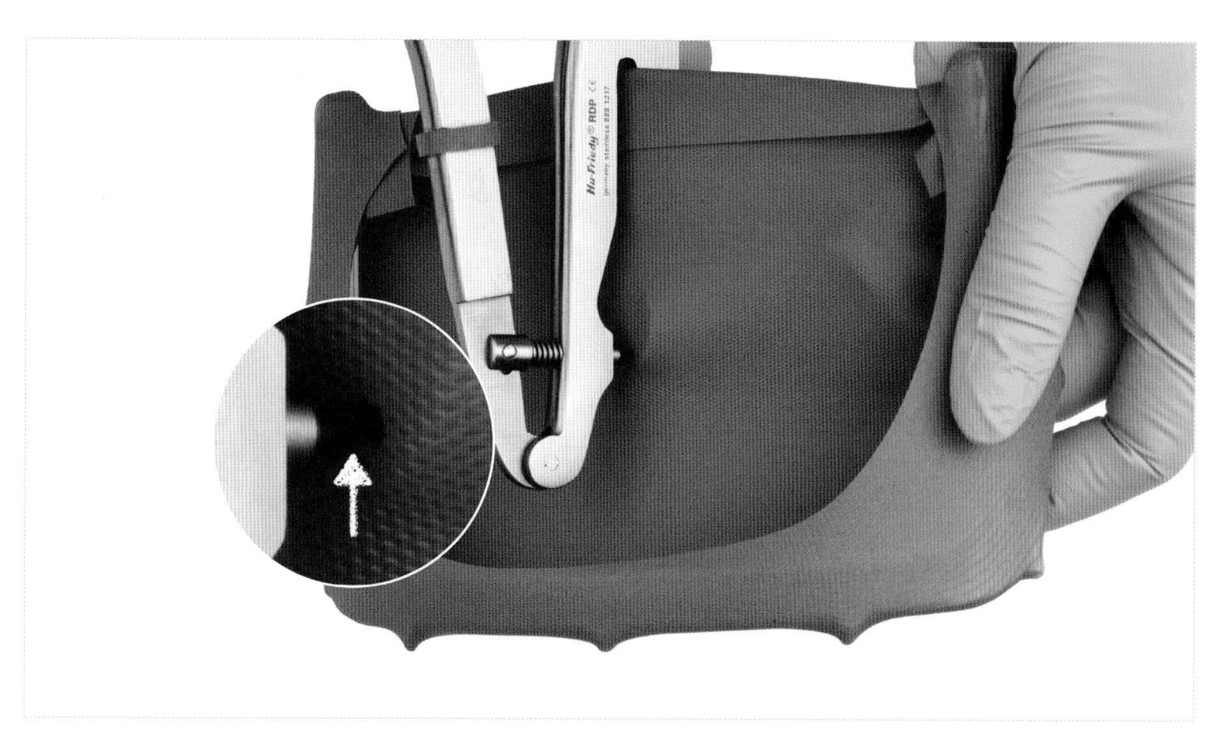


图11-3-1　原有孔洞上部分重叠再打一个洞

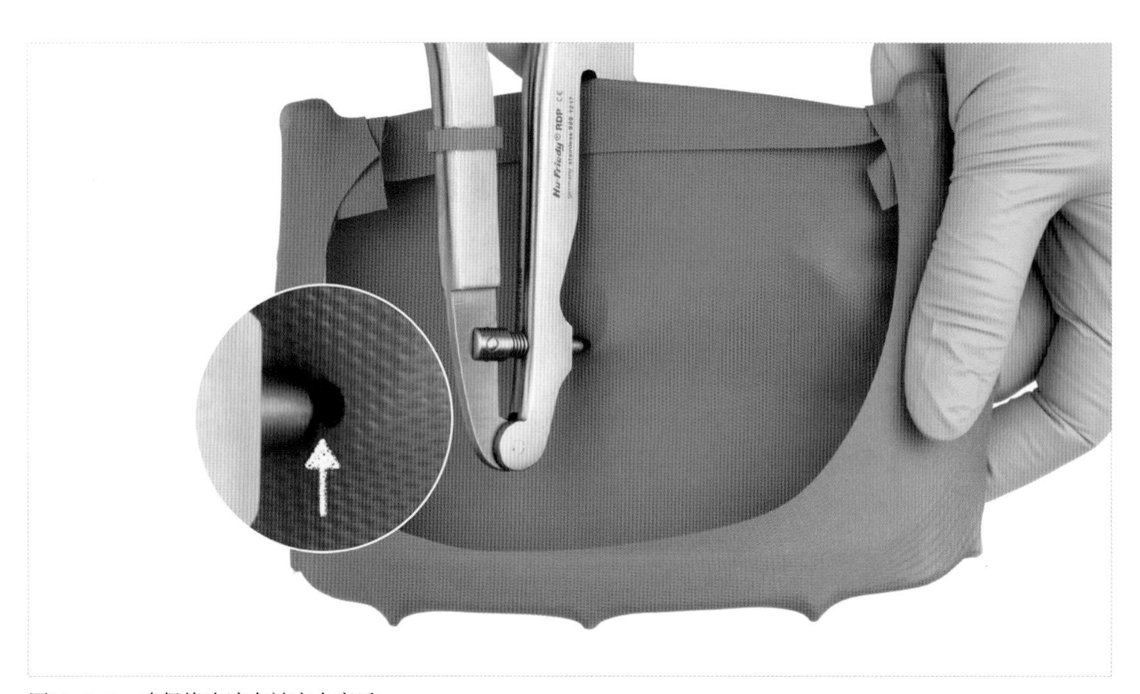


图11-3-2　确保橡皮障布被完全穿透

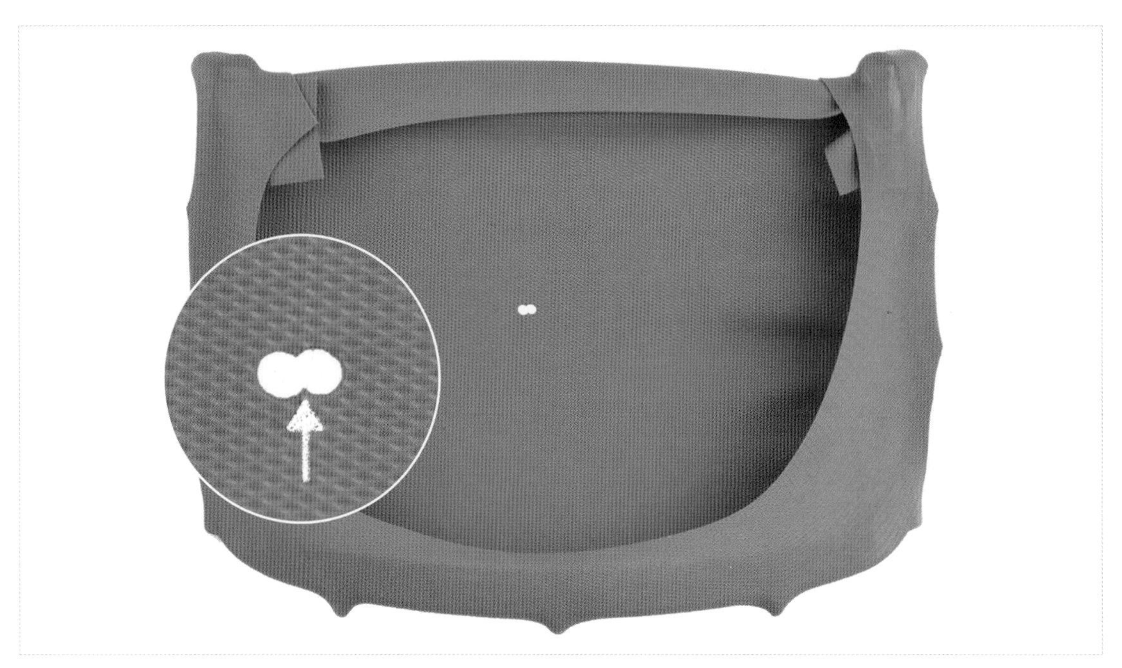

图11-3-3　两个存在部分重叠的孔洞

## 11.4　避免橡皮障夹折断

橡皮障夹长期使用可能存在变形甚至断裂的可能性，断裂部位常出现在弓部的中心（图11-4-1）。

为了避免意外吞咽，建议大家选购品质较高的橡皮障夹，使用弓法上障、橡皮障夹优先法上障以及口内试橡皮障夹等操作时，要将牙线穿过撑开孔捆绑于两侧体部，若橡皮障夹断裂、误吞，可借助牙线拉回（图11-4-2和图11-4-3）。

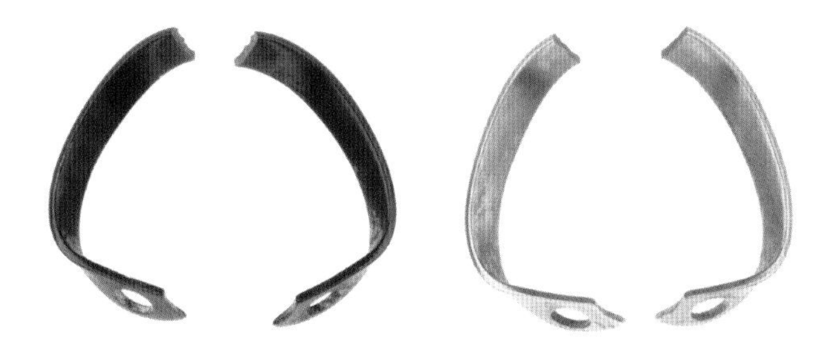

图11-4-1

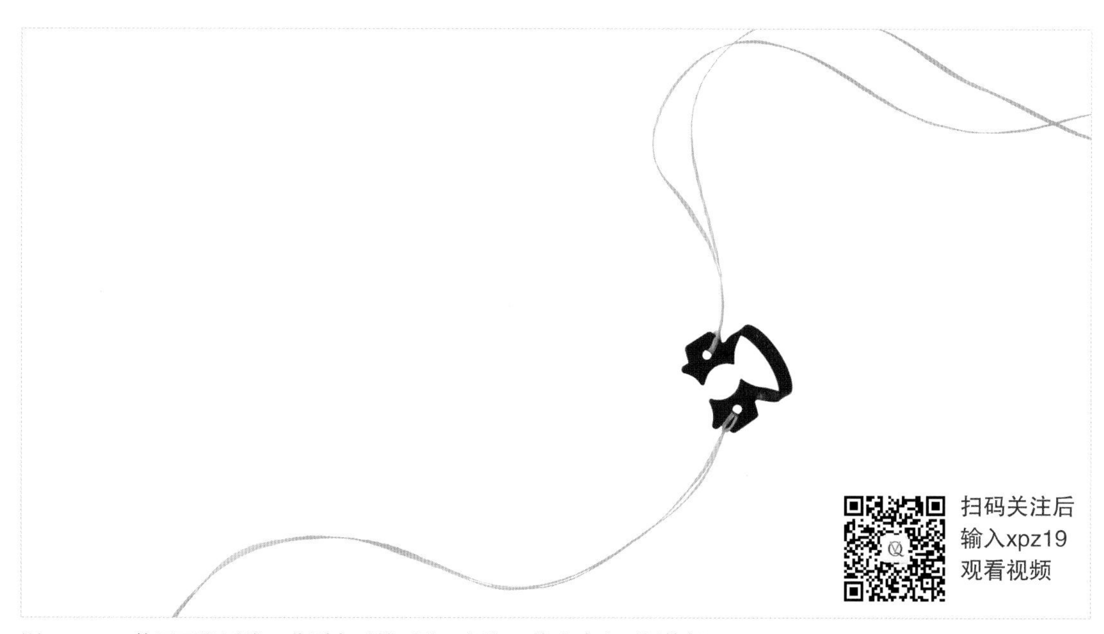


图11-4-2　使用两段牙线，分别穿过撑开孔，捆绑于橡皮障夹两侧体部

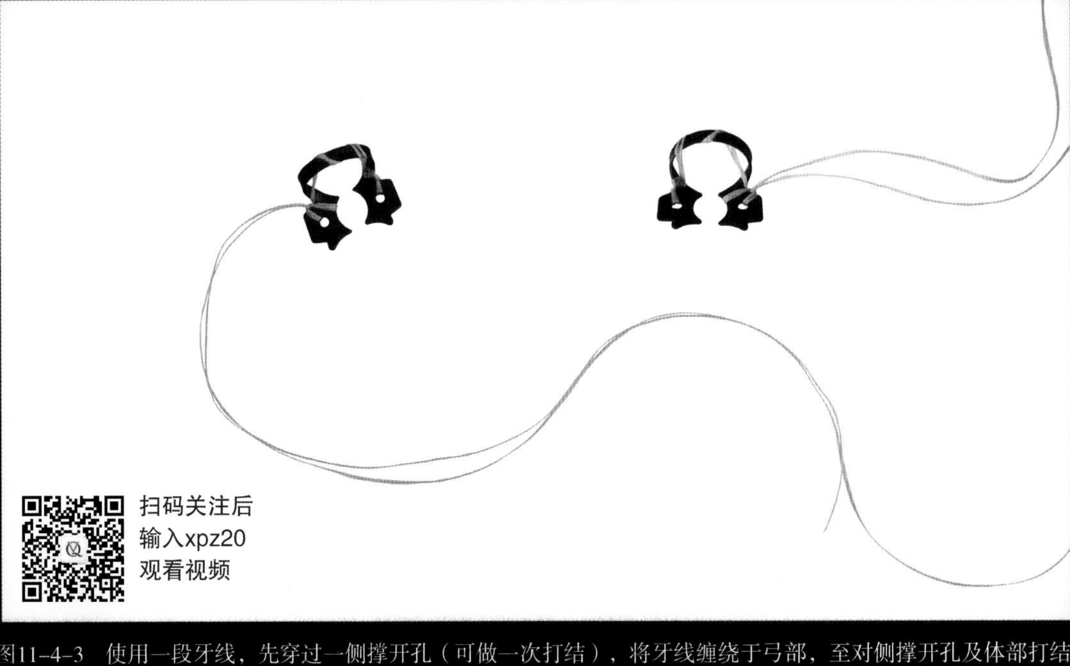


图11-4-3　使用一段牙线，先穿过一侧撑开孔（可做一次打结），将牙线缠绕于弓部，至对侧撑开孔及体部打结

## 11.5　牙体缺损导致橡皮障夹无法稳定夹持的解决方案

（1）方法一：制作假壁

牙体龈上部分缺损过大，橡皮障夹无法保证四点稳定夹持时，可以使用树脂或其他可以短时间固化的材料制作假壁，对缺损牙体进行暂时性修复以辅助固位，为橡皮障夹提供夹持部位（图11-5-1~图11-5-7）。

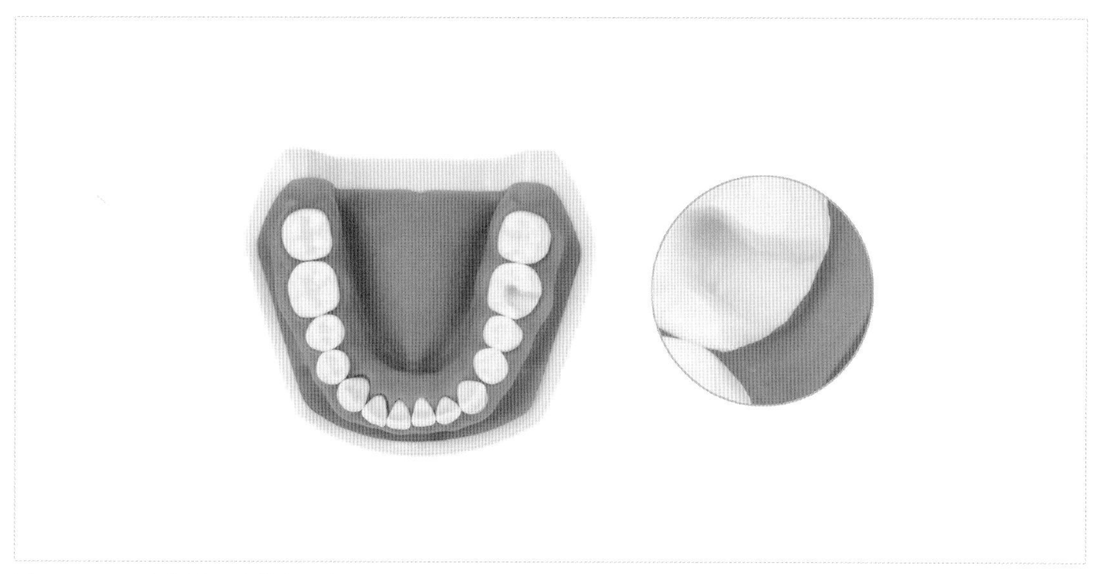

图11-5-1　36颊侧大面积缺损至龈下

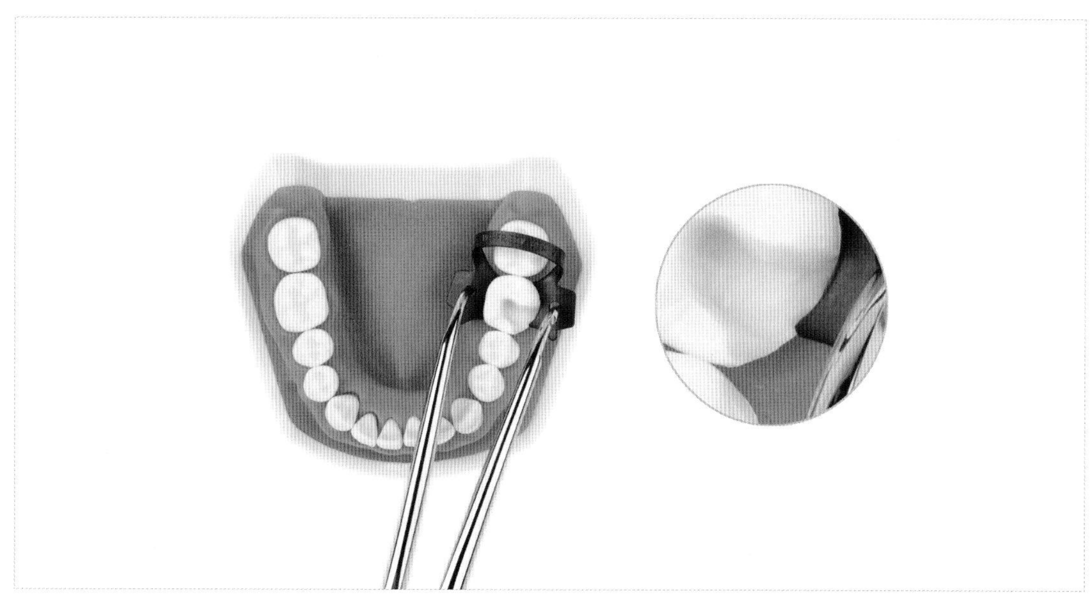

图11-5-2　大面积缺损的牙齿必须试夹

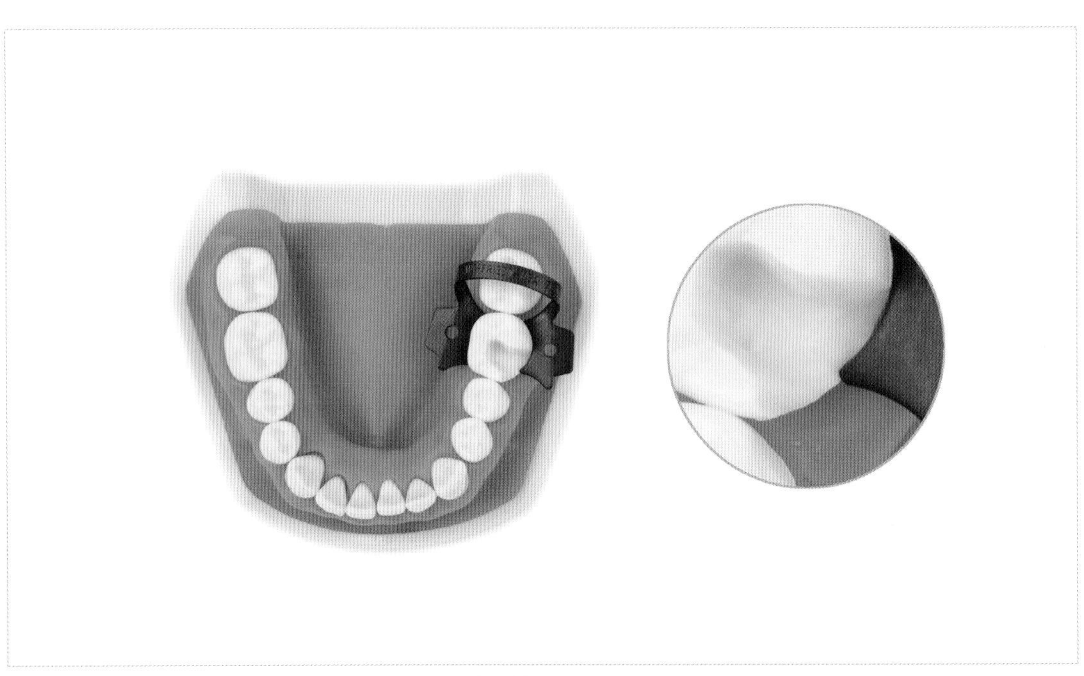

图11-5-3　近中颊侧无橡皮障夹夹持点，不能稳定夹持

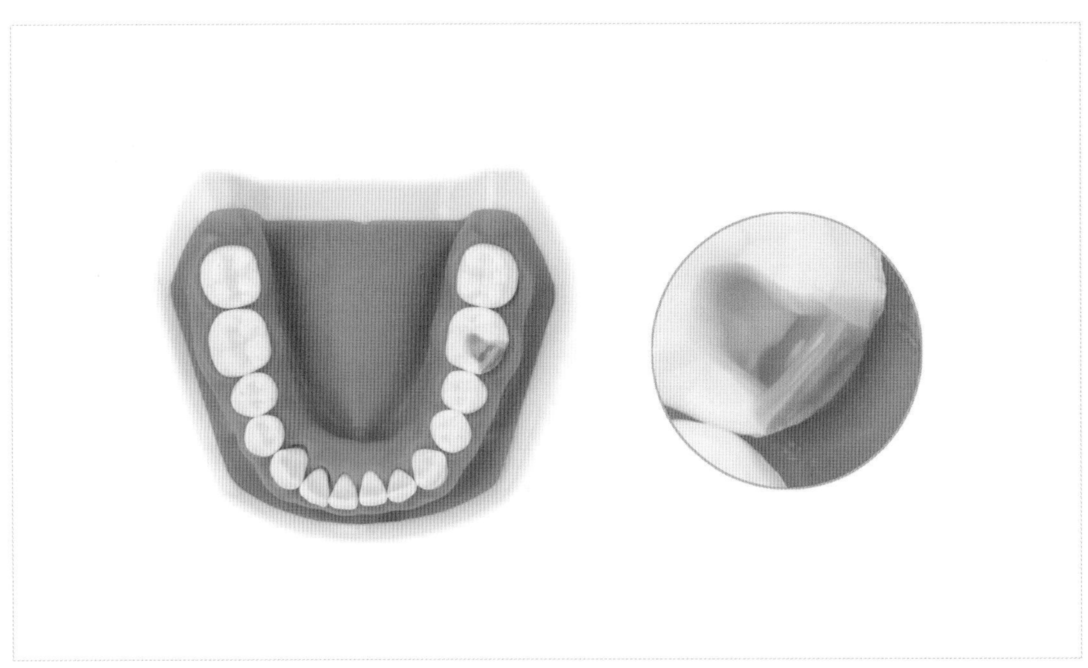

图11-5-4　使用能快速固化的材料制作假壁提供夹持位点

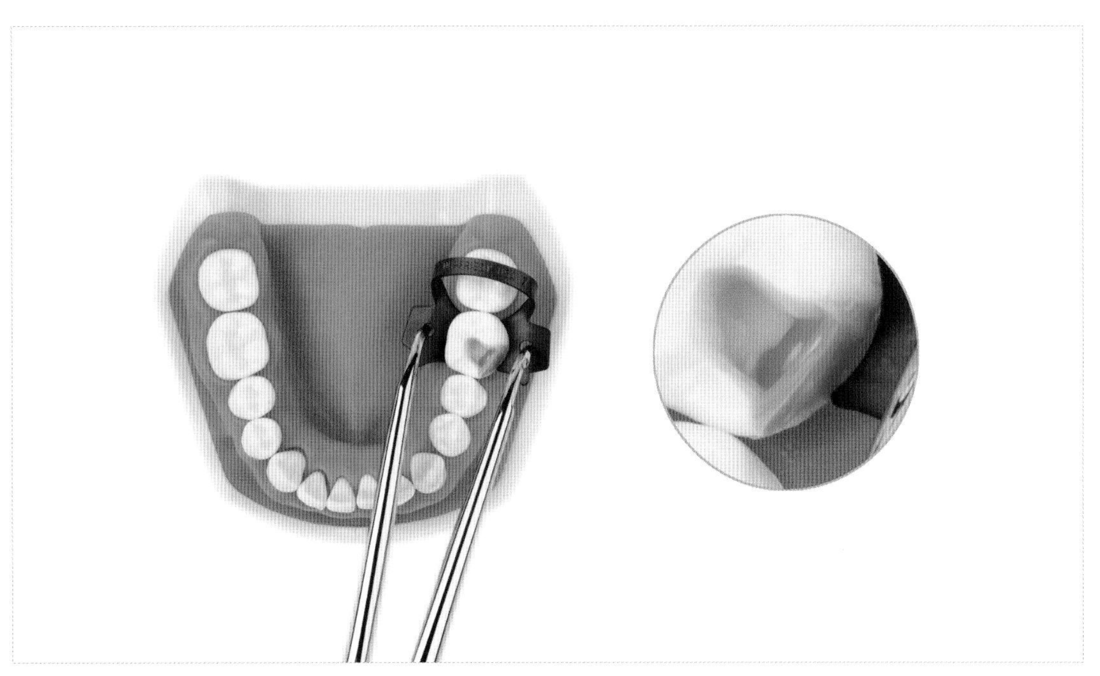

图11-5-5　再次试夹检查假壁是否会脱落，并保证假壁边缘密闭性

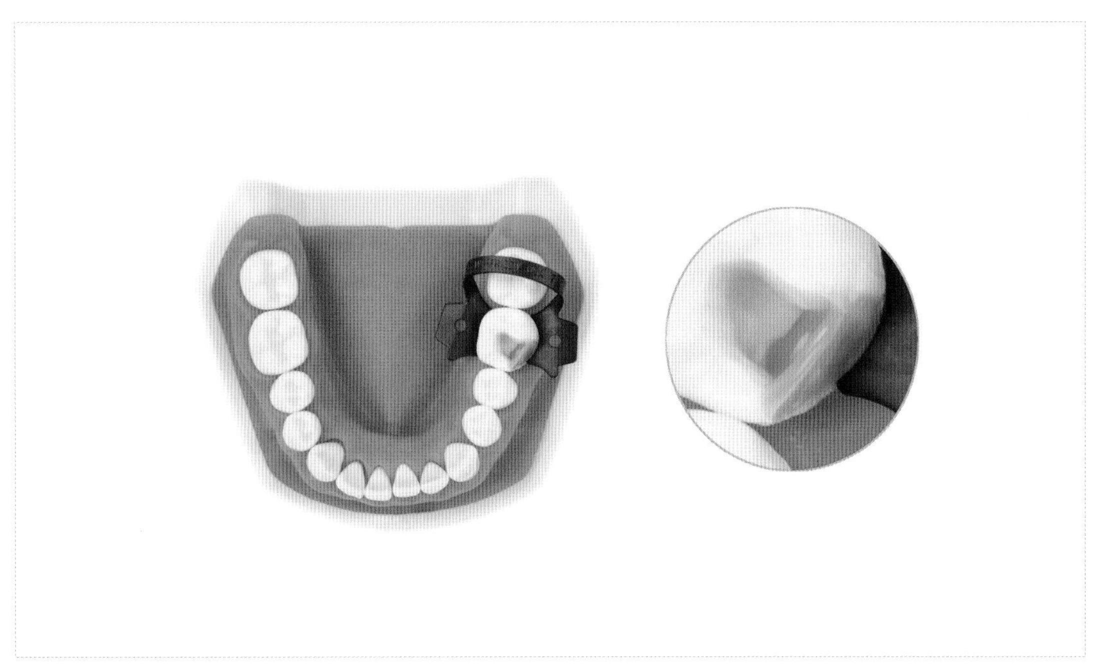

图11-5-6　确保橡皮障夹夹持稳定

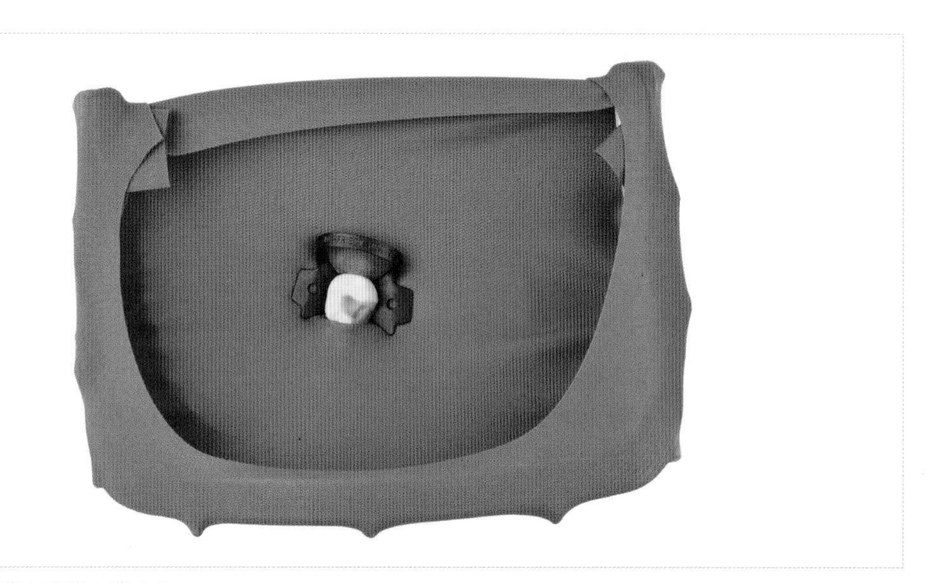

图11-5-7　安放橡皮障布及橡皮障支架

（2）方法二：牙周手术

牙体龈下部分缺损过大橡皮障夹无法保证四点稳定夹持时，可以采用牙龈翻瓣术或冠延长术，给橡皮障夹提供龈下牙体的夹持部位，必要时可配合止血剂使用（图11-5-8~图11-5-12）。

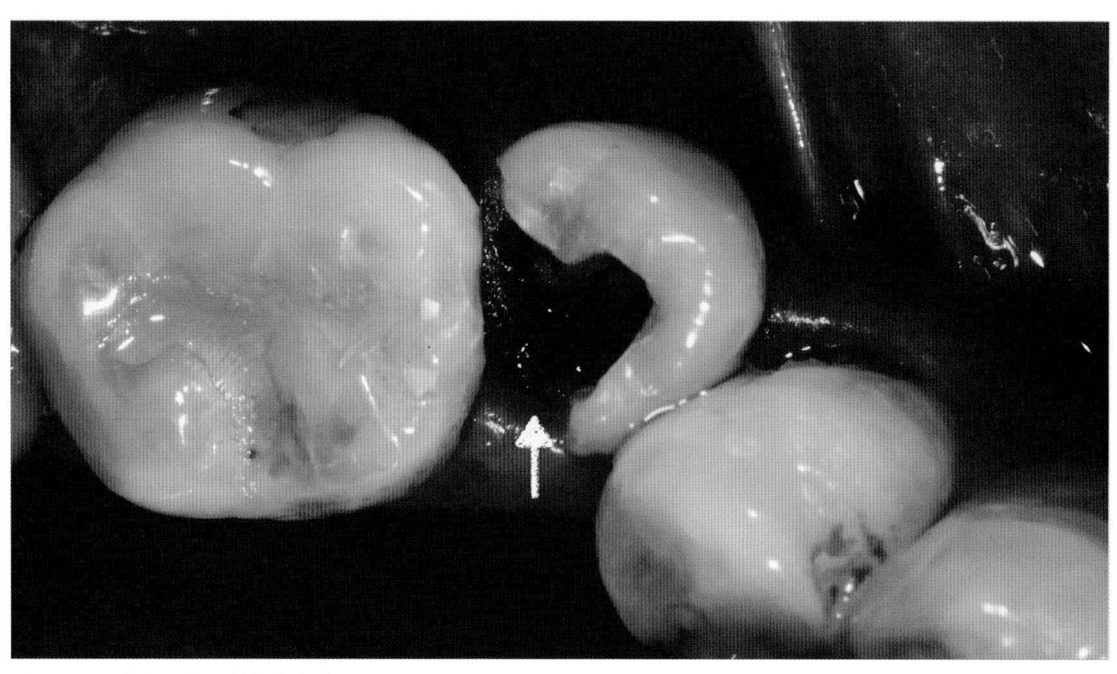

图11-5-8　缺损至龈下较深的部位

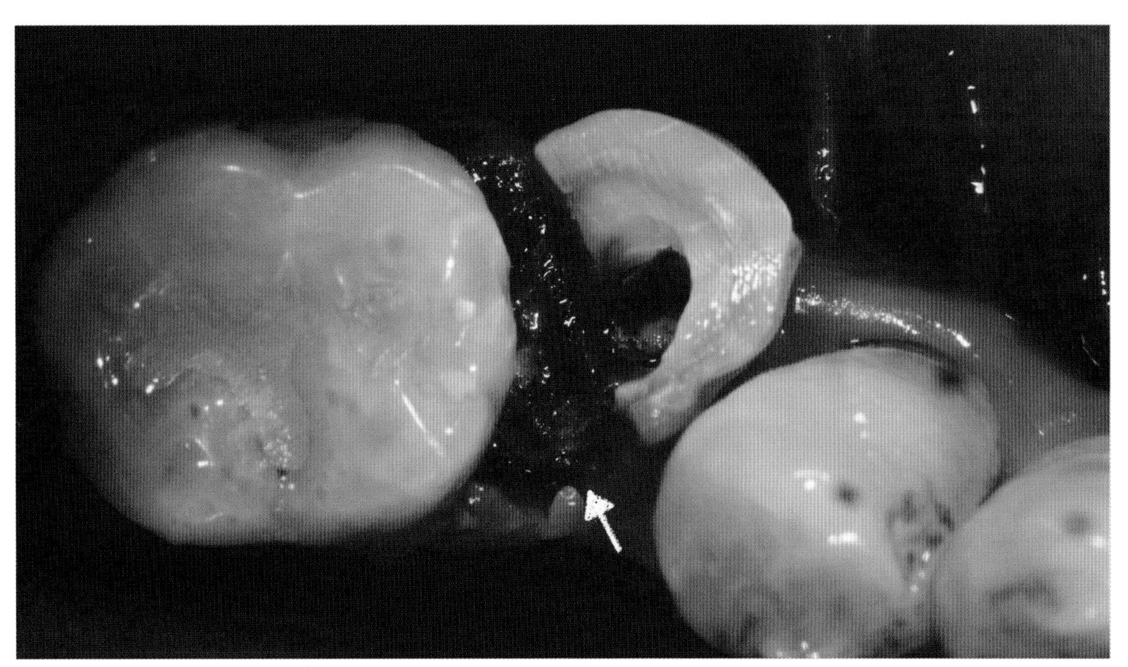

图11-5-9　颊、舌侧瓣部分剥离暴露牙体

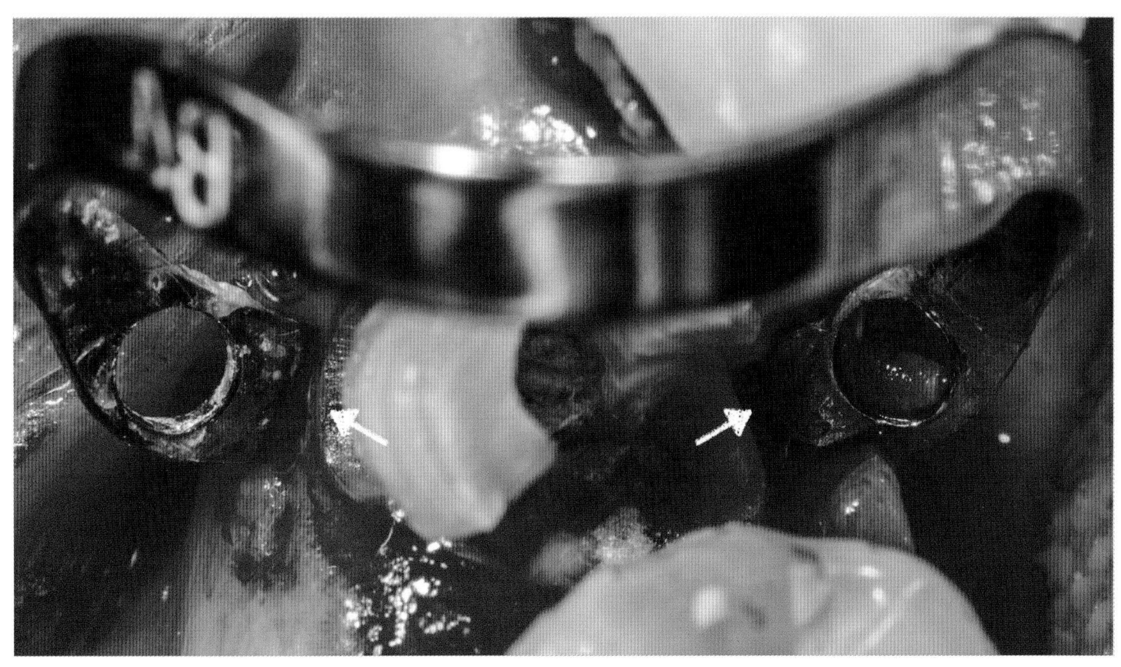

图11-5-10　夹住龈下硬组织，必要时可配合使用止血剂

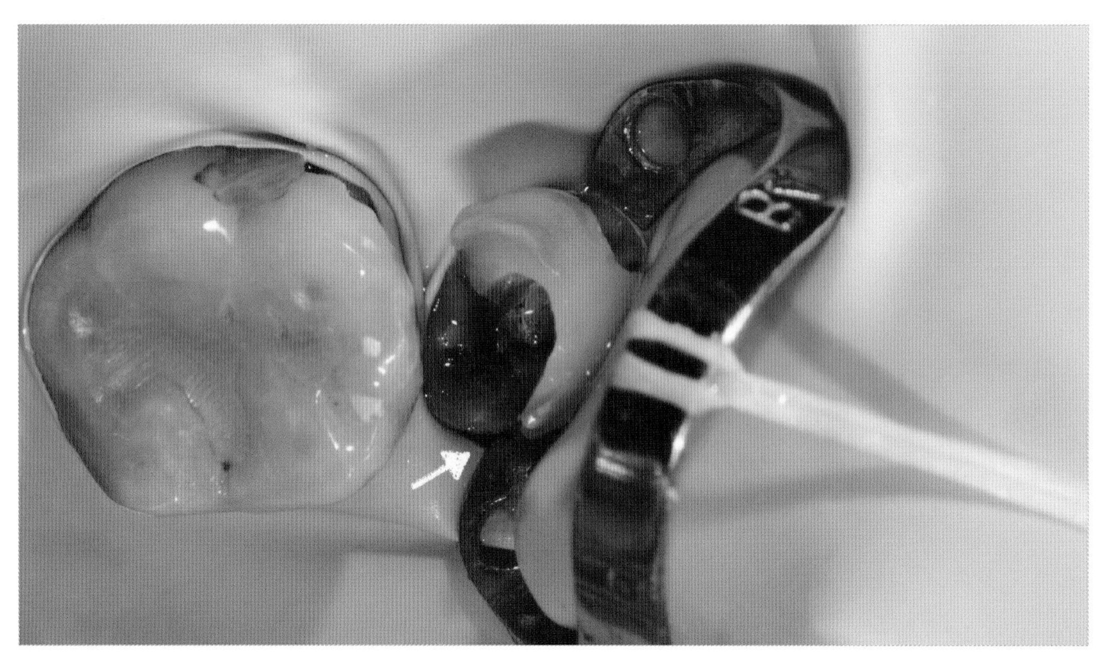

图11-5-11　橡皮障夹优先法上障，套橡皮障布时一定要扶稳橡皮障夹，检查是否有封闭不全的部位

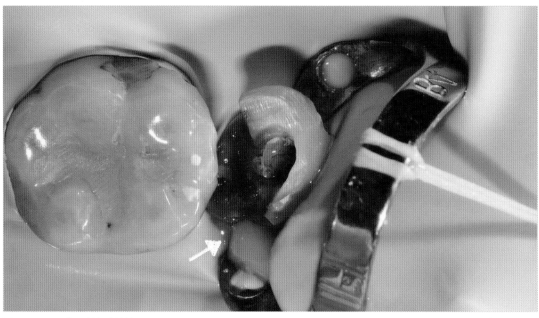

图11-5-12　使用封闭剂封闭

# 第12章　粘接性修复中橡皮障的应用



# APPLICATION OF RUBBER DAMS IN ADHESIVE RESTORATION

粘接性修复中的橡皮橡隔离一般遵循以下几点原则：

（1）若待修复的缺损部位不涉及邻面，则只需隔离待修复牙。

（2）如若涉及邻面，则需同时隔离邻牙。

（3）缺损边缘近龈或者位于龈下，则需要多暴露2~3颗邻牙，以减少橡皮障布的张力。

例如：

① 11根管治疗后仅做开髓孔的充填，一般情况下只需隔离11。

② 11远中邻面中1/3部位龋坏的充填，需同时隔离11、12。

③ 11远中邻面颈1/3部位龋坏的充填，此时需要隔离11、12，再根据橡皮障布的张力情况酌情考虑是否增加13、14的隔离。

④ 11近、远中颈1/3部位均龋坏的充填，此时需要隔离21、11、12。如果橡皮障布张力过大，影响操作，也可以考虑隔离全部上前牙。

在粘接性修复中对隔湿的要求非常高，不建议术者选择劈障隔离法。劈障隔离法有一定的隔离效果但隔离效果不佳，特别是在全口/半口瓷贴面粘接或全冠树脂粘接时，无法很好控制龈沟液对粘接边缘的污染（图12–1）。

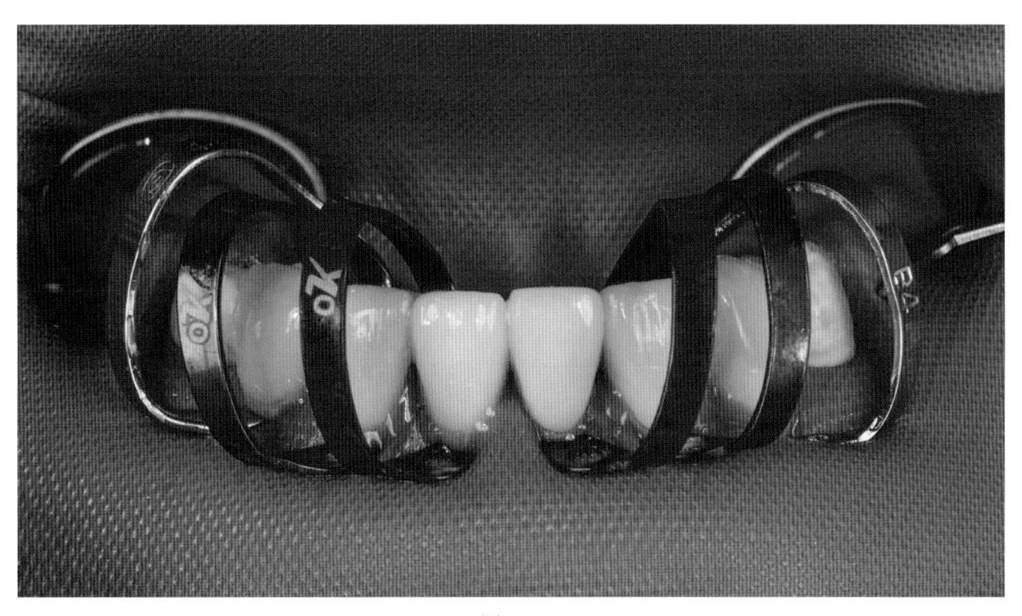

图12–1

在粘接性修复中，一定要确保粘接的边缘完全被橡皮障布隔离，且橡皮障布、橡皮障夹及其隔离的软组织不会阻挡修复体的就位（图12-2）。

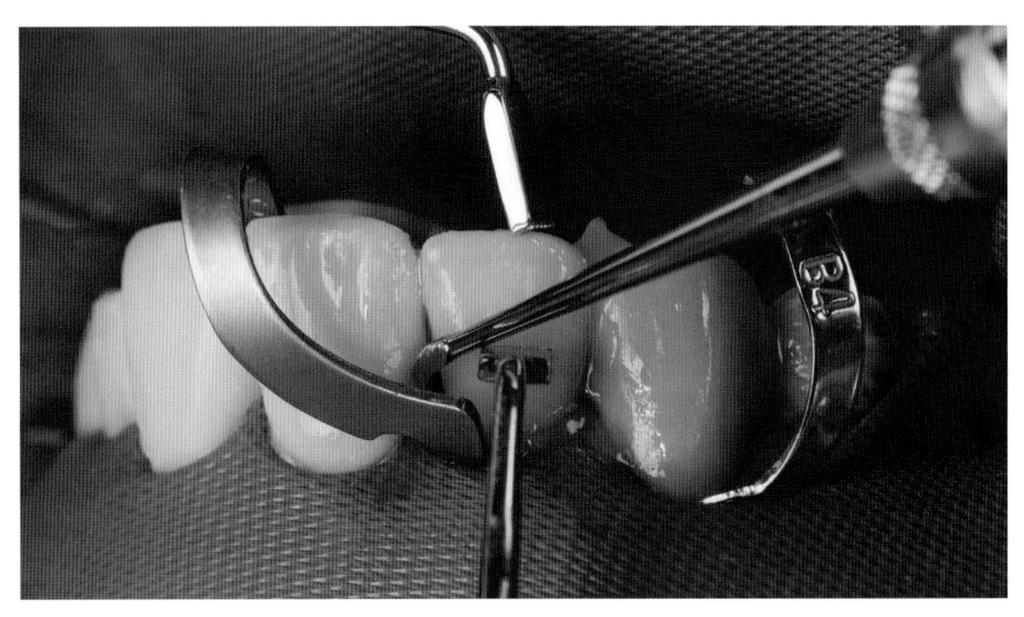


图12-2

# 第13章 根管治疗中橡皮障的应用

# APPLICATION OF RUBBER DAMS IN ROOT CANAL TREATMENT

根管治疗是一个清除感染的过程，治疗中应该严格控制根管系统不被新的感染物感染。因此建议术者除打开髓腔以外的步骤均使用橡皮障隔离技术。如果术者需要在打开髓腔前上好橡皮障，则需要在打开髓腔前反复确认牙位，避免由于橡皮障布的遮挡导致治疗牙位的判断错误。

根管治疗中根据牙体的情况，一般只需单独隔离被治疗牙齿，如遇牙壁缺损较大、橡皮障夹无法稳定夹持的情况可以先制作假壁给橡皮障夹提供夹持部位（制作假壁方法参考11.5节内容）。

现代根管治疗要求术者使用较高浓度的根管消毒剂，存在一定的软组织损伤风险，建议术者在使用橡皮障隔离后：

（1）在橡皮障布开孔边缘与牙体衔接处使用封闭剂，封闭橡皮障布与牙体之间的缝隙，并且在根管治疗过程中减少对橡皮障布的牵拉，避免隔离区与口内出现交通导致消毒药剂流入口内，特别是在术中拍片后一定要确认边缘封闭是否完整。

（2）在超声荡洗等操作中应该使用橡皮障布遮挡患者的鼻部，甚至使用孔巾防护。

（3）在根管治疗消毒药剂的冲洗过程中，建议使用前端无软组织保护的吸引管配合强力吸引器，可以更高效地吸净消毒药剂，避免流出隔离区。

（4）要求橡皮障布在支架边缘封闭完好，不会出现消毒药剂流出橡皮障布范围，侵犯颜、面、颈部组织或衣物的情况。

（5）建议配合使用橡皮障布面巾纸，在消毒药剂意外流出时增加一层防护（图13-1）。

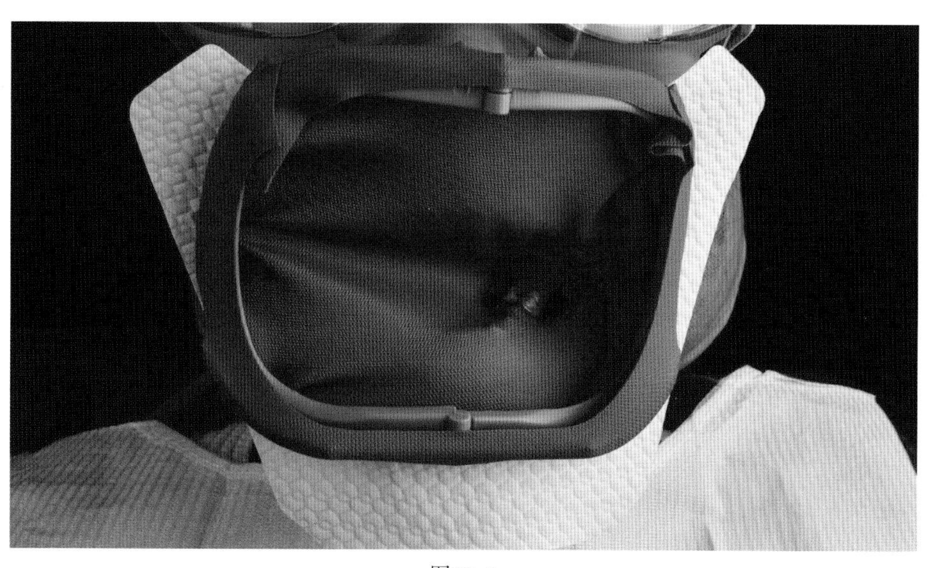

图13-1

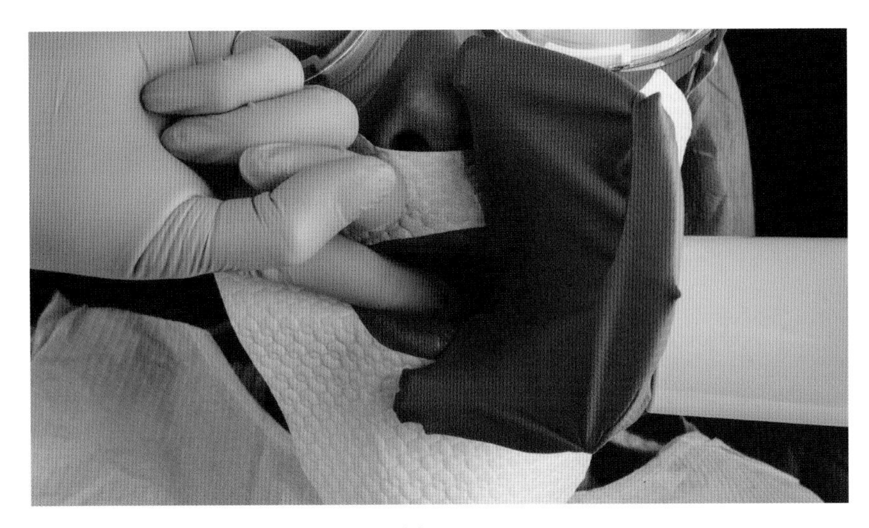

图13-2

橡皮障隔离下的根管治疗中：

（1）如果使用了可折叠式的非金属橡皮障支架，拍X线片时可不取下（图13-2）。

（2）如果使用的是其他非金属支架，根据拍X线片的难易程度，酌情考虑是否拆除橡皮障支架。

（3）如果使用的是金属橡皮障支架，为了避免橡皮障支架对X线片的影响，建议拆除橡皮障支架后再拍片。

不论使用何种橡皮障支架，根管治疗期间的拍片一般不拆除橡皮障夹以及橡皮障布（图13-3），这样可以更有效地避免污染物进入根管系统。携带金属橡皮障夹拍X线片时对投照技术要求比较高，如果橡皮障夹夹持部位倾斜，或患牙牙根较短，橡皮障夹的存在可能会干扰牙根的图像，在这种情况下，推荐成角X线片。

如果根管治疗中使用了高浓度的消毒药剂，在拆除橡皮障时一定要确保橡皮障布上的消毒药剂已吸净或稀释，否则在橡皮障布脱离牙体时可能会流入口内或向外飞溅，对患者造成不必要的伤害。另外，由于橡皮障布在橡皮障支架上有一定的张力，且支架与橡皮障布之间的间隙是液体的聚集处；所以，在将橡皮障布从橡皮障支架上拆除的时候手法要轻柔，避免消毒药剂被橡皮障布弹飞，造成不必要的伤害。

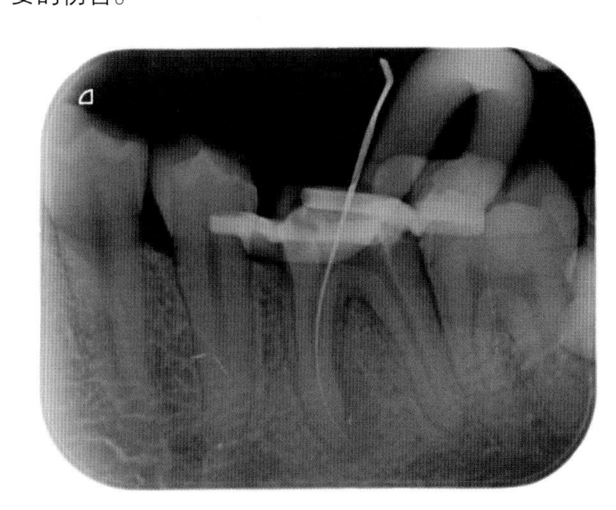

图13-3 （本图由连铮医生提供）

# 第14章　正畸治疗中橡皮障的应用

## APPLICATION OF RUBBER DAMS IN ORTHODONTIC TREATMENT

正畸治疗中也涉及了大量的粘接操作，例如托槽与牙面的粘接，舌侧保持器与牙面的粘接以及附件与牙面的粘接等。

粘接之前是否都要进行牙面微喷砂处理，还有争论。Reisner 和 Fillion 的研究表明，尽管在体外轻微喷砂和酸蚀处理并不会增加托槽的粘接力，但是在口内由于难以达到牙面的彻底清洁，微喷砂仍是清洁和预备托槽所粘接牙面的最好方法，并能增加粘接效果。因此粘接之前建议对牙面进行微喷砂处理。运用橡皮障隔离技术可以防止这个过程中损伤软组织。

不论是唇侧托槽还是舌侧托槽与牙面的粘接，均可分为直接粘接和间接粘接。

直接粘接技术是由术者将托槽直接在口内定位，粘接的过程。托槽定位的精确度影响着正畸矫治的精确度及效率。托槽定位需要花费的椅旁时间较多，长时间的口内隔湿操作就极为重要。在长时间隔湿效果上，橡皮障的作用是不可否认的。

在托槽与牙面的直接粘接中很难确保每次托槽定位都是精准的，如果出现托槽定位偏差，会导致牙齿排列不齐，牙轴、牙根位置偏差，产生不必要的牙齿移动。一般需要通过弓丝弯制或重新粘接托槽来解决问题，可能就会影响治疗效果以及后续的治疗进度。

托槽粘接在临床冠垂直向的错位不仅会使牙齿高低不齐，还会引起转矩的改变。最终将会导致牙齿排列不齐、与对颌牙早接触甚至出现𬌗干扰。托槽粘接在临床冠近、远中向的错误会引起牙齿不正确地扭转。

由于口内操作视野有限，不易在口内准确定位，更多医生逐渐选择在口外定位。因此，间接粘接技术出现。

间接粘接的概念在1972 年由 Silveman 和 Cohen 提出，间接粘接技术分为传统间接粘接技术和数字化间接粘接技术。

传统或数字化托槽间接粘接托盘均可分为分段式（图14-1）及连桥式（图14-2），分段式常用于连桥式不易确认共同就位道的患者。分段式托槽间接粘接托盘在橡皮障隔离下的托槽转移更便捷，若出现橡皮障阻挡托槽间接粘接托盘就位，分段式较连桥式易发现、稳定性更高，但临床操作时间略长于连桥式。

传统间接粘接技术是通过在制取患者术前模型翻制石膏模型，修整石膏模型，在石膏模型上定位托槽，暂时性粘接托槽，并利用转移托盘将托槽转移到口内的一种托槽定位和粘接技术。

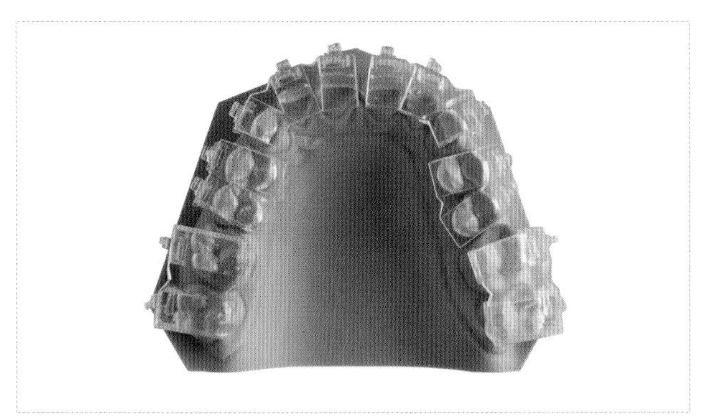
图14-1　数字化3D打印分段式间接粘接托盘

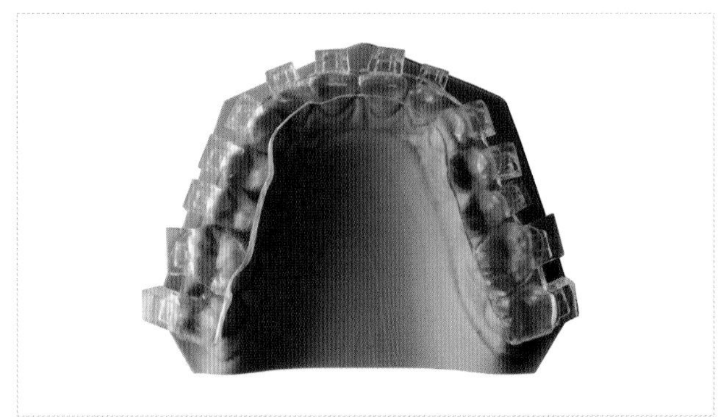
图14-2　数字化3D打印连桥式间接粘接托盘

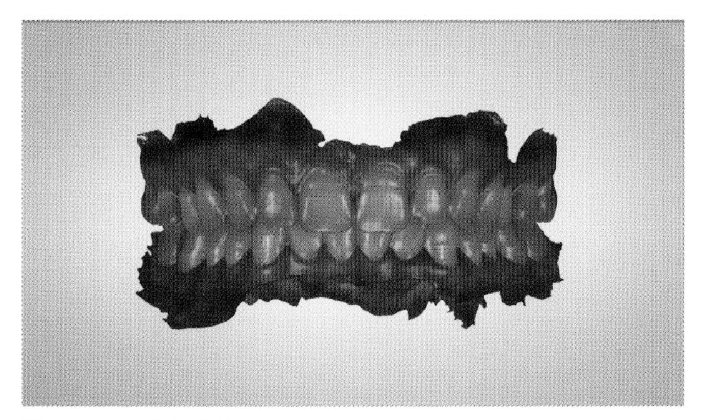
图14-3　口内扫描数据

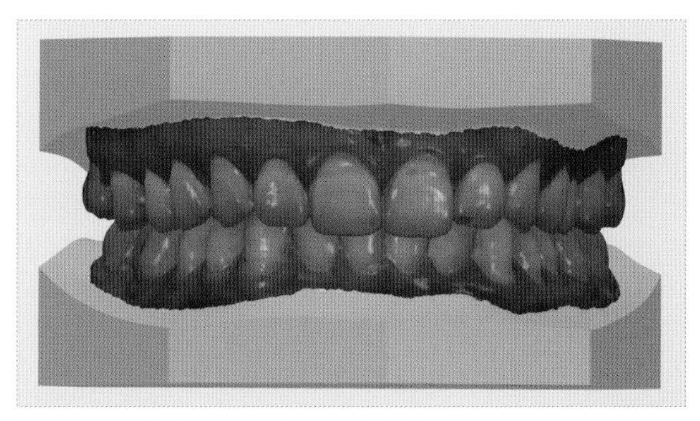
图14-4　口内扫描数据修整并增加底座

数字化间接粘接技术是通过使用口内扫描仪对牙列进行三维扫描（图14-3），生成数字化模型（图14-4～图14-6）结合患者 CBCT 数据（图14-7）进行计算机三维诊断分析（图14-8～图14-10）和数字化排牙实验（图14-11～图14-15），此过程可进行托槽摆放位置的微调（图14-16），最终在排牙实验基础上生成个性化的托槽以及托槽间接粘接的托盘（图14-17～图14-20），再利用 3D 打印（图14-21）的间接粘接托盘将托槽转移到口内（图14-22和图14-23）的一种托槽定位和粘接技术。

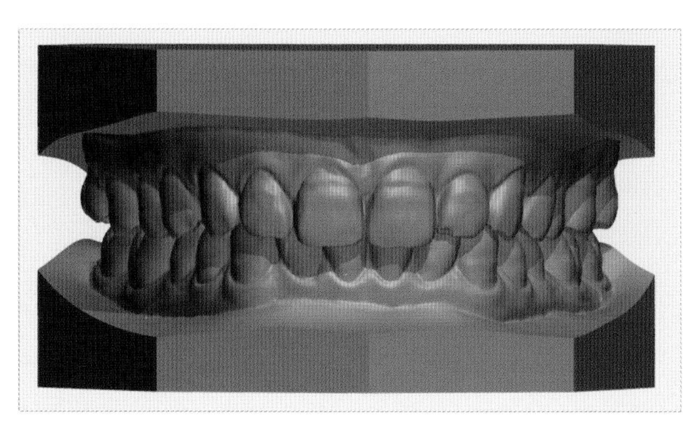

图14-5　分牙

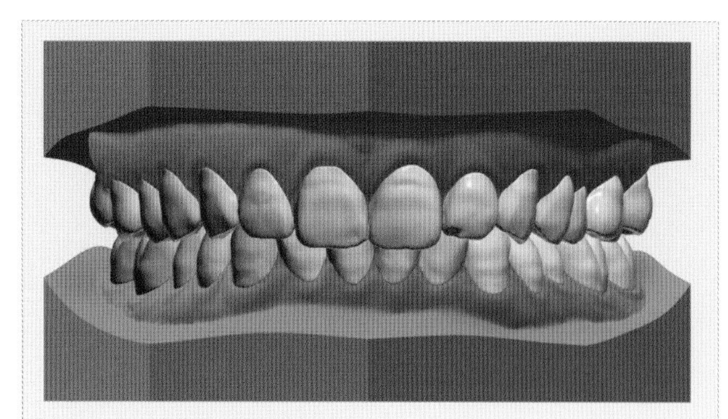

图14-6　转换最终设计模型

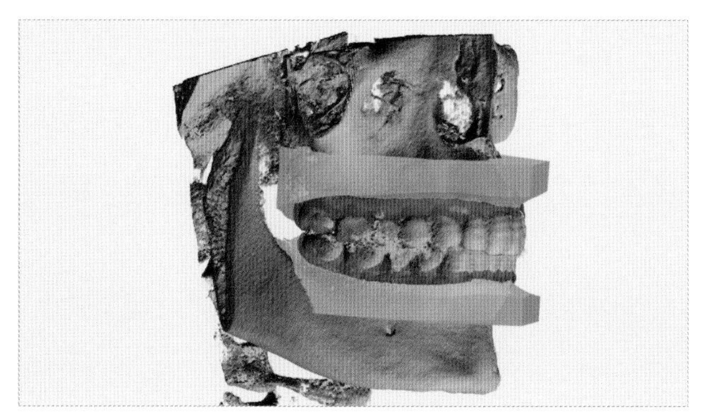

图14-7　口内扫描数据结合CBCT数据

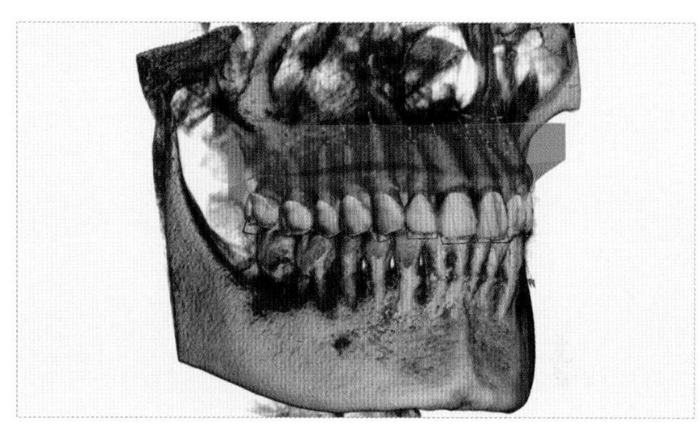

图14-8　确定牙长轴

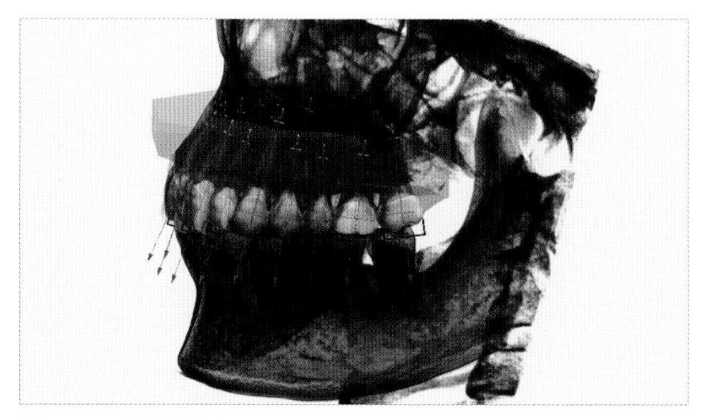

图14-9　确定冠中心

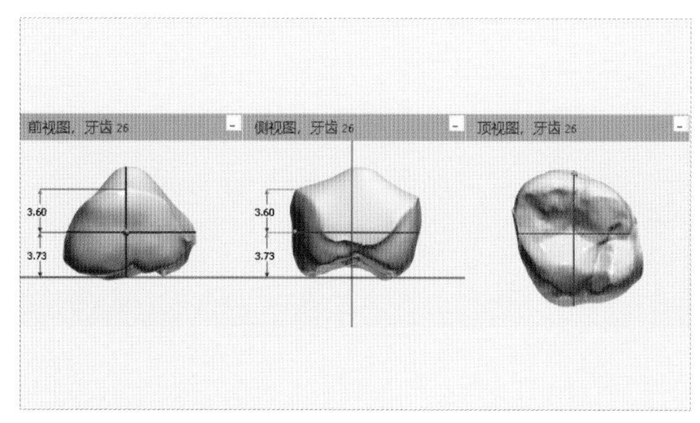


图14-10　确定托槽位置

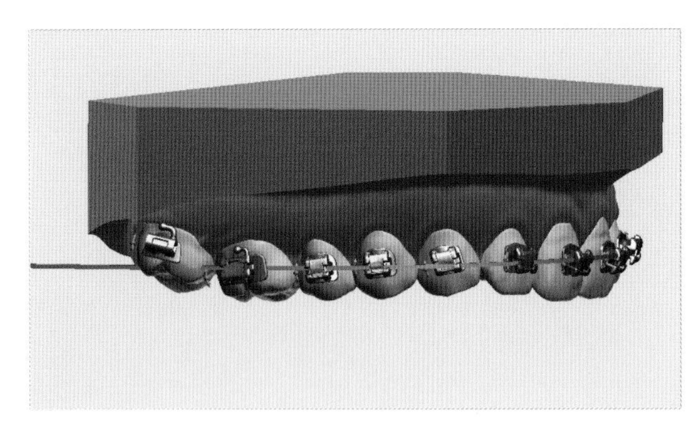

图14-11　数字化模型中模拟摆放托槽

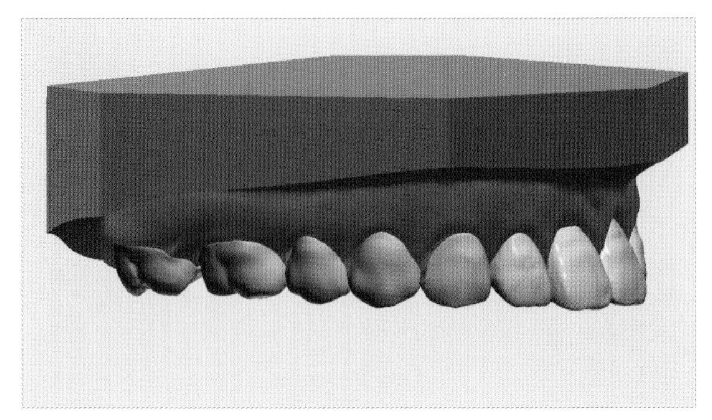

图14-12　托槽对应的牙齿移动效果

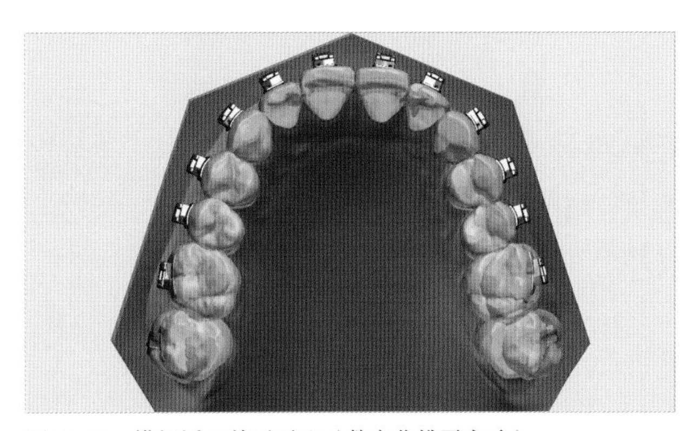

图14-13　模拟矫正前后对比（数字化排牙实验）

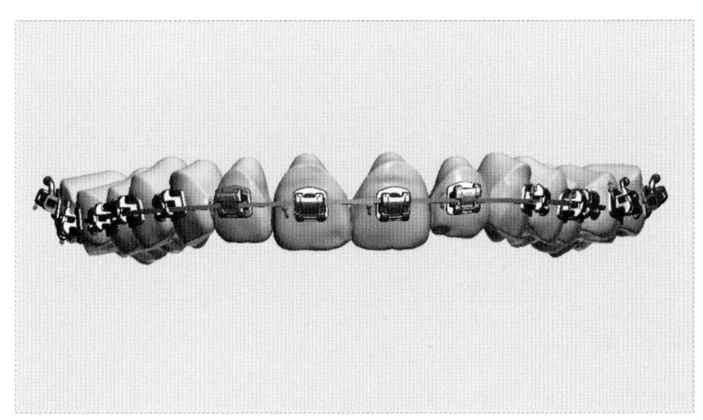

图14-14　数字化软件中微调托槽位置

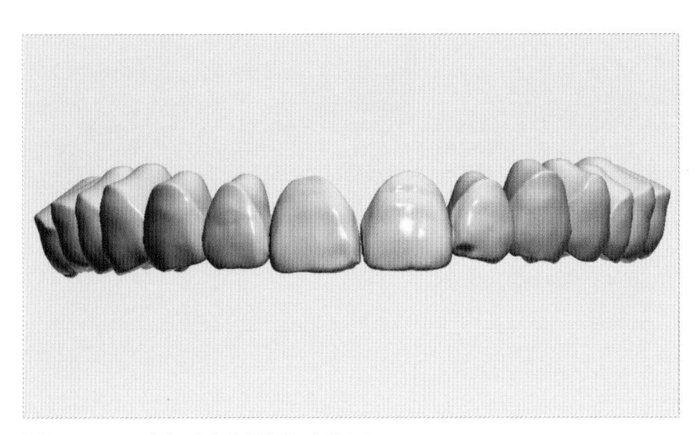

图14-15　牙齿对应托槽移动位置

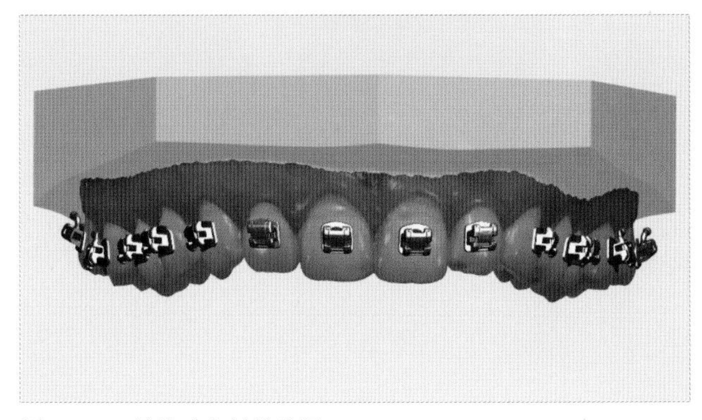

图14-16　最终确定托槽位置

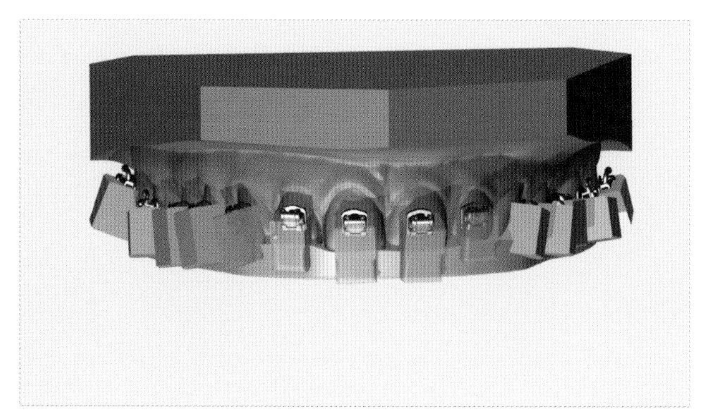
图14-17　将数字化数据转交3D打印

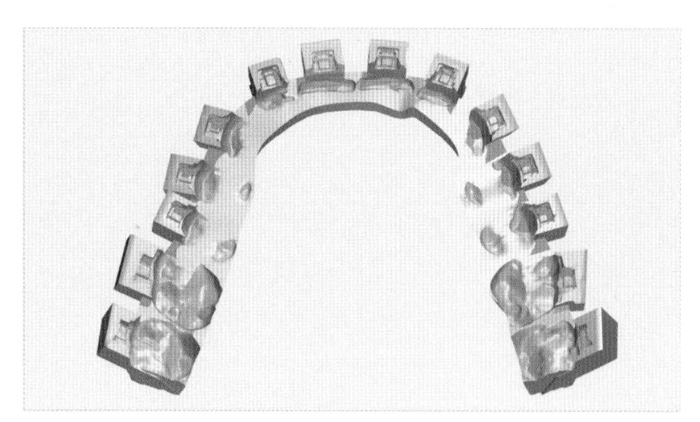
图14-18　数字化间接粘接托盘

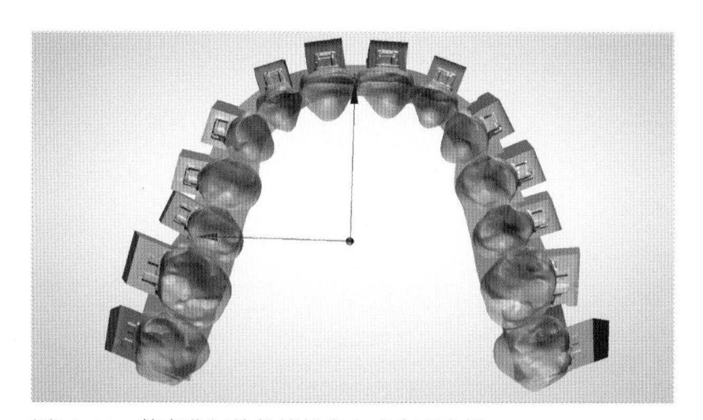
图14-19　数字化间接粘接托盘由咬合面支撑

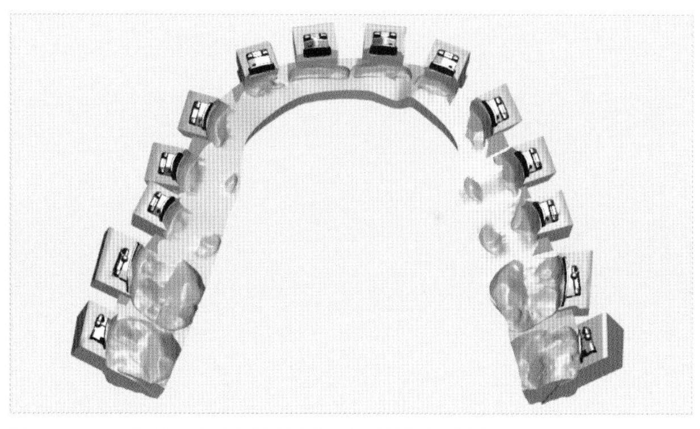
图14-20　数字化间接粘接托盘及托槽结合图

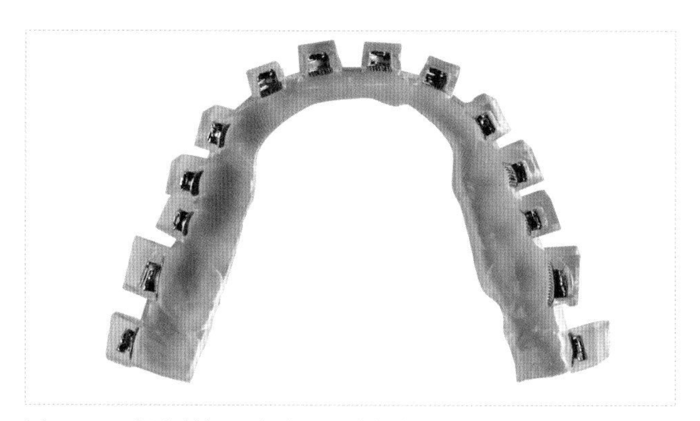
图14-21　托盘数据3D打印必须确保与托槽完全匹配

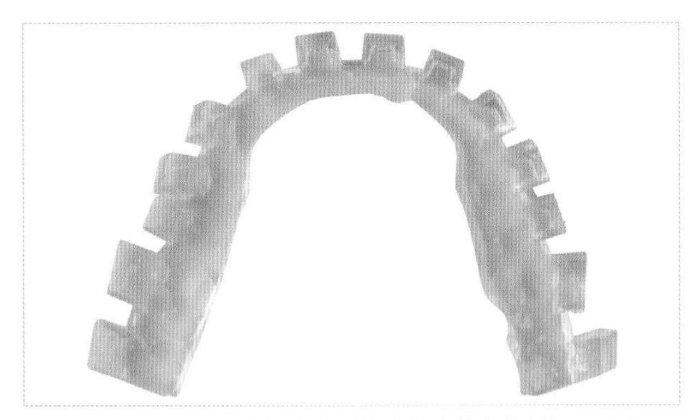

图14-22（1） 连桥式托槽间接粘接托盘数字化数据3D打印

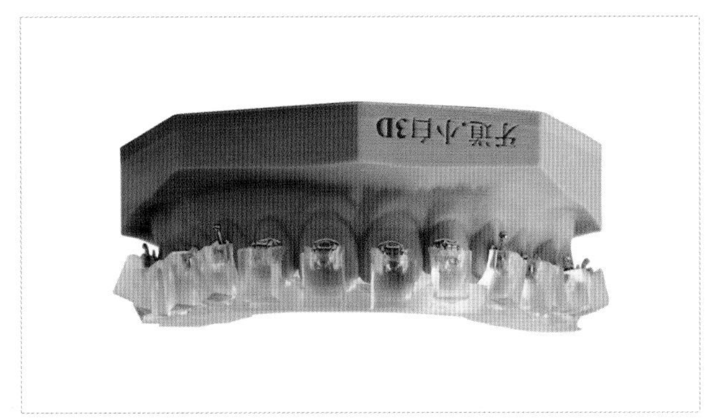

图14-22（2） 连桥式托槽间接粘接托盘模型试戴检查

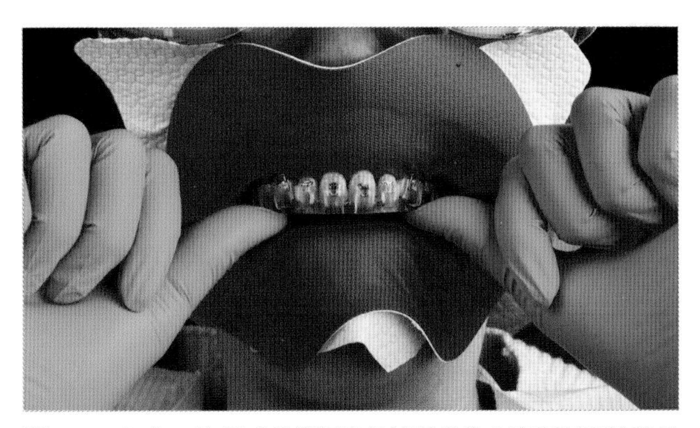

图14-22（3） 连桥式托槽间接粘接托盘橡皮障隔湿下转移托槽至口内

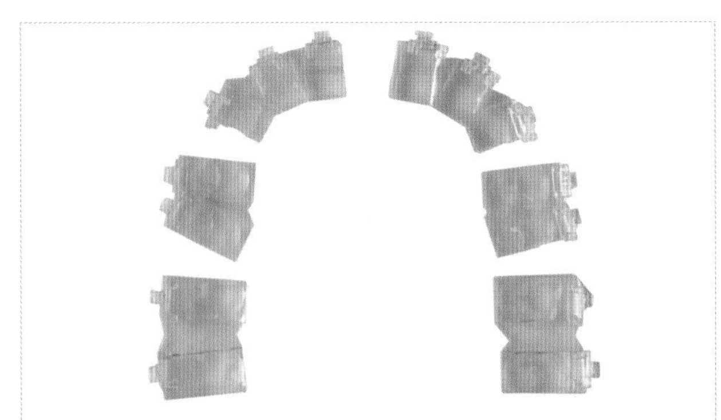

图14-23（1） 分段式托槽间接粘接托盘数字化数据3D打印

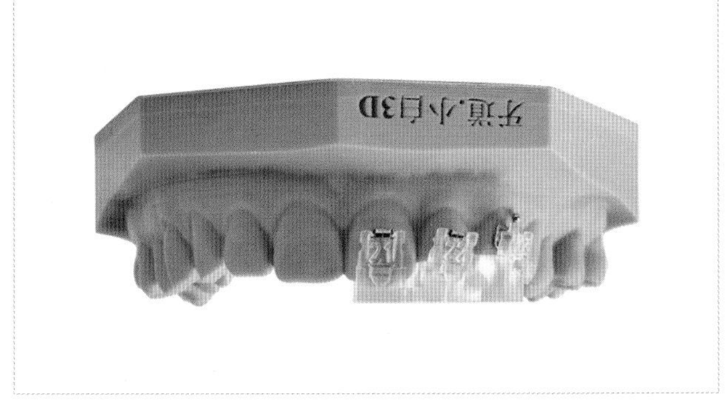

图14-23（2） 分段式托槽间接粘接托盘模型试戴检查

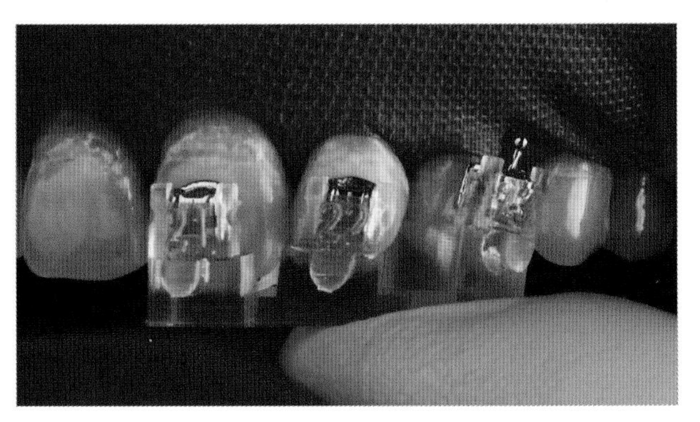

图14-23（3） 分段式托槽间接粘接托盘橡皮障隔湿下转移托槽至口内

该病例由浙江普特医疗器械有限公司及广州牙道医疗器械有限公司——曾本松协助完成

不论是传统间接粘接技术还是数字化间接粘接技术，取印模前一定要确定牙面清洁，无软垢及牙石。

传统间接粘接技术一般使用内软外硬的双层压膜片或双层硅橡胶制作转移托盘，转移托盘内部具有一定的弹性，有可能导致托槽底板未能与牙面紧密结合，即使利用橡皮障隔湿同样存在托槽脱落的可能性。同时，该方法制作周期较长，可能导致处于生长发育高峰期的患者牙齿在此期间移位，导致转移托盘准确性偏差，特别是在拔牙病例中，建议先在橡皮障隔离下间接粘接托槽后再进行拔牙。硅橡胶转移托盘在模型上制作完成后的剥离过程容易出现撕裂现象，如出现撕裂则需要重新制作转移托盘。硅橡胶转移托盘在转移完成后从牙面上剥离的过程中依旧有较大概率将托槽从牙面上剥离。

3D 打印转移托盘通过数字化设计，方便预留橡皮障隔离空间，不会影响转移托盘准确就位；制作时间短，一般当日完成，不容易损坏。同时，由于结合了 CBCT 数据，托槽的定位更加准确，弥补了传统间接粘接技术中托槽定位的准确性及转移托盘制作材料上的不足。

最初的舌侧矫治器类似唇侧矫治器，采用托槽直接粘接，但是由于舌面形态较复杂、多变异且术者难以直视，采用直接粘接很难取得托槽的精确定位；并且钉突状侧切牙、严重磨耗牙、部分萌出牙及东方人的切牙铲形结构都增大了治疗的难度。随着舌侧矫治技术的发展，间接粘接代替直接粘接，成为舌侧矫治的常见粘接方法，目前已广泛应用于固定矫治托槽的粘接。与直接粘接相比较，间接粘接具有定位准确、牙面残余粘接剂较少、椅旁操作时间短等优势。间接粘接的转移托盘一般由切/腭面及部分的唇/颊、舌/腭面的牙体硬组织支撑（图14-17），一般不涉及颈部硬组织及牙周软组织支撑（图14-24～图14-26）。因此，橡皮障的使用不会影响转移托盘准确就位，若出现橡皮障夹阻挡，可对转移托盘外形进行修改。

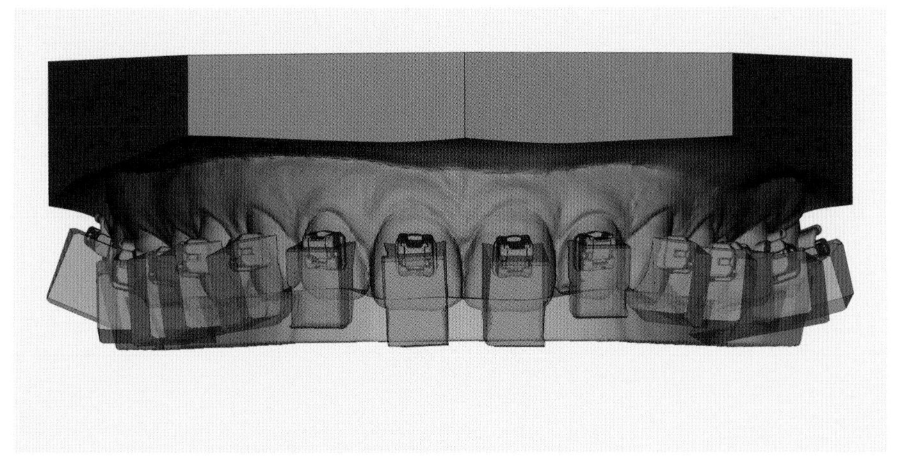

图14-24　唇（颊）侧面间接粘接托盘范围

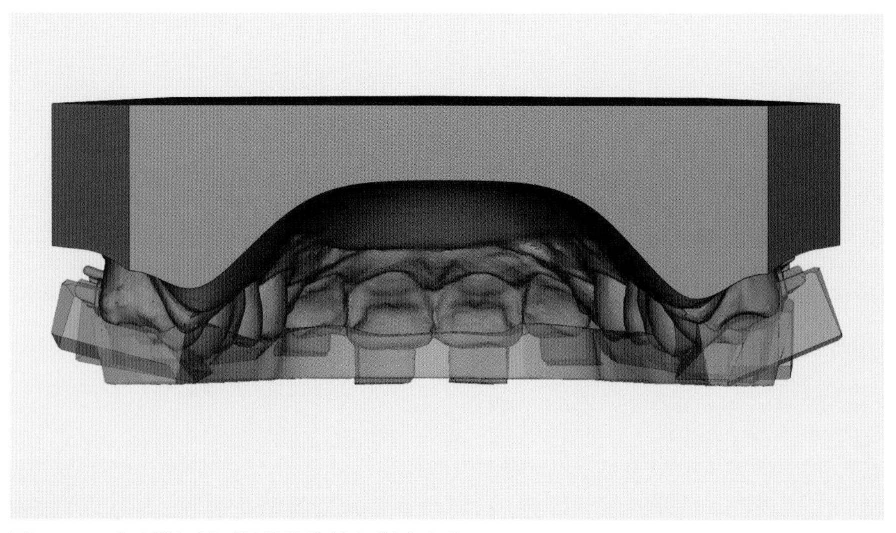

图14-25 舌（腭）侧面间接粘接托盘范围（1）

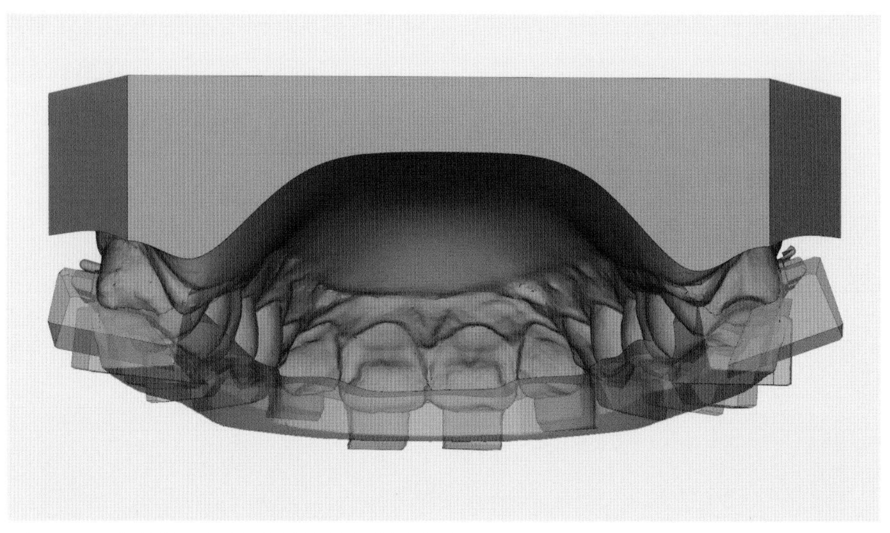

图14-26 舌（腭）侧面间接粘接托盘范围（2）

橡皮障在间接粘接中除了起到很好的隔湿作用外，还能限制舌体运动，避免在间接粘接过程中出现由于舌体运动导致转移托盘移位而引起托槽定位偏差，能使治疗过程更精准。

无托槽隐形矫治技术是近些年来出现的一种新型正畸矫治技术，这种活动式透明矫治器，不用粘接托槽。在固定矫治技术中，由矫治弓丝等部件产生的矫治力是借助于托槽、颊面管等传递到错位牙齿上。在无托槽隐形矫治技术中，虽然在通常情况下，牙齿的表面是不需要粘接任何部件的，但在一些情况下，基于对牙齿移动距离、移动方式、支抗设计、矫治器的固位等考虑，无托槽隐形矫治技术中需要设计和粘接附件（图14-27和图14-28）。附件的主要应用是使矫治器在移动牙齿过程中更好地控制牙齿。另外，在一些情况下，通过附件可以增强矫治器的固位力。因此，附件与牙面必须在橡皮障的隔离下进行完善粘接（图14-29），才能具备较好的粘接力。

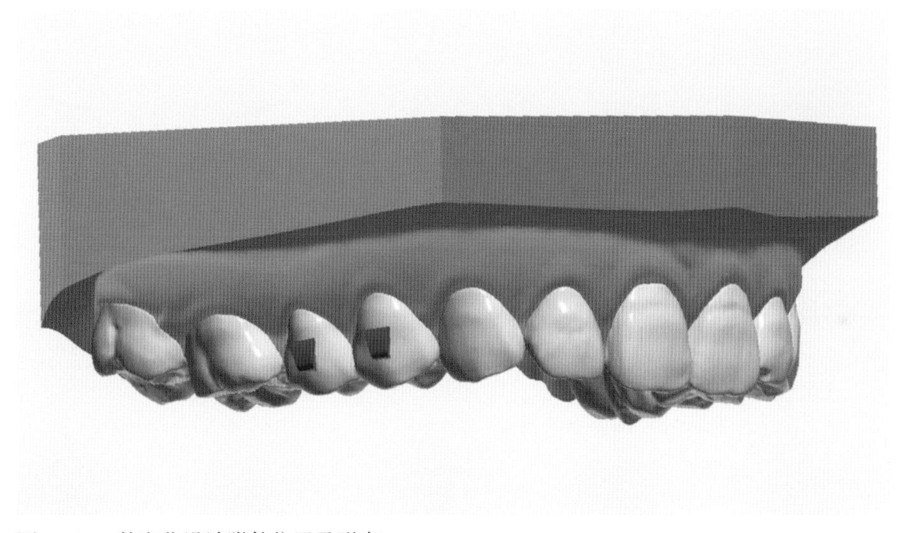

图14-27　数字化设计附件位置及形态

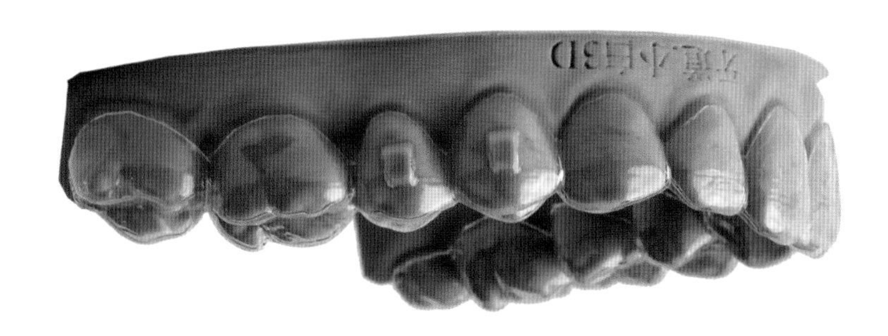

图14-28　数字化设计3D打印制作附件透明压膜片

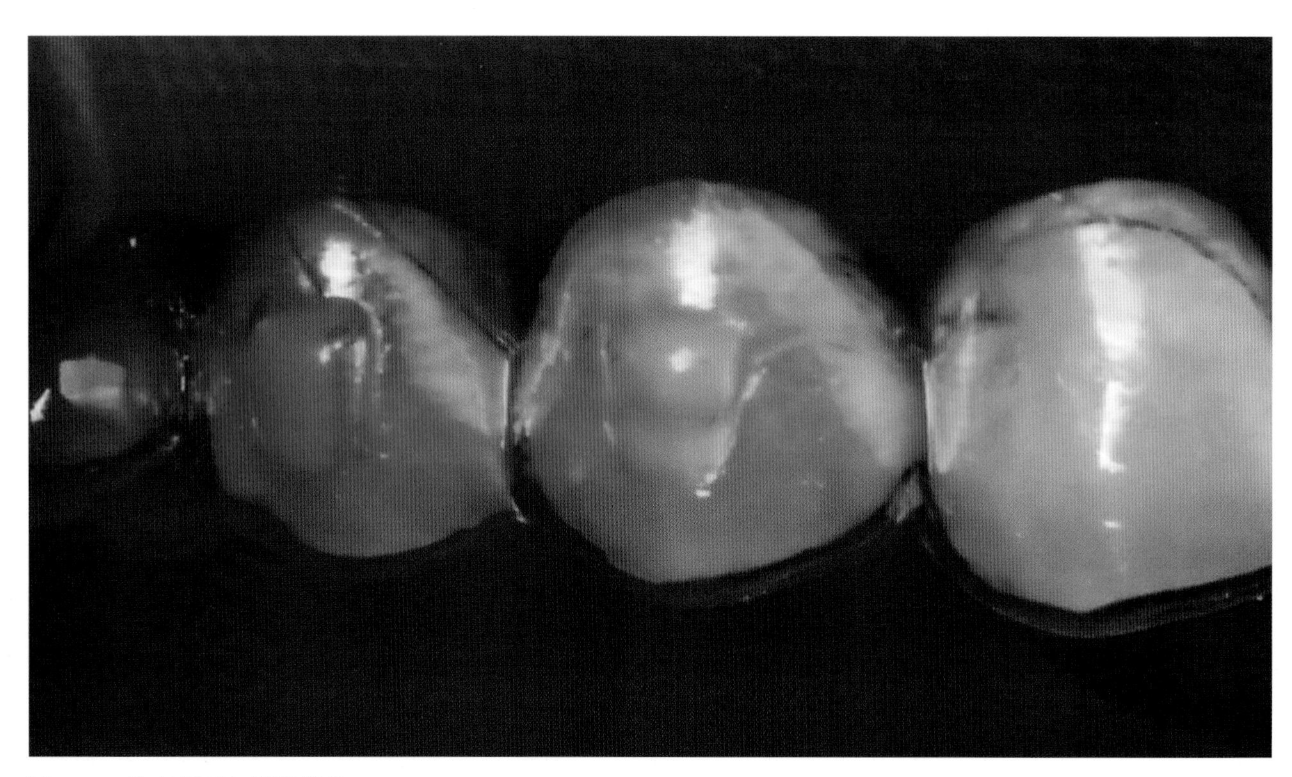

图14-29　橡皮障隔湿下附件粘接

正畸治疗中对橡皮障的隔离要求相对较低，一般建议隔离范围由一侧最远中磨牙至对侧最远中磨牙。半口隔离技术需使用两个磨牙橡皮障夹，分别固定于隔离区双侧最远中磨牙上，橡皮障夹安放后必须确保不阻挡托槽或转移托盘就位。其余牙位根据排列情况酌情考虑是否需要捆绑牙线辅助橡皮障布就位，或在个别牙位增加辅助橡皮障夹。如遇排列严重拥挤的患者，建议在拥挤严重的牙位使用橡皮障楔线辅助橡皮障布固定。治疗牙列排列情况严重异常的患者，不建议使用通用型橡皮障定位板上的牙位标记，推荐使用口内/模型定位法对橡皮障布进行牙位标记，如有翻制该患者的研究模型，推荐通过研究模型进行橡皮障布牙位定位。经过训练，能熟练运用橡皮障的正畸医生，半口、全口隔离是可以非常迅速操作完成的。所以在正畸领域橡皮障的应用应被推荐。

正畸治疗中隔离牙位较多，一般建议选用橡皮障布优先法上障后，在不影响操作的情况下使用橡皮障夹固定（图14-30）。

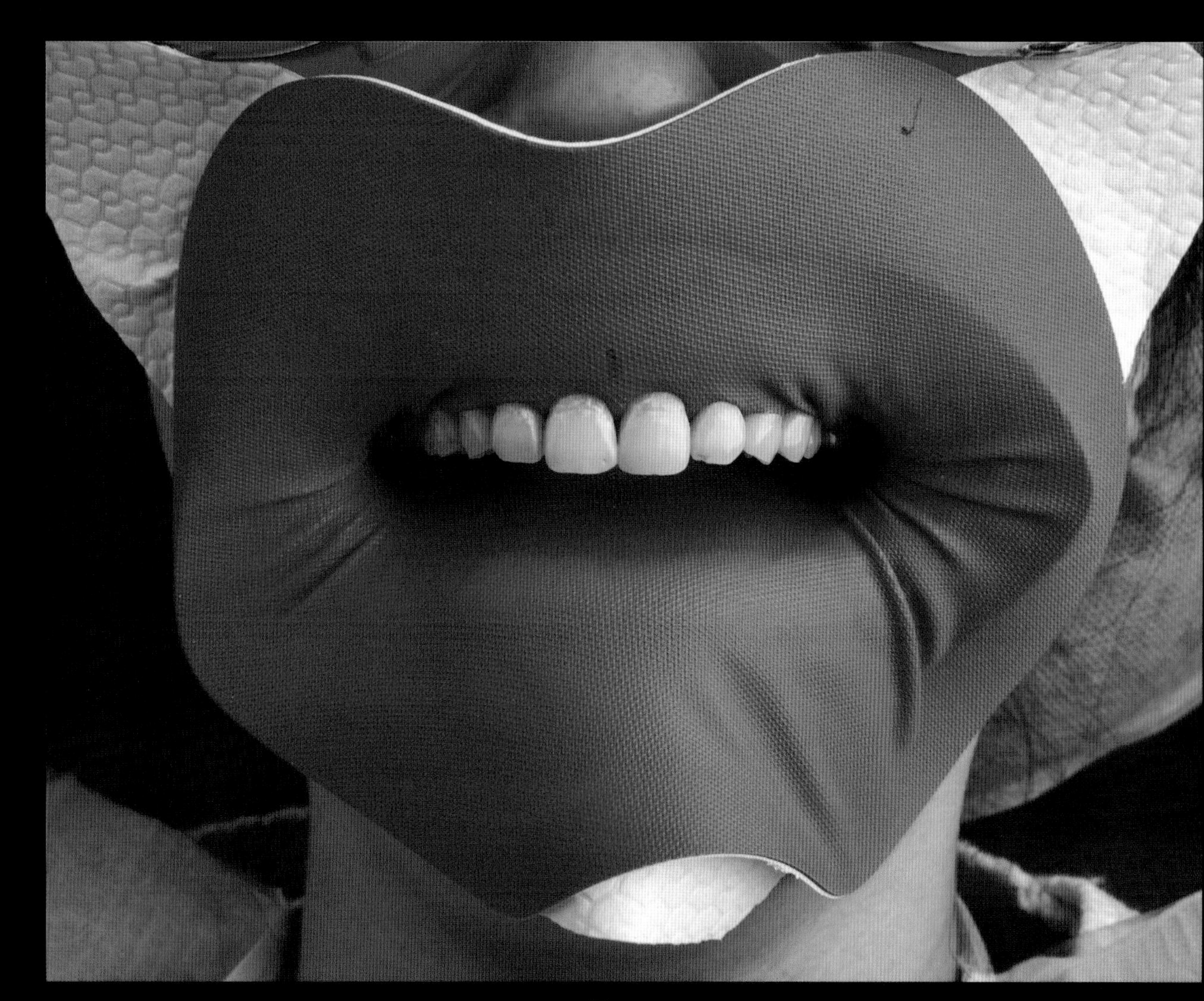

图14-30

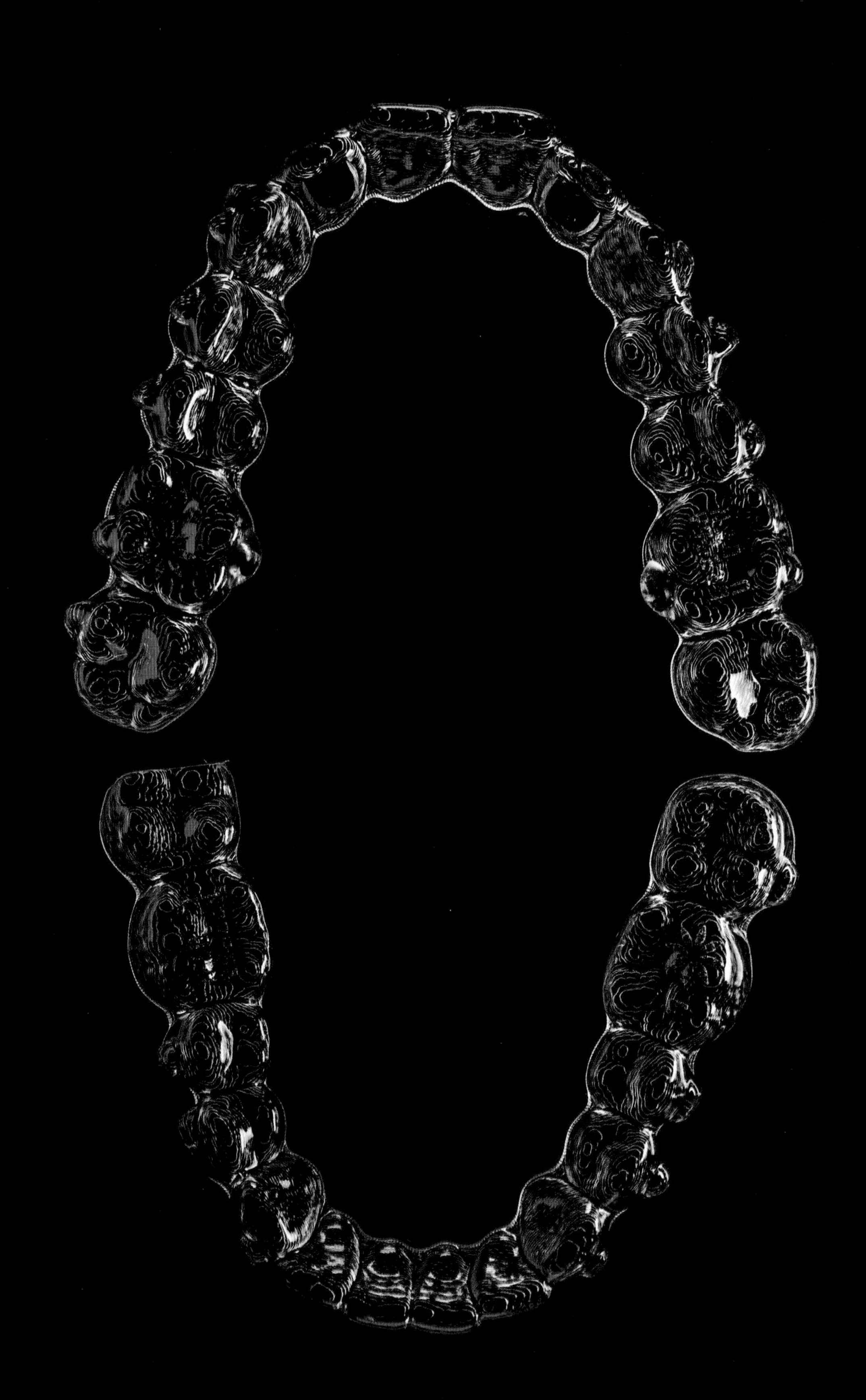

# 第15章　种植上部修复中橡皮障的应用



## APPLICATION OF RUBBER DAMS IN PROSTHETIC RESTORATION IN DENTAL IMPLANT

种植治疗中，特别是在种植冠部修复的过程中，螺丝刀、覆盖螺丝、愈合帽、基台以及牙冠等小物件被误吞的事件时有发生，熟练运用橡皮障隔离技术能有效防止此类事件的发生。

种植修复中基台均有明显颈缘外形高点，橡皮障布的安放难度不大，因此，种植修复的橡皮障隔离多数不需要运用太复杂的隔离技巧，尽量选择最简单快捷的隔离方式。

个别牙缺失、缺隙两端均有天然牙存在的种植修复时，应该首先考虑修复基台固位卡覆盖牙位数来确认隔离牙位，若修复基台固位卡只覆盖1个基牙位，且种植牙近远中均有邻牙时，应暴露牙位至少包含种植牙位及近远中各1个邻牙位。

连续多颗牙缺失时，根据缺隙两端是否存在天然牙分为两种不同上障方式。

（1）当缺隙两端均有天然牙存在时，操作细节如图15-1～图15-10所示。

在橡皮障布上标记修复基台固位卡所涉及的牙位及种植体对应的位置（图15-2），定位点至少包含缺隙两端各一个天然牙位。若修复基台固位卡涉及牙位排列正常，种植体植入位点准确时，可使用橡皮障布定位板定位，否则推荐使用口内/模型定位法定位。

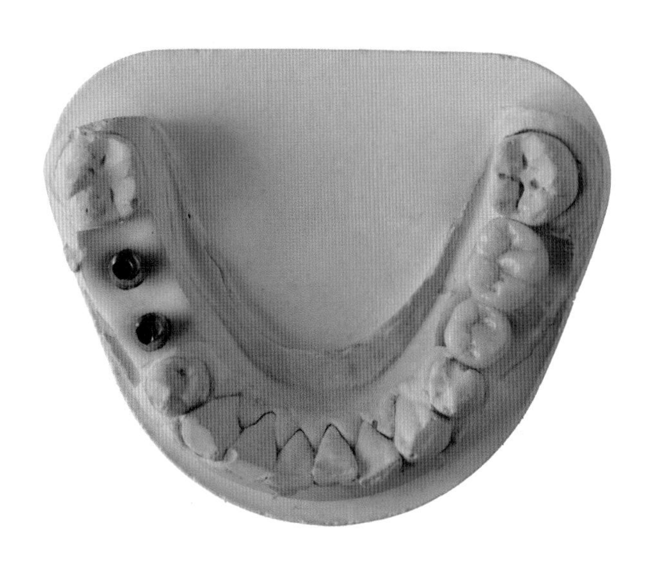

图15-1　患者45、46缺失，缺隙近、远中有天然牙

图15-2　隔离牙位为44、45、46、47

在基牙定位点上根据牙体大小打孔，在种植体定位点上以下颌或上颌前牙对应的橡皮障布打孔器孔洞打孔（图15-3和图15-4）。

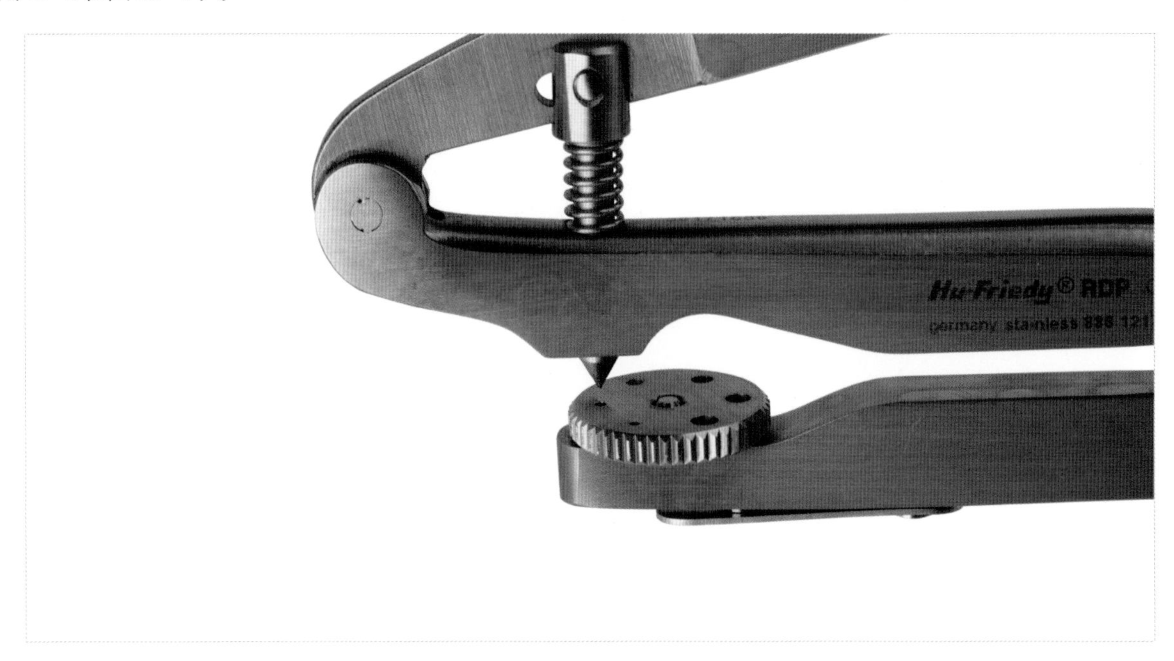


图15-3　选择下颌或上颌前牙对应的橡皮障布打孔器孔洞打孔

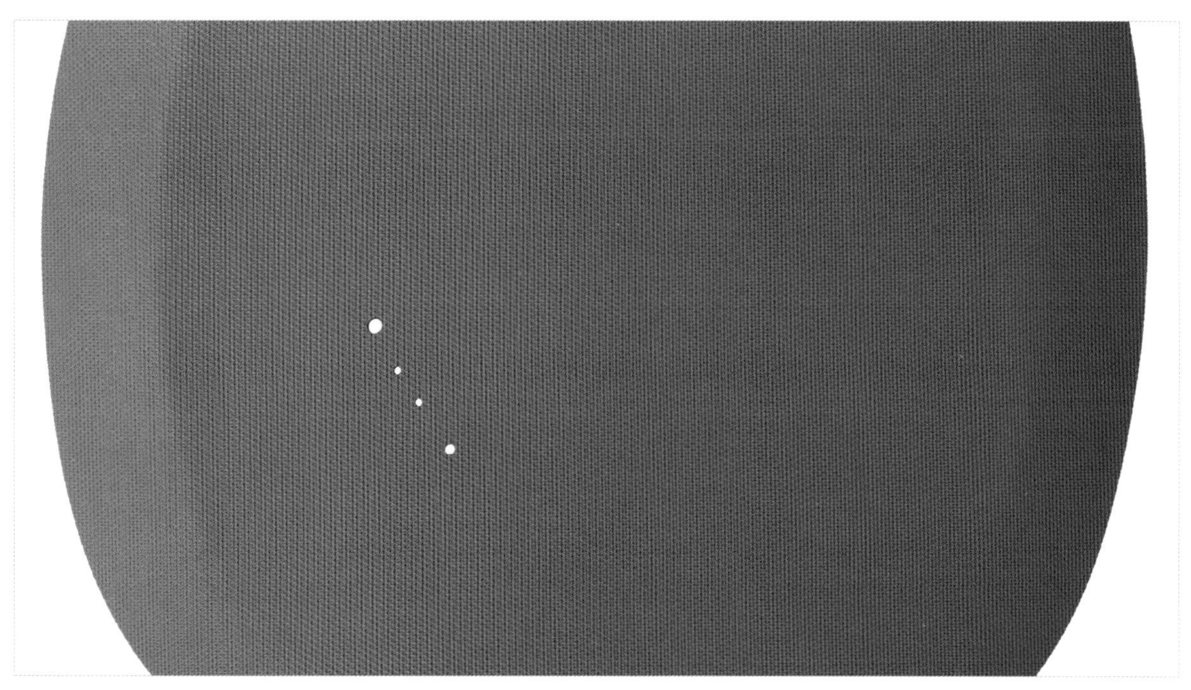

图15-4　打孔完成后

当缺隙两端均有天然牙存在时，可以根据术者习惯使用任意上障方式，在缺隙近中牙体上，如果需要固定橡皮障布，可以选择使用橡皮障夹或橡皮障楔线固定，如使用橡皮障夹固定近中橡皮障布，为了避免橡皮障夹的弓部阻挡种植修复螺丝刀的旋转以及修复体、修复基台固位卡的就位，建议将橡皮障夹的弓部朝向近中夹持；将橡皮障夹及橡皮障布安放到口内后，优先将橡皮障夹夹持牙体及修复基台固位卡所覆盖的牙体通过橡皮障布孔洞（图15-5）。

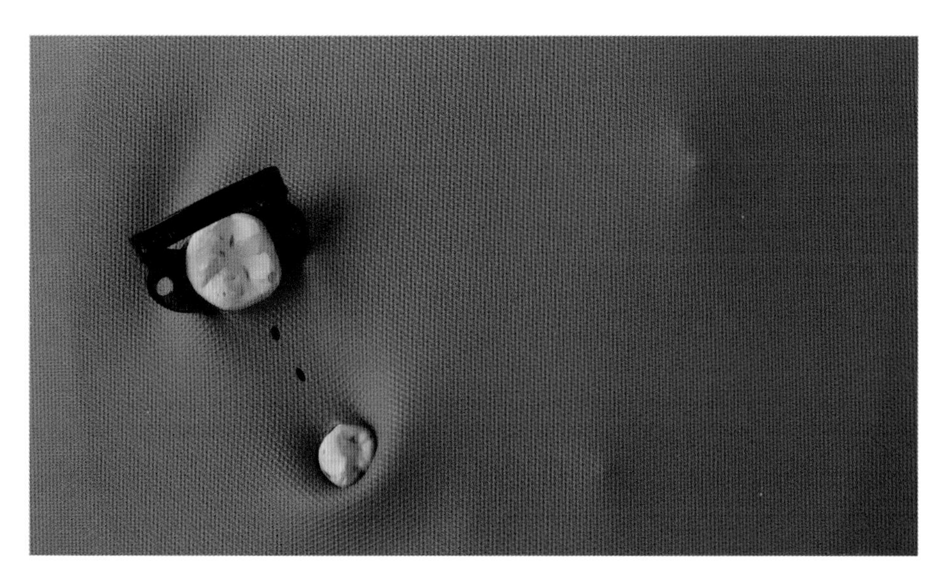

图15-5

优先将橡皮障夹夹持牙体及修复基台固位卡所覆盖的牙体通过橡皮障布孔洞

通过橡皮障布上种植牙预留的孔洞寻找种植体位置（图15-6）。

将修复基台固位卡固定在修复基台上，并将修复基台颈缘线根方穿透橡皮障布上种植牙位所在的牙位孔（图15-7）。对于种植冠与修复基台口外粘接后再行螺丝固定的案例，此步骤操作方法类似。

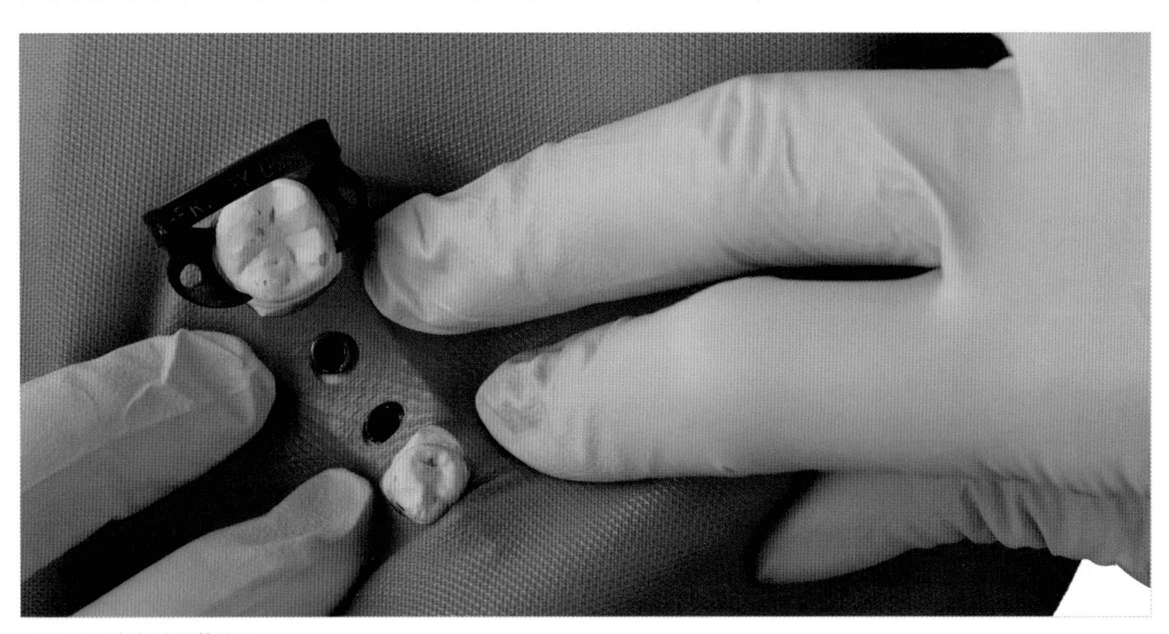

图15-6 确定种植体位置

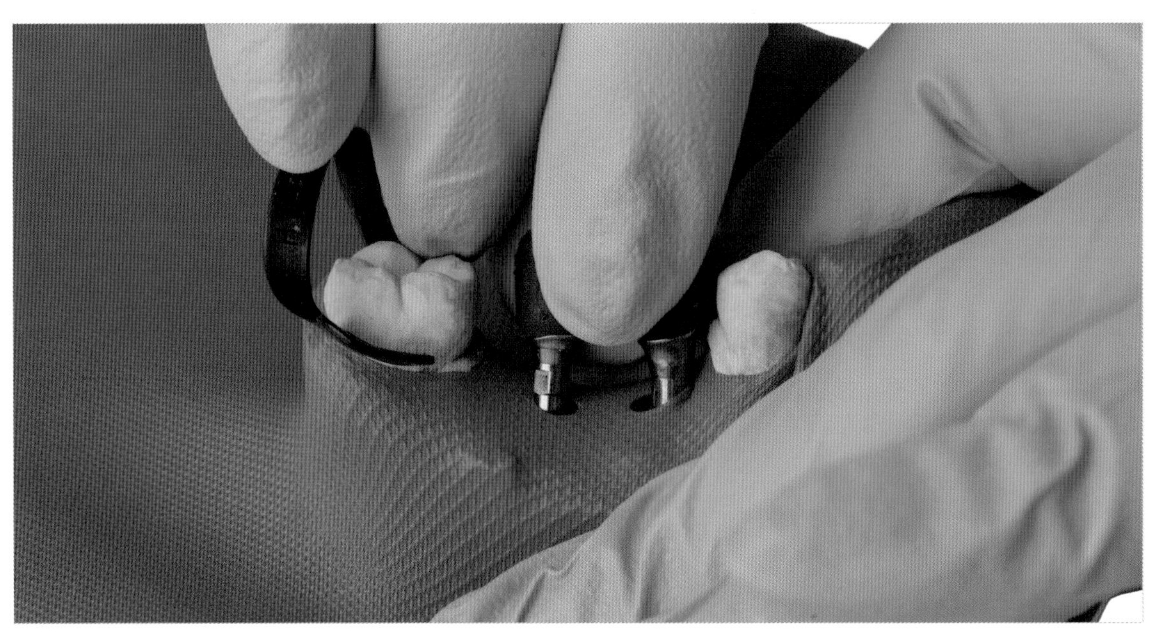

图15-7

利用基台固位卡将修复基台与种植体固定（图15-8）。

通过侧面及骀面观检查橡皮障布的密闭性（图15-9和图15-10），再进行种植冠的粘接及螺丝孔的封闭。

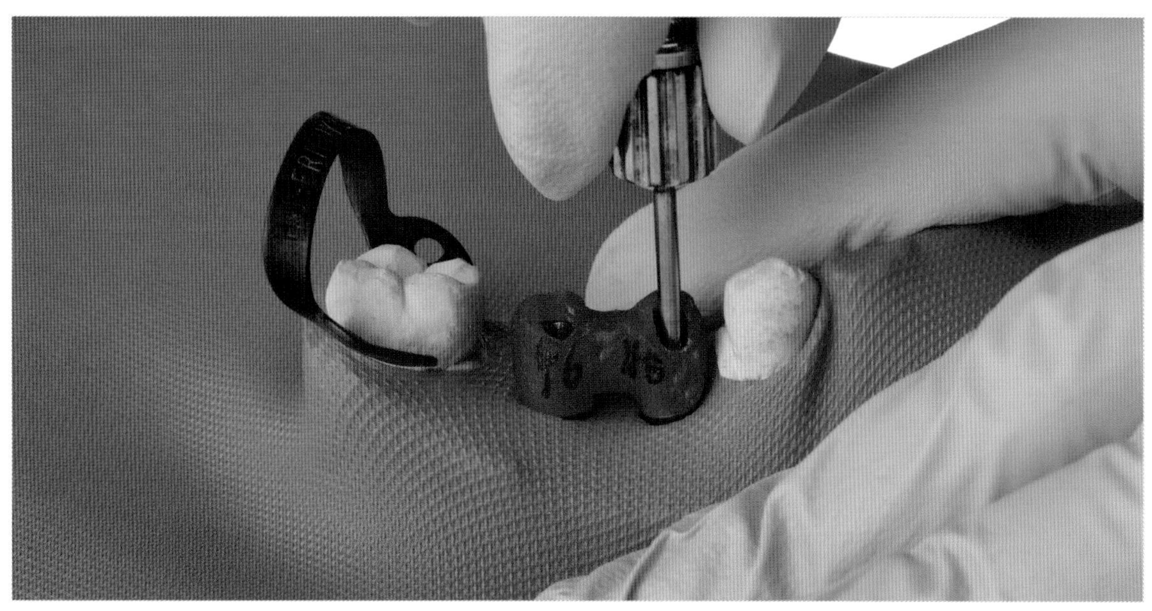

图15-8　将修复基台与种植体固定

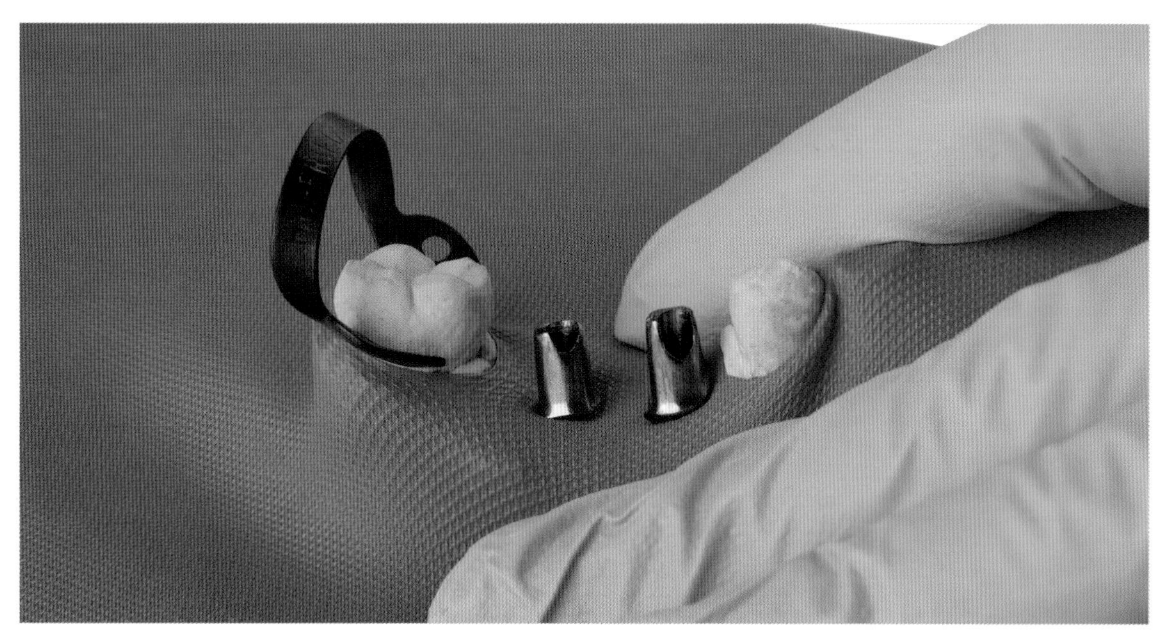

图15-9　固定后侧面观检查橡皮障布密闭性

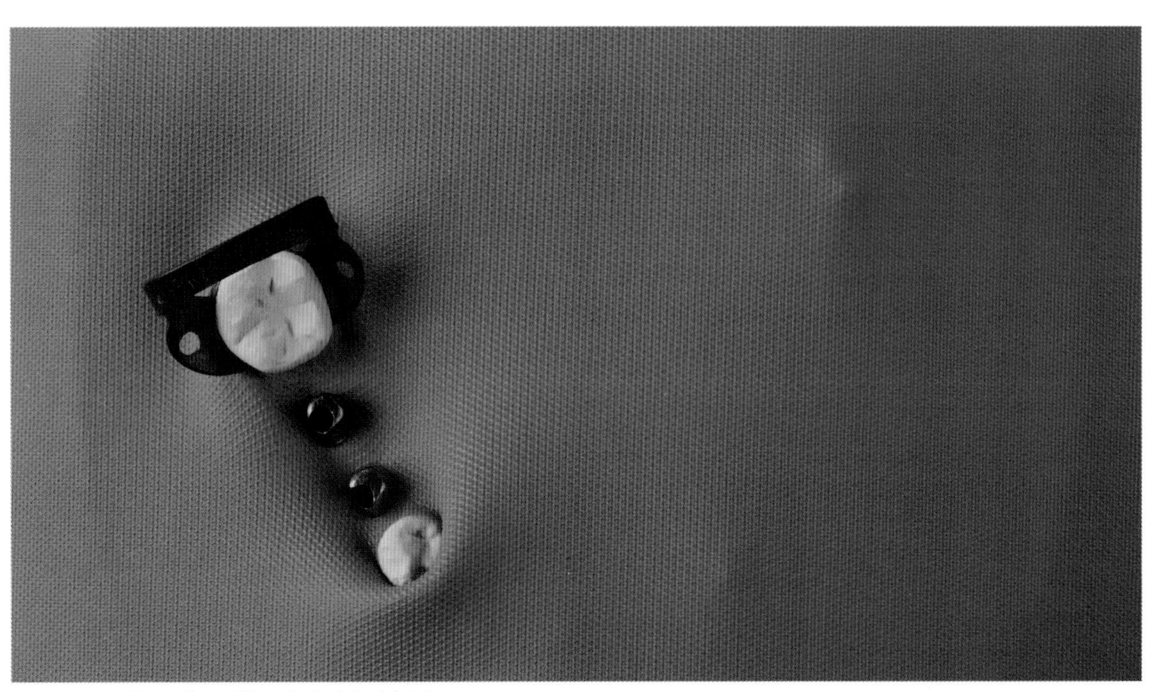

图15-10　固定后殆面观检查橡皮障布密闭性

（2）当缺隙远中无天然牙存在时，操作细节如图15-11～图15-22所示。

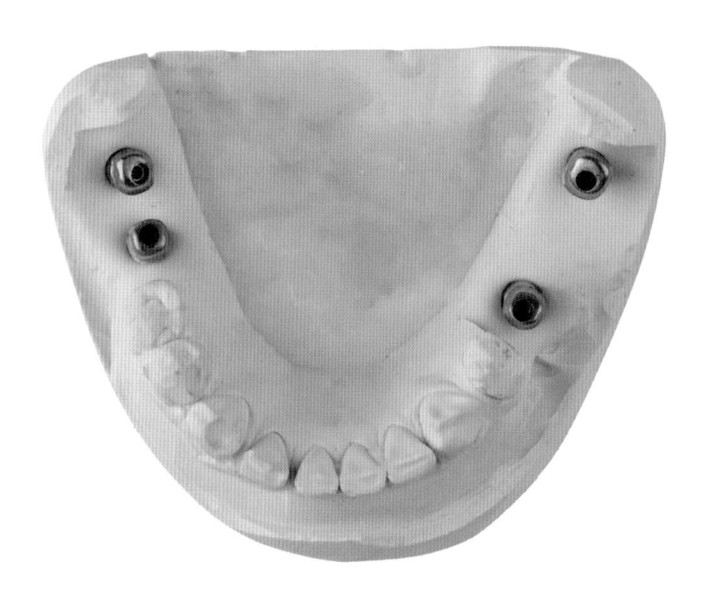

图15-11　双侧缺隙远中均无天然牙存在的种植修复案例

在橡皮障布上标记修复基台固位卡所涉及的牙位及种植体对应的位置，定位点至少包含缺隙近中侧一个天然牙位，推荐使用口内/模型定位法定位（图15-12～图15-14）。

图15-12　将橡皮障布覆盖在模型上，注意此步骤橡皮障布不要偏移

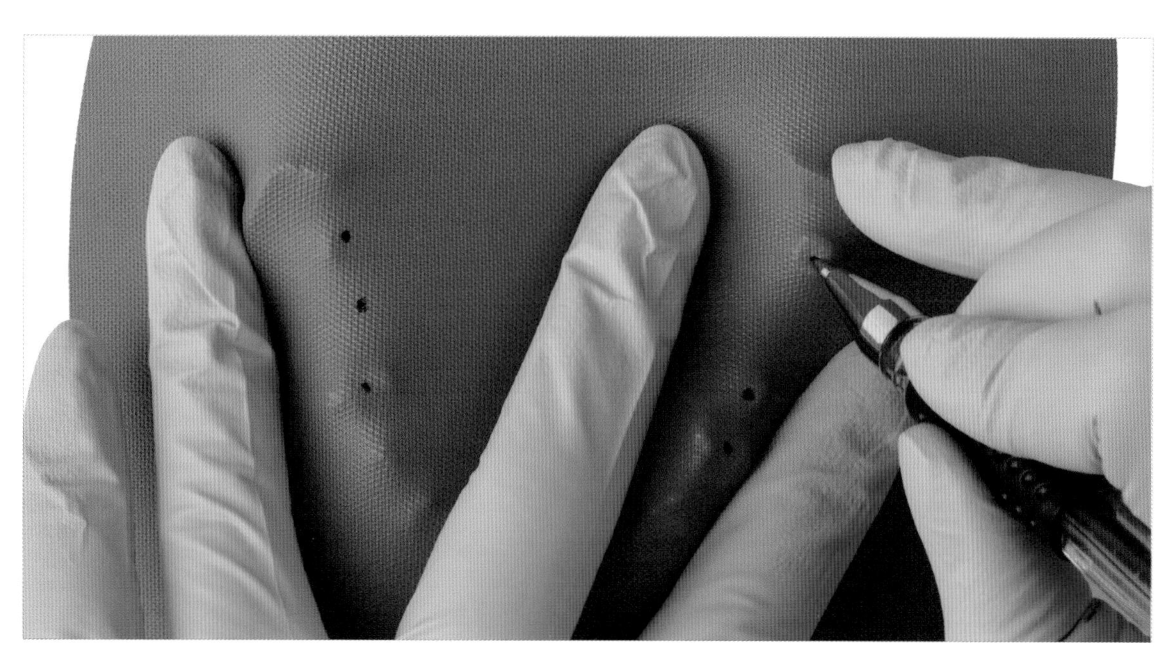

图15-13　描记待隔离天然牙位及种植体位置

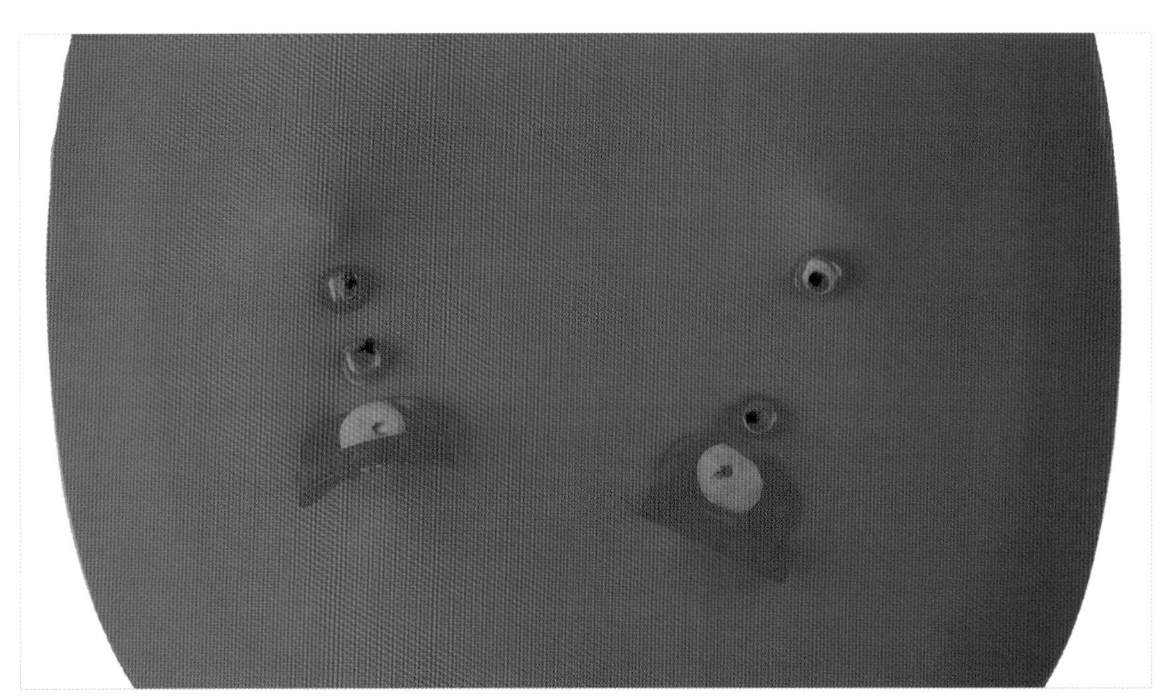

图15-14 定位透视图

在基牙定位点上根据牙体大小打孔，在种植体定位点上以下颌或上颌前牙对应的橡皮障布打孔器孔洞打孔（图15-15和图15-16）。

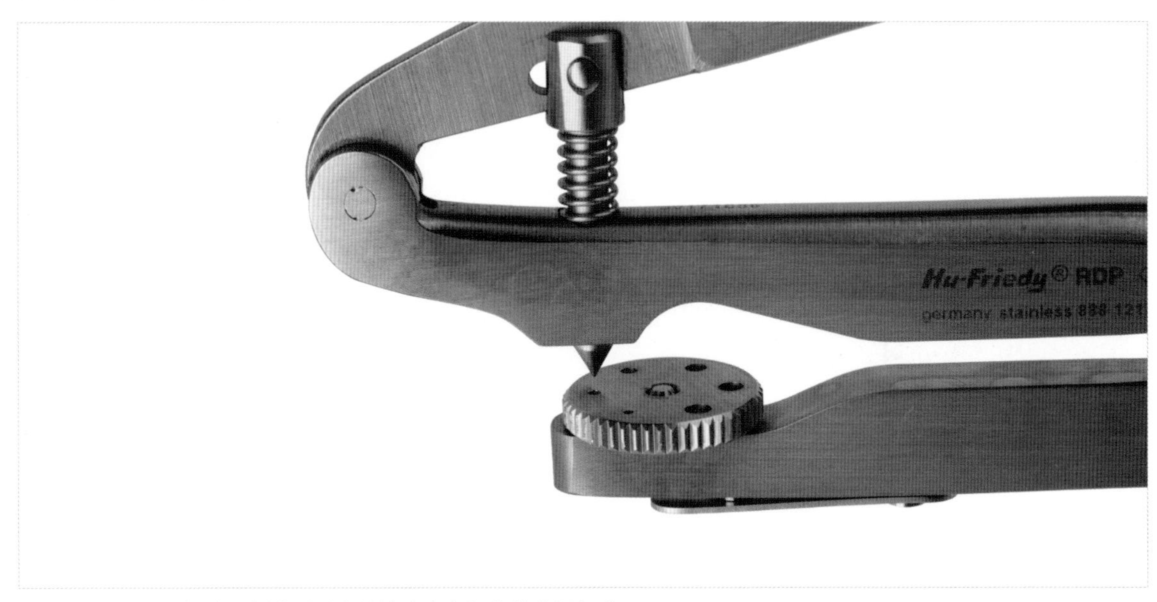


图15-15 选择下颌或上颌前牙对应的橡皮障布打孔器孔洞打孔

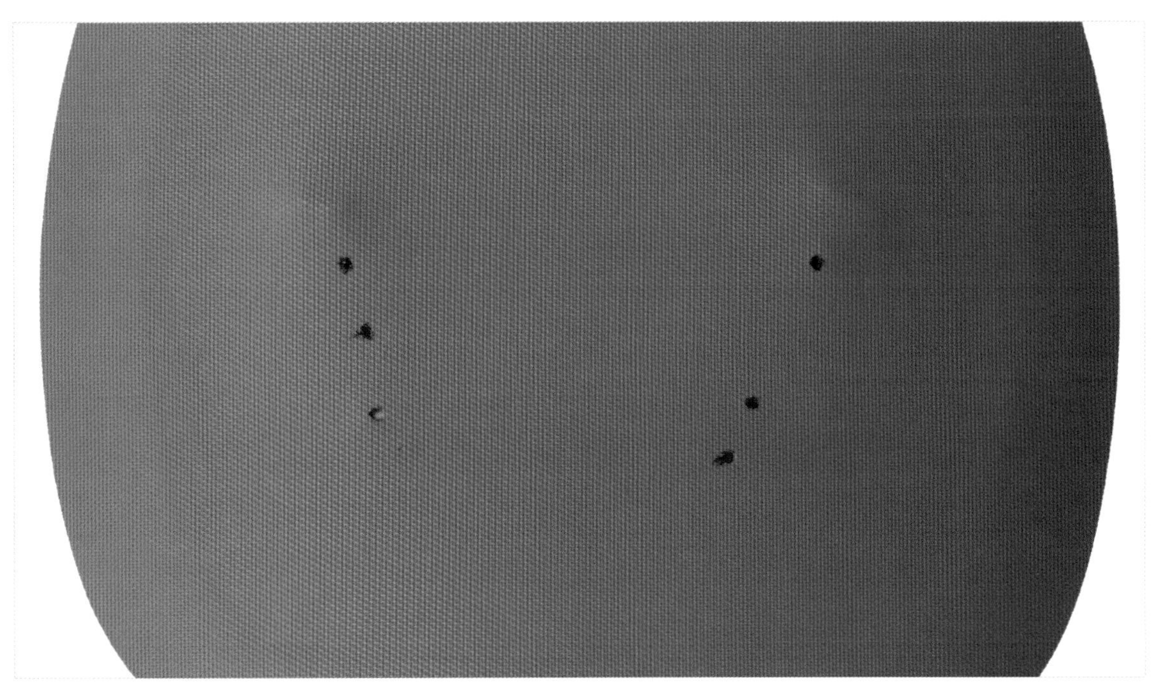

图15-16　打孔完成

此时，也可以在口外先将修复基台颈缘线根方穿透橡皮障布上种植牙位所在的牙位孔（图15-17）。

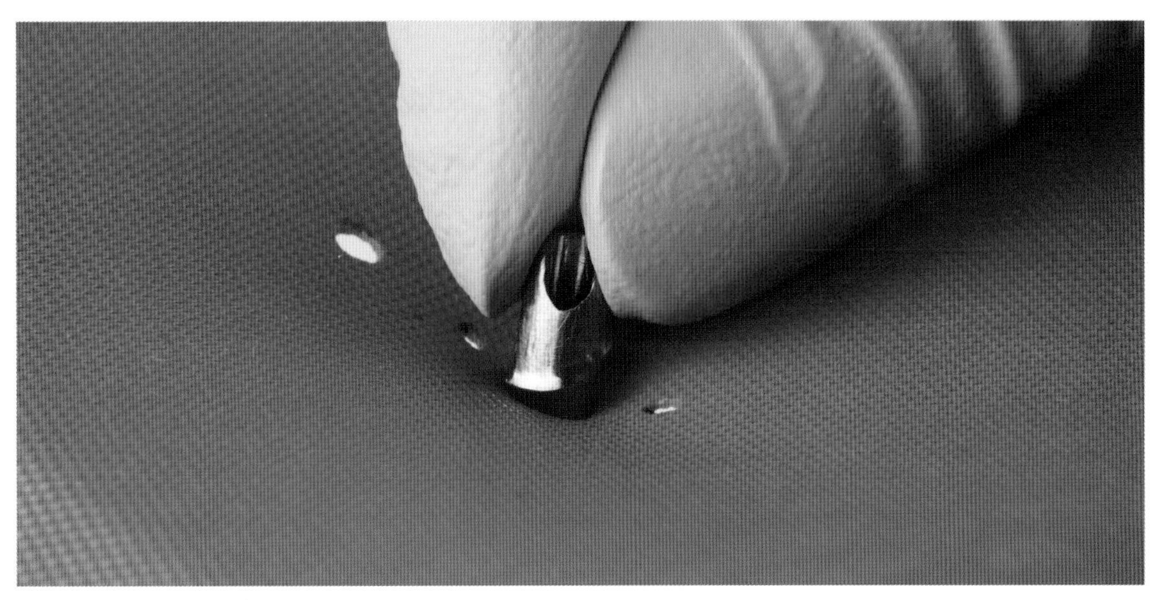

图15-17　此时基台穿透无须提前安装修复基台固位卡

将橡皮障初步安置后（图15-18），推荐使用豪孚迪RDCM0号或RDCM00号橡皮障夹固定最远中种植体上的橡皮障布，使用橡皮障楔线或橡皮障夹固定隔离区域近中部位，若使用橡皮障夹固定近中橡皮障布，为了避免橡皮障夹的弓部阻挡种植修复螺丝刀的旋转以及修复体、修复基台固位卡的就位，建议将橡皮障夹的弓部朝向近中夹持（图15-19～图15-21）；修复基台固定后即可进行种植冠的粘接操作（图15-22）。

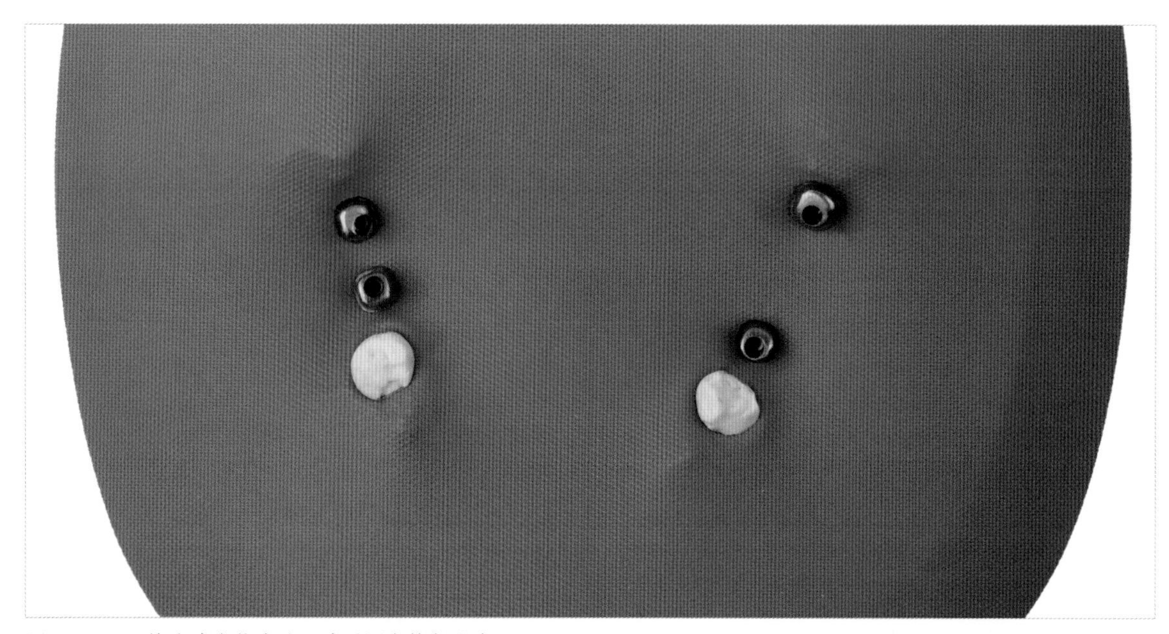

图15-18　以橡皮障布优先法上障后固定修复基台

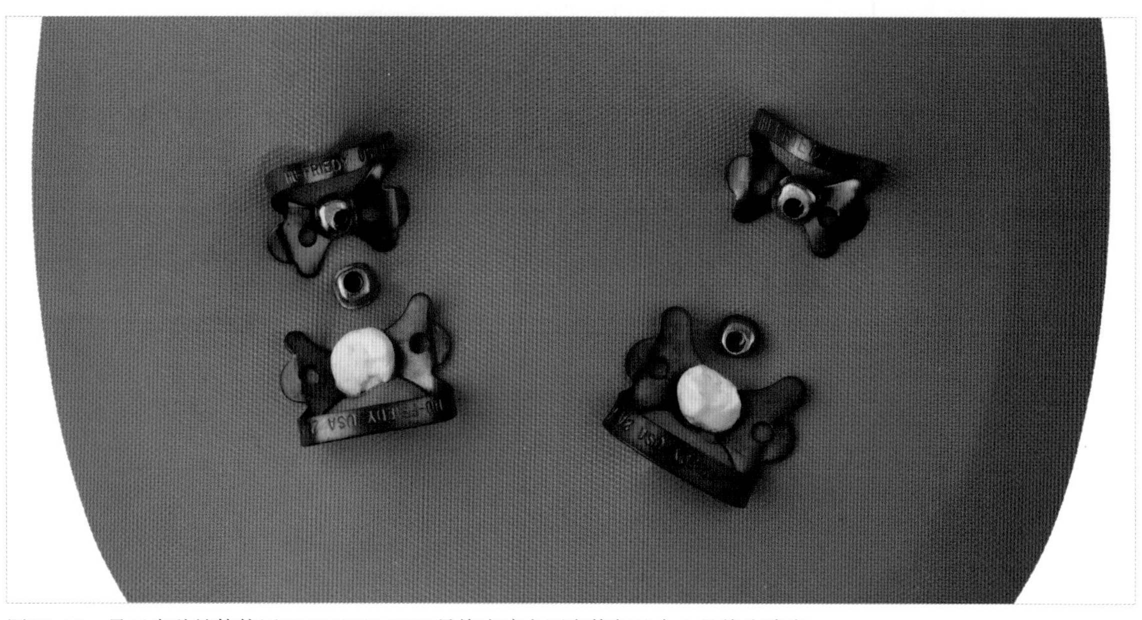

图15-19　最远中种植体使用RDCM0/RDCM00号橡皮障夹固定修复基台上的橡皮障布

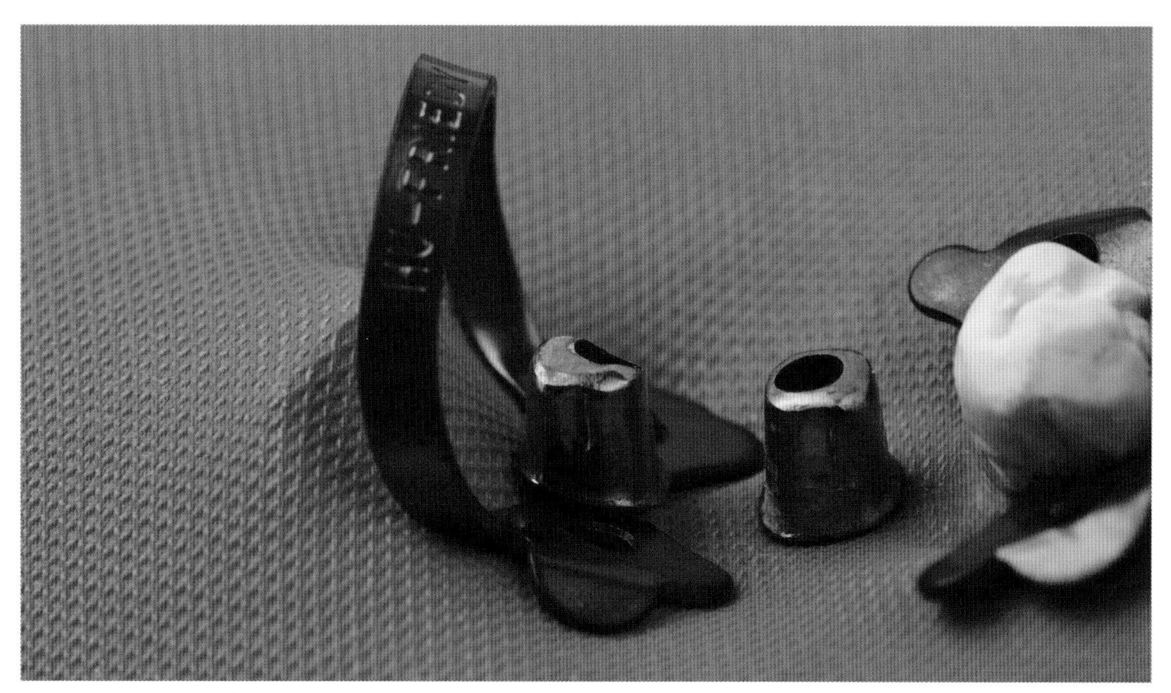

图15-20　RDCM00号橡皮障夹在修复基台上的夹持部位颊面观

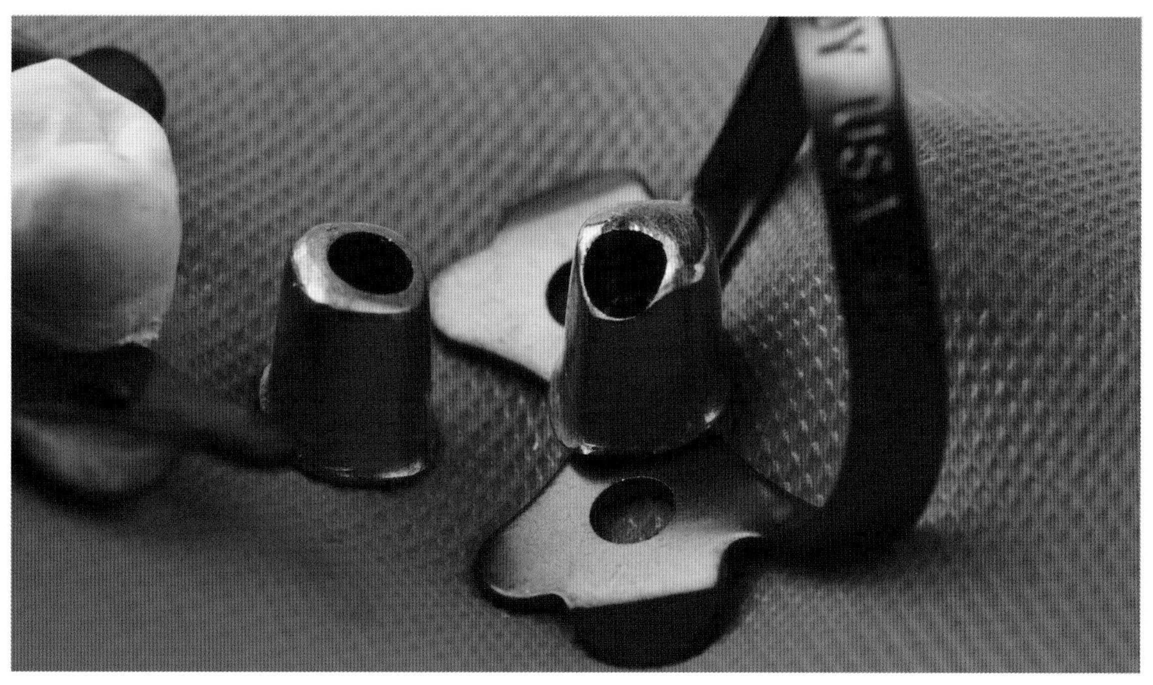

图15-21　RDCM00号橡皮障夹在修复基台上的夹持部位舌（腭）面观

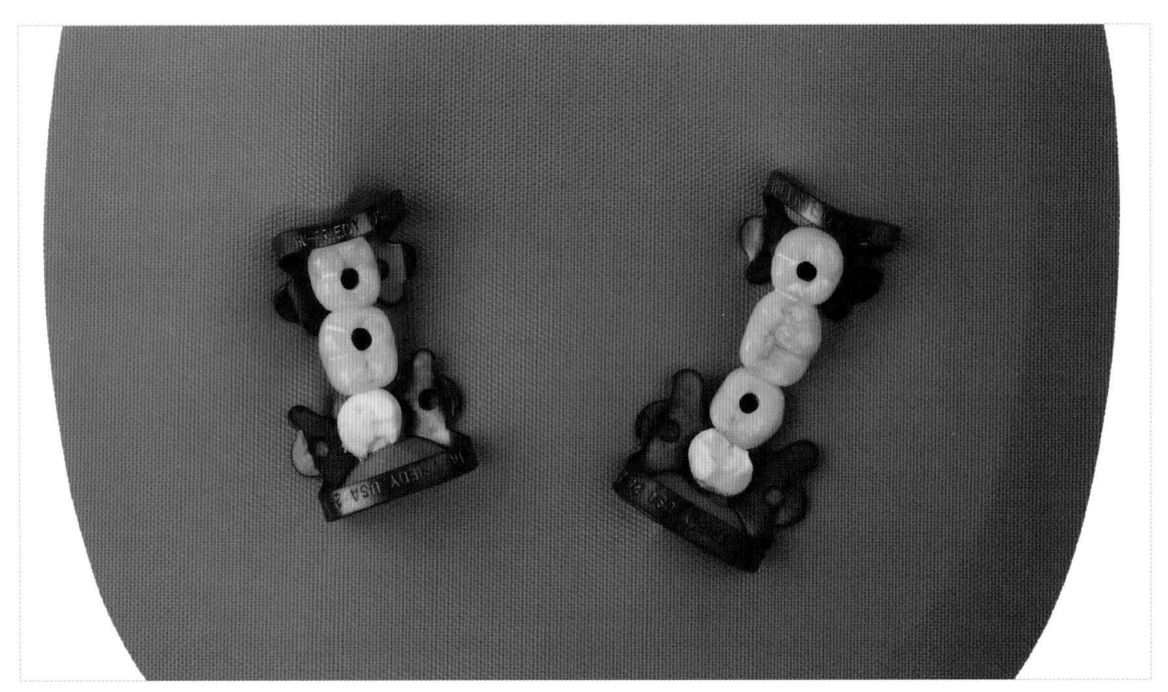

图15-22

全口/半口牙缺失的种植修复时，橡皮障布完全由修复基台固定，建议使用口内/模型定位法根据种植体植入位置描记橡皮障布孔洞，打孔完成后，于口外将基台颈缘线根方部分穿透橡皮障布孔洞，再将基台固定至口内，最后完成冠部修复。

# 第16章　喷砂中橡皮障的应用



## APPLICATION OF RUBBER DAMS IN SANDBLASTING TREATMENT

喷砂过程中使用橡皮障隔离可以非常有效地保护软组织不被气压以及沙粒损伤，减少术中疼痛及出血，减少患者口中的沙粒感，同时可以在橡皮障的辅助下利用吸尘罩或者在橡皮障支架上覆盖隔离膜的方式，形成一个相对封闭的环境，减少喷砂颗粒的飞散，能减少患者和术者的吸入，保证健康的同时显著提高患者的就诊体验。

由于喷砂治疗往往覆盖所有牙齿，所以上障方式同正畸治疗（图16-1）。

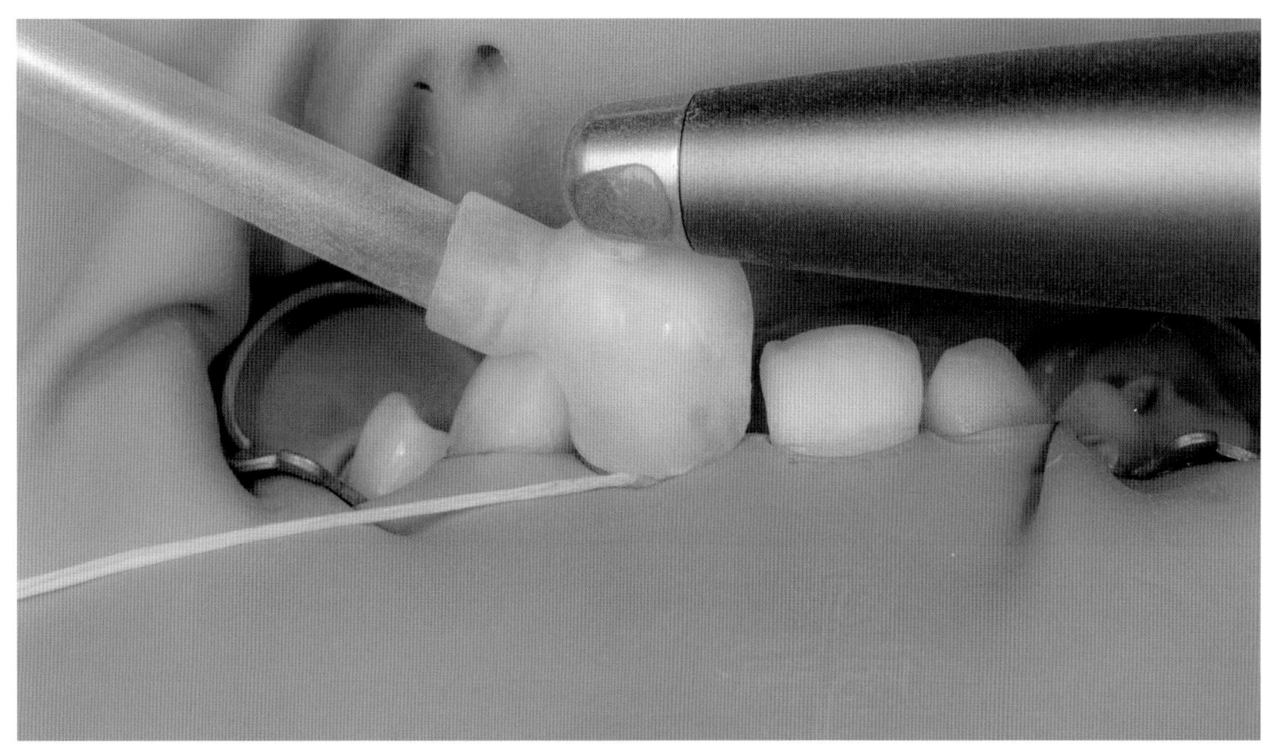

图16-1

# 第17章　美白中橡皮障的应用

## APPLICATION OF RUBBER DAMS IN TOOTH BLEACHING TREATMENT

牙齿美白治疗分冠外美白及冠内漂白。

冠外美白分为家庭美白及诊室专业美白。家庭美白使用的美白剂对黏膜刺激性较小，可以在不使用橡皮障保护的情况下由患者自行进行家庭美白治疗。

诊室专业美白又称强效美白，指牙医在椅旁用高浓度氧化物对变色牙列进行美白治疗（图17-1）。通常使用 25%或更高浓度的过氧化氢。浓度在10%或以上时，过氧化氢对皮肤或黏膜存在潜在的腐蚀性，造成烧灼感和组织损伤，所以必须使用橡皮障及牙龈保护剂等进行牙龈保护（图17-2）。牙龈保护剂在完全封闭牙龈的同时，尽可能减少保护剂覆盖牙齿的面积。若出现美白剂渗漏，可能导致严重的组织烧伤。因为这一潜在风险，诊室专业美白中橡皮障使用及整个美白过程中不可进行局部麻醉，当美白剂出现渗漏导致组织出现灼烧感或疼痛感时，患者可及时提醒术者予以处理。过氧化氢可产生多种毒性效应，所以我们必须认识到可能的风险。在美白的过程中，由于口唇及舌体的运动可能破坏橡皮障边缘封闭，术者应时常检查橡皮障及牙龈保护剂的封闭性和完整性，在避免意外摄入高浓度过氧化氢的前提下将牙龈损伤风险降至最低。

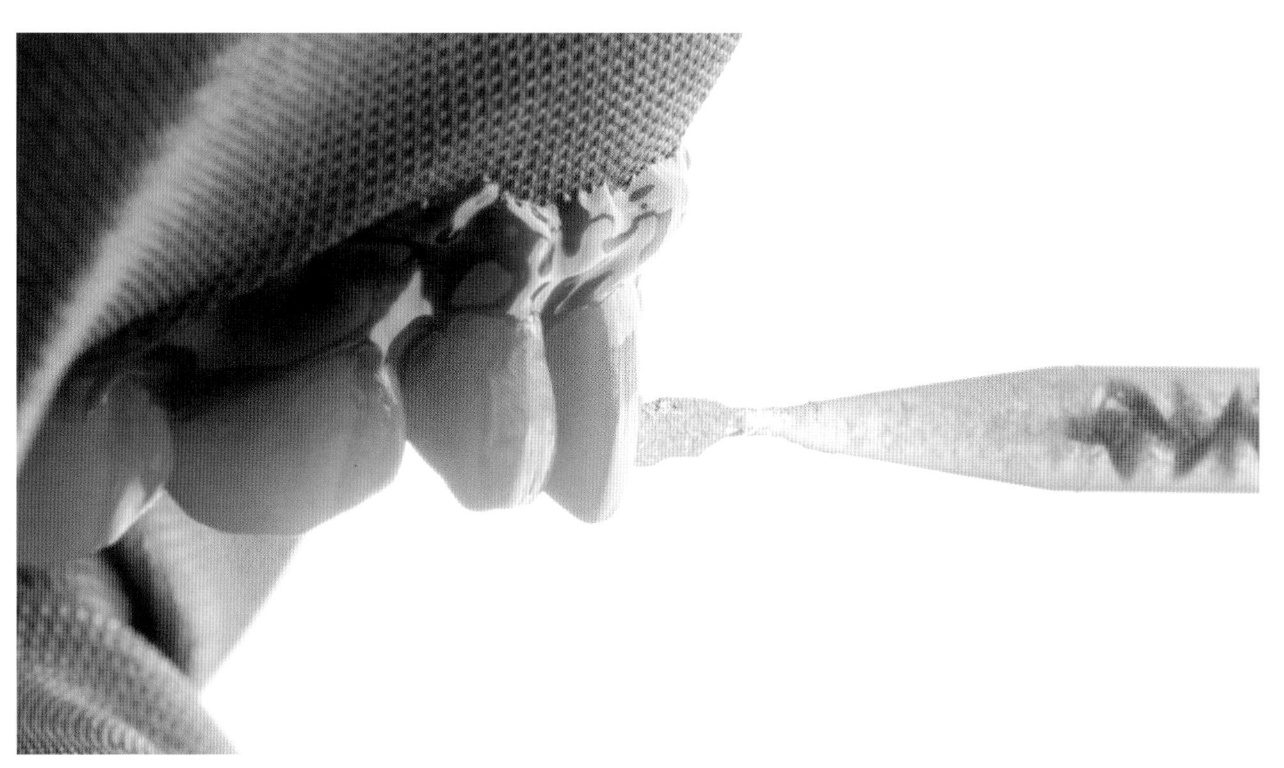

图17-1

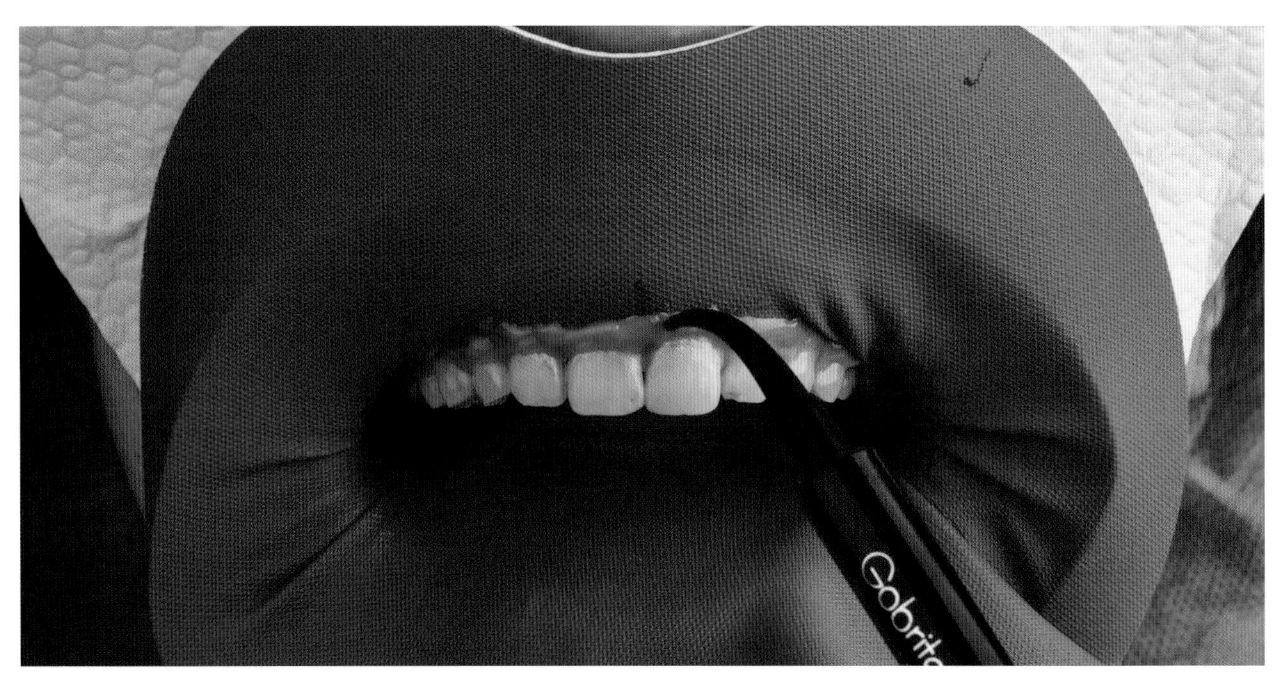


图17-2

在诊室专业美白中使用橡皮障隔离也能避免患者做不必要的舔舐，降低舌体组织被美白剂损伤的风险。同时，橡皮障的使用还可以减少口周软组织直接暴露于辅助光源下，起到防护效果。可将橡皮障面巾纸或孔巾置于患者面部与橡皮障布之间，进一步保护口周软组织。

对于所有需要冠内漂白的病例，应首先尝试诊间漂白技术（也称为封闭漂白技术）。若使用该技术，在比色完成后必须及时使用橡皮障隔离待漂白牙，并做好边缘封闭，再行髓腔内清除、屏障制备及内漂白剂封闭。

确保橡皮障的边缘封闭性是避免化学烧伤的最理想方法，若美白剂出现渗漏或意外接触到软组织，则需要立刻拆除橡皮障，在美白剂接触部位用大量水冲洗，并涂布矿物油，如维生素E等。矿物油可在几分钟内缓解软组织刺痛症状，软组织发白的表现会在数小时内缓解。可给予患者一些矿物油或表面麻醉剂，供患者回家后自行涂布使用。若皮肤发生过敏反应，也应考虑使用抗组胺药物。

美白剂长时间处理后可能引起银汞表面微结构改变，银汞充填体将释放出更多汞，可能会增加患者对毒性副产物的暴露量。在美白治疗过程中建议使用橡皮障或牙龈保护剂将美白剂与银汞充填体隔离开。

美白潜力以牙齿脱水形式来评估，术者可以利用橡皮障隔离下牙齿脱水的情况预判美白效果。橡皮障隔离下脱水速度快的牙齿，美白效果更好，术后敏感可能性更大。

诊室专业美白中橡皮障的使用方法与正畸治疗中橡皮障的使用方法类似，但是对于边缘长时间封闭性的要求较正畸治疗高，因此需要配合牙龈保护剂的使用。

# 第18章 橡皮障工具的器械管理和感染控制

# MANAGEMENT AND INFECTION CONTROL OF RUBBER DAM ARMAMENTARIUM

橡皮障工具应首选压力蒸汽灭菌，消毒前检查表面及其关节是否清洁、功能是否完好，如遇功能损毁应及时维修或报废。

橡皮障夹作为牙科小器械宜选用带孔器械盒盛装（图18-1），可避免夹子丢失，节约消毒空间。橡皮障夹的喙部以及撑开孔周围易残留物质，应仔细检查并去除干净，特别是喙部带齿纹的橡皮障夹。

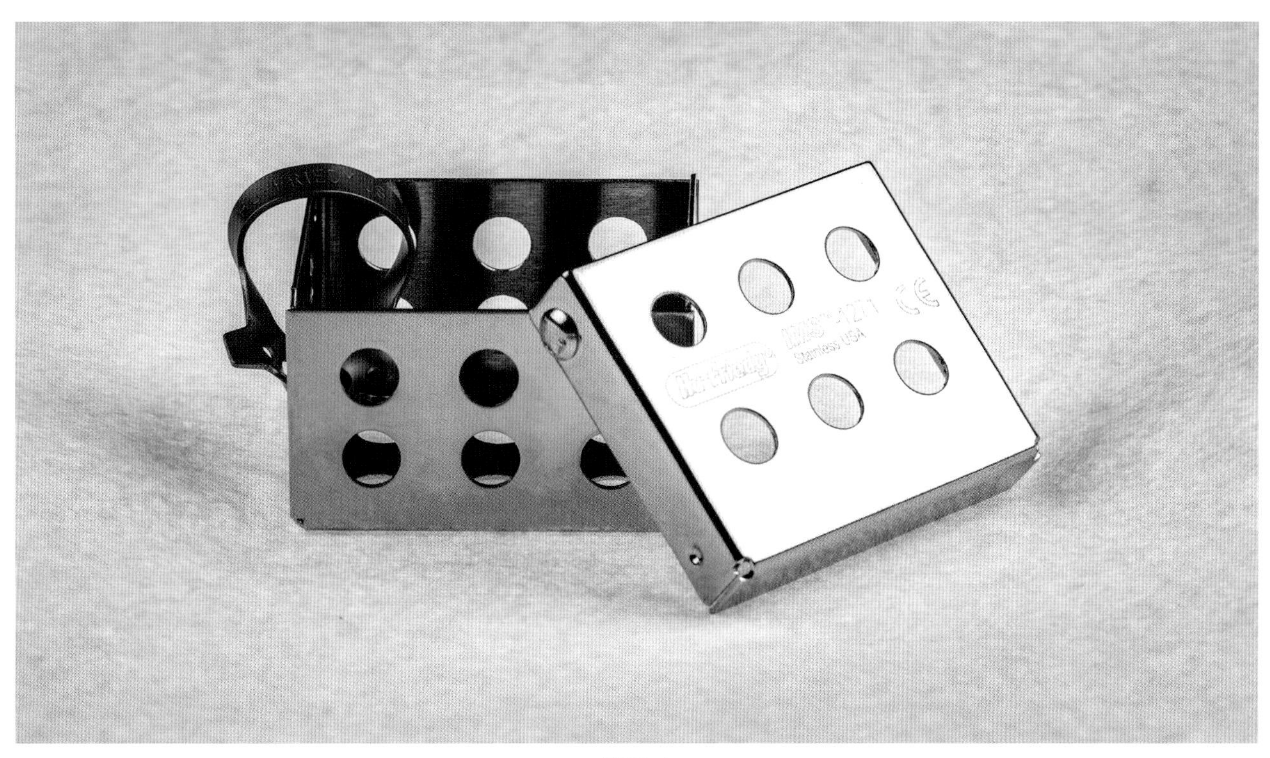

图18-1

橡皮障夹也可以成套夹持在金属安置板上进行消毒（图18-2）。

橡皮障夹安置钳、橡皮障布打孔器等轴节类器械消毒前应使用医用水溶性润滑剂进行器械保养，消毒时不应完全锁扣。橡皮障夹安置钳长期使用后，工作端前部的缩窄部位（凹槽）出现磨耗或变形时建议及时报废，避免橡皮障夹安置钳意外折断，造成不必要的损伤。橡皮障布打孔器上的打孔锥不锋利时建议咨询厂家是否可维修或需报废。

橡皮障支架的消毒与常规口腔用金属器械消毒标准一致。

大部分厂家配备橡皮障定位板为纸质橡皮障定位板，一般不可消毒，建议避免污染或使用可消毒材质制作的定位板（图18-3～图18-5）。

橡皮障布为可压力蒸汽灭菌的一次性使用产品。

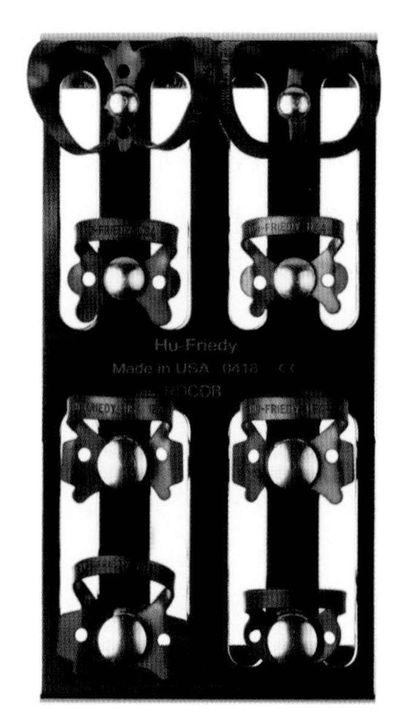

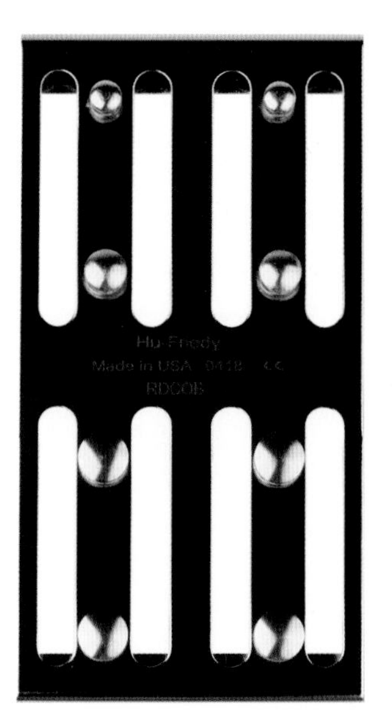


图18-2

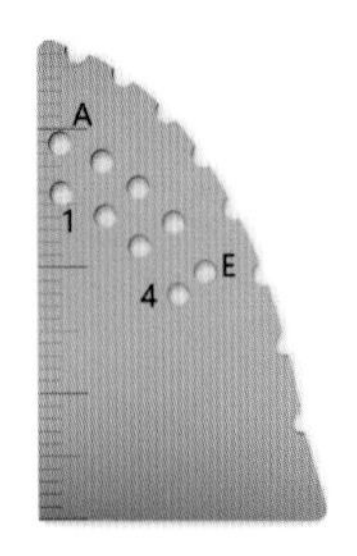


图18-3

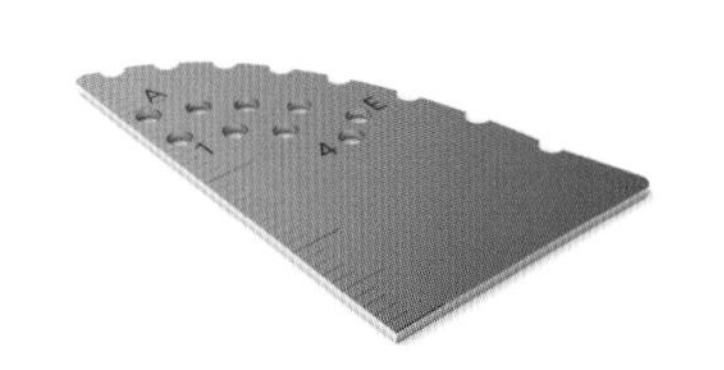

图18-4

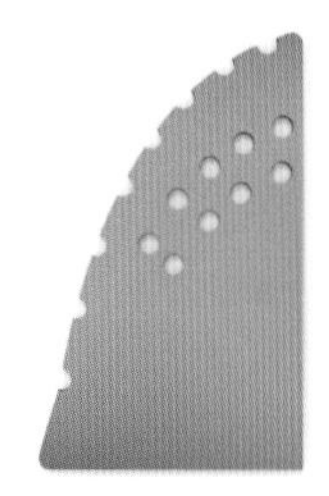

图18-5

# 后记

## POSTSCRIPT

感谢您读完这本书，我已将我所知的最好用的橡皮障技巧全部赠予您。

在我写这本书期间，大多数国家正遭受新型冠状病毒（COVID-19）感染所致的肺炎肆虐。在一个偶然的机会看到了一张来自互联网的有趣图片：一位口腔患者躺在牙椅上，身穿防护服，佩戴护目镜，护目镜下的眼睛及面部被厚质纸巾覆盖，口内被橡皮障隔离，整个人仅暴露几颗牙齿在外。虽然这是一张夸张的趣味图片，但也警醒着我们口腔医生是疾病感染的高危人群，使用好橡皮障隔离技术，既是对患者的防护，也是对我们自己的防护。希望这本书能真正对您的临床工作有所帮助。

分享知识是一种美德，当我们每一个人都在不断地分享知识给这个社会的时候，我们这个社会将会变得越来越好。所以我也希望您在阅读完这本书后，您认可或喜欢我的工作方式，请您将这本书分享或推荐给您身边的人，您关心谁就把知识分享给他。谢谢！

另外，我们现在已经在筹备这本书的再版，在这本书再版的时候，我们将会加入更多、更精美的病例图片，特别是种植、正畸、美白等领域的橡皮障临床应用照片。让您能更直观地感受橡皮障在牙科领域的魅力！

希望您在阅读这本书的过程中，若有更好的使用方式或者更精美的图片，可以提供给我们（E-mail：micdluyiwen520@qq.com），集万千智慧一同让《实用橡皮障隔离技术》这本书更加精粹！

卢弈文

2020 年 2 月 2 日

注解：2020 年 2 月 11 日晚，世界卫生组织（WHO）宣布将新型冠状病毒（原名“2019-nCov”）正式命名为“COVID-19”

图文编辑

赵圆媛 刘 欣 刘玉卿 刘 娜 李 明 张 新 张 浩

图书在版编目（CIP）数据

实用橡皮障隔离技术 / 卢弈文，陈晗主编. —沈阳：辽宁科学技术出版社，2020.6（2021.1重印）

ISBN 978-7-5591-1567-6

Ⅰ.①实… Ⅱ.①卢… ②陈… Ⅲ.①口腔疾病—治疗 Ⅳ.①R780.5

中国版本图书馆CIP数据核字（2020）第055670号

出版发行：辽宁科学技术出版社
（地址：沈阳市和平区十一纬路25号 邮编：110003）
印 刷 者：上海利丰雅高印刷有限公司
经 销 者：各地新华书店
幅面尺寸：210mm×285mm
印 张：13
插 页：5
字 数：300千字
出版时间：2020年6月第1版
印刷时间：2021年1月第2次印刷
责任编辑：陈 刚 殷 欣 苏 阳
封面设计：夏明辉
版式设计：袁 舒
责任校对：李 霞

书 号：ISBN 978-7-5591-1567-6
定 价：198.00元

投稿热线：024-23280336
邮购热线：024-23280336
E-mail:cyclonechen@126.com
http://www.lnkj.com.cn